臨床ナースのための
Basic & Standard

改訂2版

精神科看護の知識と実際

京都大学大学院医学研究科脳病態生理学講座精神医学教授　村井俊哉
西山病院院長　吉田佳郎
前大阪青山大学健康科学部看護学科学科長・教授　平澤久一　・編著

MCメディカ出版

序文

『精神科看護の知識と実際』の第2版をここにお届けいたします.

初版の出版から6年が経過しました.この6年で変わった部分は,新しい診断基準DSM-5の出版など,専門用語の大きな変化です.精神科の臨床現場では看護師・医師などの多職種,そして当事者・家族などさまざまな立場の人がよい連携をとっていくことが大切です.そのためには,基本的な概念や言葉を共有していなければなりません.それに加えて,精神科臨床現場で仕事をする者にとっては欠かせない法律である「精神保健福祉法」が改正されました.このタイミングで第2版を出版する大きな理由は,初学者の皆さんには,初めから新しい用語で精神科看護を学べるように,臨床経験の長い皆さんには,最近の概念の変化,法律の変化を理解してもらえるように,との編者らの思いからです.

一方で,精神科看護・医学には,この6年間で変わっていない部分もあります.むしろ,変わっていない部分のほうがずっと多いと言えるでしょう.精神科の臨床経験を培うには,患者さんに寄り添ってその言葉を聴くというゆっくりとした時間の流れ,そして,自殺が切迫した状況など速やかな判断が求められる場面での速い時間の流れ,この両者の時間の感覚を身体で覚えていくことが大切です.こうした身体で覚える知識の部分は,10年に満たないような短い期間で変わっていくものではなく,先輩から後輩へと連綿と受け継がれていく精神科医療・看護の知でありアートです.

そういう意味で,第2版の章立ては,初版と基本的には変えず,ただし,重要な用語変更には各章の中で対応いただく,という方針を採りました.ですので,この第2版は初学者の皆さんはもちろんのこと,初版に馴染んでいただいた方にとっても使い勝手のよいものとなっているのではと考えています.講義などですでに初版を利用いただいていた教育機関の皆様にとっても,第2版にスムーズに移行いただけるでしょう.

この教科書で学ばれた皆さんが,将来,精神科看護というやりがいのある仕事に就いて,援助を必要とする患者さん方の支えとなっていかれることを切に願います.

2015年6月

京都大学大学院医学研究科脳病態生理学講座精神医学教授

村井俊哉

CONTENTS

序文 —— 3
執筆者一覧 —— 6

1 精神科疾患を理解する … 7

1 精神疾患の概要 —— 8
2 精神症状 —— 17
3 精神発達とライフサイクル —— 27
4 精神疾患と看護 —— 31

2 精神科疾患の理解と看護 … 35

1 統合失調症 —— 36
2 双極性障害とうつ病 —— 54
3 神経症 —— 72
4 パーソナリティ障害群 —— 88
5 生理的障害および身体的要因に関連した行動症候群 —— 94
6 知的能力障害（知的発達障害，精神遅滞）—— 101
7 心理的発達の障害 —— 109
8 小児期および青年期に発症する行動および情緒の障害 —— 115
9 症状性精神障害 —— 123
10 認知症 —— 131
11 物質関連障害および嗜癖性障害 —— 144
12 てんかん —— 156

3 精神科疾患の治療・検査の理解と看護 ……… 169

1 治療の実際と看護──170
2 面接・検査の実際と看護──195

4 社会のなかでの精神科疾患の理解と看護 ……… 211

1 医療事故・自殺への対応（医療安全管理）──212
2 精神障害者の人権と精神保健福祉法（平成26年改正）──224
3 退院支援と看護──234
4 総合病院精神医学──243

索引──251

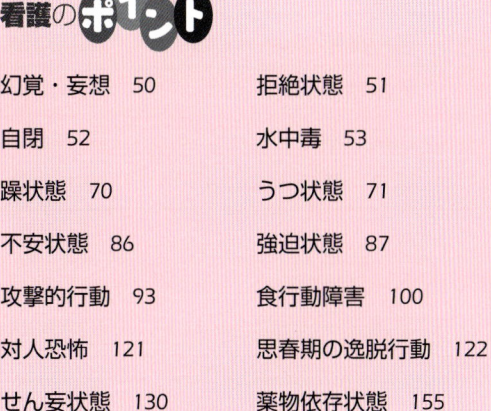

看護のポイント

幻覚・妄想　50	拒絶状態　51
自閉　52	水中毒　53
躁状態　70	うつ状態　71
不安状態　86	強迫状態　87
攻撃的行動　93	食行動障害　100
対人恐怖　121	思春期の逸脱行動　122
せん妄状態　130	薬物依存状態　155
服薬　194	自殺予防　223
引用・参考文献　250	

執筆者一覧

1	1～3	吉田佳郎	よしだ・よしろう	西山病院院長
1	4	平澤久一	ひらさわ・きゅういち	前大阪青山大学健康科学部看護学科学科長・教授
2	1	上田敬太	うえだ・けいた	京都大学医学部附属病院精神科神経科助教
		村井俊哉	むらい・としや	京都大学大学院医学研究科脳病態生理学講座精神医学教授
2	2	吉田佳郎	よしだ・よしろう	西山病院院長
2	3	山﨑信幸	やまさき・のぶゆき	京都府立洛南病院精神科医長
2	4	大下　顕	おおした・あきら	滋賀県立成人病センター精神科科長
2	5	野間俊一	のま・しゅんいち	京都大学大学院医学研究科脳病態生理学講座講師
2	6	吉田佳郎	よしだ・よしろう	西山病院院長
2	7・8	岡田　俊	おかだ・たかし	名古屋大学医学部附属病院親と子どもの心療科准教授
2	9	吉田佳郎	よしだ・よしろう	西山病院院長
2	10	加藤智信	かとう・とものぶ	くずは画像診断クリニック神経内科
2	11	鶴身孝介	つるみ・こうすけ	京都大学大学院医学研究科脳病態生理学講座研究員
2	12	深尾憲二朗	ふかお・けんじろう	帝塚山学院大学人間科学部心理学科教授
3	1-1・2	吉田佳郎	よしだ・よしろう	西山病院院長
3	1-3	内谷浩一	うちたに・こういち	京都府立洛南病院看護部看護部長
		山﨑信幸	やまさき・のぶゆき	同 精神科医長
3	1-4	三好裕子	みよし・ゆうこ	医療法人聖和錦秀会阪本病院副院長
3	2-1・2	吉田佳郎	よしだ・よしろう	西山病院院長
3	2-3	髙瀬みき	たかせ・みき	大阪赤十字病院精神神経科臨床心理士
4	1-1・2	吉田佳郎	よしだ・よしろう	西山病院院長
4	1-2	平澤久一	ひらさわ・きゅういち	前大阪青山大学健康科学部看護学科学科長・教授
4	2	吉田佳郎	よしだ・よしろう	西山病院院長
4	3	松尾孝子	まつお・たかこ	京都府立洛南病院看護部副看護部長
		山﨑信幸	やまさき・のぶゆき	同 精神科医長
4	4	香月　晶	かつき・あきら	京都こころの健康増進センター

看護のポイント

平澤久一　ひらさわ・きゅういち　前大阪青山大学健康科学部看護学科学科長・教授

1

精神科疾患を理解する

1 精神疾患の概要

1 日本の精神科医療の概況

A 精神科医療施設

・精神科医療施設

　日本の全病院数は8,540病院（平成25年）であるが，その内1,066病院は精神科病院である．全精神科病床数は34万床，内訳は精神科病院25万3千床（75％），一般病院精神科8万6千床（25％）である．

　在院患者数は30万人であり，精神科病床利用率は88％である．平成6年より，精神科病床数，在院患者数，病床利用率すべてにおいて減少に転じており，さらに精神科入院（在院）患者の高齢化（平成23年においては65歳以上が50％を占める）が大きな問題となっている．

　また診療所の増加は著しく，精神科標榜診療所数は5,700施設であり，心療内科標榜診療所数は3,800施設である．

資料：厚生労働省．平成25年医療施設（動態）調査・病院報告の概況「医療施設調査」「病院報告」

B 精神疾患患者数および疾患別分類

・精神疾患患者数

　平成23年度の厚生労働省の全国患者調査では精神疾患の受診患者総数は320万人，内入院患者数は31万7千人である．総患者数としては，気分障害（うつ病を含む），統合失調症，神経症性障害，認知症の順に多く，気分障害（特にうつ病）と認知症の増加は顕著である．

　入院患者数は統合失調圏が最も多く6割近くを占め，次いで認知症，気分障害が多い．しかし統合失調症の入院患者数は年々減少している．

　精神疾患の疾患別割合を表1（総患者数），表2（入院）に示す．

注：平成23年度調査では東日本大震災の影響により，宮城県石巻医療圏および福島県は調査から除かれている．

C 入院形態別患者数

・入院形態

　精神保健福祉法においては，①任意入院，②医療保護入院，③措置入院（緊急措置入院を含む），④応急入院，の4種の入院形態が定められ

ており，各々の入院患者数は以下の通りである．

①任意入院　　　　　　　　　　　　167,968人（55.2％）
②医療保護入院　　　　　　　　　　 133,096人（43.7％）
③措置入院（緊急措置入院を含む）　　　1,501人（ 0.5％）
④その他　　　　　　　　　　　　　　 1,829人（ 0.6％）

厚生労働省：平成23年調査

表1 精神疾患の疾患別受療患者数（総患者数320万人）

・アルツハイマー病	36万6千人	11.4％
・血管性および詳細不明の認知症	14万6千人	4.6％
・精神作用物質による精神および行動の障害 　（薬物・アルコール依存症など）	7万8千人	2.4％
・統合失調症，統合失調症型障害および妄想性障害	71万3千人	22.3％
・気分（感情）障害（うつ病，双極性障害を含む）	95万8千人	29.9％
・神経症性障害，ストレス関連障害および身体表現性障害	57万1千人	17.8％
・その他の精神および行動の障害	17万6千人	5.5％
・てんかん	21万6千人	6.7％

資料：厚生労働省患者調査（平成23年）

● 精神疾患の疾患別入院割合

表2 精神疾患の疾患別割合（入院）

・アルツハイマー病	2万8千人	9.3％
・血管性および詳細不明の認知症	2万6千人	8.8％
・精神作用物質による精神および行動の障害 　（薬物・アルコール依存症など）	1万2千人	4.2％
・統合失調症，統合失調症型障害および妄想性障害	17万2千人	58.5％
・気分（感情）障害（うつ病，双極性障害を含む）	2万6千人	8.7％
・神経症性障害，ストレス関連障害および身体表現性障害	4千人	1.4％
・てんかん	2千人	0.8％

資料：厚生労働省患者調査（平成23年）

● 精神疾患の定義と分類

D 精神疾患の定義と分類

　精神保健福祉法においては，①精神障害者の医療および保護を行うこと，②「障害者の日常生活及び社会生活を総合的に支援するための法律（障害者総合支援法）」と相まって精神障害者の社会復帰の促進およびその自立と社会経済活動への参加の促進のために必要な援助を行うこと，③精神障害の発生の予防，その他国民の精神的健康の保持および増進に努めることを法の目的とし，その第5条において「精神障害者」とは，統合失調症，精神作用物質による急性中毒またはその依存性，知的障害，

精神病質その他の精神疾患を有する者をいうと定義している．
　精神保健福祉法の定義においては，躁うつ病などの重要な疾患が，その他の精神疾患に分類されており，概念の把握が困難であるため本書においては，アメリカ精神医学会の DSM-5 精神疾患の診断を中心とし，それまでの疾患名を（　）に入れることを一つの原則としている．また WHO の国際疾病分類 ICD-10 の分類も付記している（表 3，4）．

注：DSM-5 は DSM-Ⅳ以来19年ぶりに全面改訂されて2014年にその日本語版が出版されている．

● DSM-5 精神疾患の診断・統計マニュアルの診断基準

表 3　DSM-5 精神疾患の診断・統計マニュアルの診断基準（2014）

1　神経発達症（障害）群
　　知的能力障害群，コミュニケーション症（障害）群，自閉スペクトラム症（自閉症スペクトラム障害），注意欠如・多動症（注意欠如・多動性障害），限局性学習症（障害），運動症（障害）群（チック症を含む）

2　統合失調症スペクトラム障害および他の精神病性障害群
　　統合失調症，統合失調型（パーソナリティ）障害，妄想性障害，短期精神病性障害，統合失調症様障害，統合失調感情障害，物質・医薬品誘発性精神病性障害，他の医学的疾患による精神病性障害，緊張病

3　双極性障害および関連障害群
　　双極Ⅰ型障害，双極Ⅱ型障害，気分循環性障害，物質・医薬品誘発性双極性障害および関連障害，他の医学的疾患による双極性障害および関連障害

4　抑うつ障害群
　　うつ病（大うつ病性障害），重篤気分調節症，持続性抑うつ障害（気分変調症），月経前不快気分障害，物質・医薬品誘発性抑うつ障害，他の医学的疾患による抑うつ障害

5　不安症群（不安障害群）
　　分離不安症（障害），選択性緘黙，限局性恐怖症，社交不安症（障害），パニック症（障害），広場恐怖症，全般不安症（全般性不安障害），物質・医薬品誘発性不安症（障害），他の医学的疾患による不安症（障害）

6　強迫症および関連症群（強迫性障害および関連障害群）
　　強迫症（強迫性障害），醜形恐怖症（身体醜形障害），抜毛症，物質・医薬品誘発性強迫症および関連症（障害），他の医学的疾患による強迫症および関連症（障害）

7　心的外傷およびストレス因関連障害群
　　心的外傷後ストレス障害（PTSD），急性ストレス障害，適応障害

8　解離症群（解離性障害群）
　　解離性同一症（解離性同一性障害），解離性健忘，離人感・現実感消失症（障害）

9　身体症状および関連症群
　　身体症状症，病気不安症，変換症（転換性障害）

10　食行動障害および摂食障害群
　　異食症，神経性やせ症（神経性無食欲症），神経性過食症（神経性大食症）

11　排泄症群
　　遺尿症，遺糞症

12 睡眠-覚醒障害群
　　不眠障害，過眠障害，ナルコレプシー
　　呼吸関連睡眠障害群
　　閉塞性睡眠時無呼吸低呼吸，中枢性睡眠時無呼吸，概日リズム睡眠-覚醒障害群
　　睡眠時随伴症群
　　ノンレム睡眠からの覚醒障害，悪夢障害，レム睡眠行動障害，レストレスレッグス症候群（むずむず脚症候群），物質・医薬品誘発性睡眠障害
13 性機能不全群
14 性別違和
15 秩序破壊的・衝動制御・素行症群
16 物質関連障害および嗜癖性障害群
　　アルコール関連障害群
　　アルコール使用障害，アルコール中毒，アルコール離脱，他のアルコール誘発性障害
　　カフェイン関連障害群
　　カフェイン中毒，カフェイン離脱，他のカフェイン誘発性障害
　　大麻関連障害群
　　大麻使用障害，大麻中毒，大麻離脱，他の大麻誘発性障害
　　幻覚薬関連障害群
　　幻覚薬使用障害，幻覚薬中毒，幻覚薬持続性知覚障害，幻覚薬誘発性障害
　　吸入剤関連障害群
　　吸入剤使用障害，吸入剤中毒，他の吸入剤誘発性障害
　　オピオイド関連障害群
　　オピオイド使用障害，オピオイド中毒，オピオイド離脱，他のオピオイド誘発性障害
　　鎮静薬，睡眠薬，または抗不安薬関連障害群
　　鎮静薬，睡眠薬，または抗不安薬関連使用障害，鎮静薬，睡眠薬，または抗不安薬中毒，鎮静薬，睡眠薬，または抗不安薬離脱，他の鎮静薬，睡眠薬，または抗不安薬誘発性障害群
　　タバコ関連障害群
　　タバコ使用障害，タバコ離脱，他のタバコ誘発性障害
　　非物質関連障害群
　　ギャンブル障害
17 神経認知障害群
　　神経認知領域
　　せん妄
　　認知症および軽度認知障害
　　認知症，軽度認知障害
　　アルツハイマー病による認知症またはアルツハイマー病による軽度認知障害
　　前頭側頭型認知症または前頭側頭型軽度認知障害
　　レビー小体を伴う認知症（レビー小体型認知症）またはレビー小体病を伴う軽度認知障害

　　　　血管性認知症または血管性軽度認知障害
　　　　外傷性脳損傷による認知症または外傷性脳損傷による軽度認知障害
　　　　物質・医薬品誘発性認知症または物質・医薬品誘発性軽度認知障害
　　　　HIV感染による認知症またはHIV感染による軽度認知障害
　　　　プリオン病による認知症またはプリオン病による軽度認知障害
　　　　パーキンソン病による認知症またはパーキンソン病による軽度認知障害
　　　　ハンチントン病による認知症またはハンチントン病による軽度認知障害
　　　　他の医学的疾患による認知症または他の医学的疾患による軽度認知障害
　　　　複数の病因による認知症または複数の病因による軽度認知障害
　18　パーソナリティ障害群
　　　　猜疑性（妄想性）パーソナリティ障害，シゾイドパーソナリティ障害，統合失調症型パーソナリティ障害，反社会性パーソナリティ障害，境界性パーソナリティ障害，演技性パーソナリティ障害，自己愛性パーソナリティ障害，回避性パーソナリティ障害，依存性パーソナリティ障害，強迫性パーソナリティ障害
　19　パラフィリア障害群
　20　他の精神疾患群
　21　医薬品誘発性運動症群および他の医薬品有害作用
　　　　神経遮断薬誘発性パーキンソニズム，他の医薬品誘発性パーキンソニズム，神経遮断薬悪性症候群，医薬品誘発性急性ジストニア，医薬品誘発性急性アカシジア，遅発性ジスキネジア，遅発性ジストニア，遅発性アカシジア，医薬品誘発性姿勢振戦，他の医薬品誘発性運動症，抗うつ薬中断症候群
　22　臨床的関与の対象となることのある他の状態
　　　　対人関係の問題，虐待とネグレクト，教育と職業の問題，住居と経済の問題，社会的環境に関連する他の問題，犯罪または法制度との関係に関連する問題，相談や医学的助言など他の保健サービスの対応，他の心理社会的，個人的，環境的状況に関連する問題，個人歴における他の状況

日本精神神経学会（日本語版用語監修），髙橋三郎，大野裕監訳．DSM-5精神疾患の診断・統計マニュアル．東京，医学書院，2014，前付19-20，23-30．

- ICD-10国際疾病分類

表4　精神障害および神経疾患の分類（ICD-10国際疾病分類第10版（1992））

F00-F99　精神および行動の障害
F00-F09　(F0) 症状性を含む器質性精神障害
　　アルツハイマー病の認知症，血管性認知症，器質性健忘症候群，脳の疾患，損傷および機能不全による人格および行動の障害，症状性精神障害が含まれる
F10-F19　(F1) 精神作用物質使用による精神および行動の障害
　　アルコール，アヘン，大麻，鎮静薬または催眠薬，コカイン，カフェイン，幻覚薬，タバコ，揮発性溶剤
F20-F29　(F2) 統合失調症，統合失調症型障害および妄想性障害
　　急性一過性精神病性障害，感応性妄想性障害，統合失調感情障害も含まれる
F30-F39　(F3) 気分〔感情〕障害
　　躁病エピソード，双極性感情障害（躁うつ病），うつ病エピソード，反復性うつ

病性障害，持続性気分〔感情〕障害

F40－F48（F4）神経症性障害，ストレス関連障害および身体表現性障害
　　恐怖症，不安障害（パニック障害を含む），強迫性障害（強迫神経症），重度ストレス反応および適応障害（外傷後ストレス障害を含む），解離性障害

F50－F59（F5）生理的障害および身体的要因に関連した行動症候群
　　摂食障害，睡眠障害，性機能不全，産褥に関連した精神および行動の障害

F60－F69（F6）成人のパーソナリティおよび行動の障害
　　境界性パーソナリティ障害などの特定のパーソナリティ障害や性同一性障害が含まれる

F70－F79（F7）精神遅滞

F80－F89（F8）心理的発達の障害
　　会話および言語の発達障害，学習能力の発達障害（学習障害），広汎性発達障害（小児自閉症，アスペルガー症候群）などが含まれる

F90－F98（F9）小児（児童）期および青年期に通常発症する行動および情緒の障害
　　多動性障害，行為障害，情緒障害，チック障害などが含まれる

融道男ほか監訳．ICD-10精神および行動の障害：臨床記述と診断ガイドライン．新訂版．東京，医学書院，2005，前付17より改変．

G00－G99 神経系の疾患
　G40－G47（G4）挿間性および発作性障害
　G40 てんかん
　G41 てんかん重積（状態）

注：てんかんは神経疾患であり精神疾患には分類されないが，精神科医療・看護の対象となることが多いので本書において掲載する．

表 5 従来診断による分類

1. 内因性精神障害（発症に至る心理的要因あるいは身体的要因が明らかにされていない疾患）
　　統合失調症，躁うつ病
2. 心因性精神障害（明らかな精神的負荷，ストレスが発症の要因となる疾患）
　　神経症，心因反応
3. 外因性精神障害（身体疾患を基礎にもつ精神疾患）
　　器質的精神障害（脳を直接侵襲する疾患や脳の外傷が原因となる）
　　症状性精神障害（脳以外の身体疾患から精神症状が生じる場合）
　　薬物による精神障害

注：従来診断による分類は，次第に採用されなくなっているが，精神疾患の理解のためには有用と考え，各疾患の理解と看護において取り上げている．

- 精神科疾患の診断と治療

E 精神科疾患の診断と治療

　精神疾患の診断に際しては，精神科医の面接（診察）とともに，画像診断や脳波などの生理学的検査および各種の心理検査が実施される．また精神症状の背景に存在する身体疾患の見逃しを避けるために，血液検査や生化学的な検査も重要である．

　精神疾患の治療に際しては，①薬物療法，②精神療法，③社会復帰療法が中心となるが，さまざまな治療方法を組み合わせながら包括的な治療・援助を行うことが求められる．

　精神科疾患の治療に用いられる薬物（向精神薬）は，適応となる対象疾患によって，おおよそ以下のように分類される．

①抗精神病薬　　　②抗不安薬
③抗うつ薬　　　　④精神刺激薬
⑤抗躁薬　　　　　⑥睡眠薬
⑦抗てんかん薬　　⑧抗酒薬
⑨抗パーキンソン薬〔薬物性パーキンソニズムの治療薬〕
⑩認知症治療薬〔アルツハイマー型認知症治療薬〕
⑪悪性症候群治療薬
⑫ベンゾジアゼピン受容体拮抗薬

　向精神薬の使用に際しては，その効果のみでなく副作用の出現に十分注意が必要である．

F 入院の手続きと入院患者の処遇（精神保健福祉法の遵守）

　精神医療従事者は精神保健福祉法の趣旨を踏まえて適切な精神医療を提供し，入院患者の処遇などにおいては，法に基づき入院患者の人権に配慮した医療・看護を行わなければならない．特に精神障害者の入院と入院患者の処遇および行動制限については，法の趣旨を十分理解し，法に従って実施しなければならない．

- 入院形態

1 入院形態

　精神保健福祉法で定められた入院形態は以下の通りである．

①任意入院　　　　②医療保護入院
③措置入院　　　　④緊急措置入院
⑤応急入院

　任意入院を除いてすべて精神保健指定医の診察と判断を必要とする．また，任意入院者の退院の制限については指定医の診察と判断を必要と

する．

2 行動制限

精神保健福祉法で定められた行動制限は以下の通りである．
① 通信・面会の制限　② 信書の受信の制限
③ 電話の制限　　　　④ 隔離
⑤ 身体拘束　　　　　⑥ 任意入院患者の開放処遇の制限

また，精神医療に関連する法律として，心神喪失者等医療観察法，障害者総合支援法，障害者雇用促進法，介護保険法，地域保健法などの法律がある．

G 精神疾患の治療のシステム

1 通院治療

通院治療においては，精神科診療所，一般病院の精神科，精神科病院が利用される．医療費については，公的医療保険に加えて「障害者総合支援法」における自立支援医療が適用され，負担軽減が図られている（「障害者自立支援法」を「障害者総合支援法」に改定．平成25年）．

2 精神保健医療改革の流れ（精神保健福祉法の改正）

わが国の精神科病床は34万床（平成25年）を有しているが，国の精神保健福祉施策において，「入院中心治療から地域生活中心へ」と改革ビジョン（平成16年）が示され，精神科病床の減少と機能分化，入院から地域生活への移行，チーム医療の推進が策定され，さらに保護者制度の廃止と退院促進のための体制整備の義務づけを骨子とした精神保健福祉法改正（平成26年4月施行）が行われた．

また精神疾患の増加，認知症疾患の増加，年間3万人を超す自殺者の存在などを背景として医療計画に精神疾患が加わり5疾病・5事業が制定された（平成24年）．

> **精神科救急医療**　　　　　　　　　　　　　　　　知識
> 一般の救急医療と同様に，都道府県を中心として精神科救急医療システムが整備されてきている．しかし身体的合併症を有する救急医療の受け入れ体制にはなお大きな課題がある．

3 精神障害者の保健福祉

（障害者自立支援法から障害者総合支援法へ）
障害者が地域で安心して暮らすことができ，自立と共生の社会の実現

をめざす目的で，平成18年に「障害者自立支援法」が施行された．

「精神保健福祉法」においては，その目的として「障害者自立支援法」と相まって精神障害者の自立と社会参加の促進のために必要な援助を行うと規定され，障害者自立支援法の制定により，精神障害者支援の基礎的な枠組みが示された．自立支援事業の実施主体は市町村であり，以下のような施設・事業が制定された．

①居宅介護（ホームヘルプ）　②行動援護
③生活介護　　　　　　　　　④短期入所（ショートステイ）
⑤重度障害者等包括支援　　　⑥共同生活介護（ケアホーム）
⑦施設入所支援　　　　　　　⑧自立訓練（生活訓練）
⑨就労移行支援　　　　　　　⑩就労継続支援（A雇用型・B非雇用型）
⑪共同生活援助（グループホーム）
⑫地域移行支援
⑬相談支援　　　　　　　　　⑭移動支援
⑮地域活動支援センター　　　⑯共同生活介護（ケアホーム）
⑰福祉ホーム　　　　　　　　⑱自立支援医療

　障害者自立支援法は平成25年に「障害者総合支援法」に改定され，障害者の定義に難病が追加され，重度訪問介護の対象拡大，ケアホームのグループホームへの一元化などが定められた．

● 引用・参考文献 ●
1) 厚生労働省大臣官房統計情報部．平成25年（2013）病院報告．
2) 一般財団法人厚生労働統計協会編．国民衛生の動向・厚生の指標 増刊．61（9），2014，130-136．
3) 厚生労働省編．平成26年版 厚生労働白書．東京，ぎょうせい，2014．
4) 精神保健福祉研究会監修．三訂 精神保健福祉法詳解．東京，中央法規，2007．

（吉田佳郎）

2 精神症状

　精神科における診察に際しては，受診者の主訴やニーズに主点を置きながら診察を行うなかで，さまざまな精神症状を見出していく．面談においては，会話が途中で途切れたり，怒りや悲しみなど，さまざまな感情が表出されることもある．

　治療者が観察する患者の表情，態度，話し方，行動あるいはその後の心理検査は，患者の心理状態をありのままに反映するものとして，治療者にとって客観的症状と呼ぶ．一方，幻覚や妄想など患者自身が体験する知覚や内的思考は，患者自身の言葉と表現によって始めて確認できる．このような患者の主体的体験に基づく症状を主観的症状と呼ぶ．治療者は診察のなかで見出したさまざまな症状を精神医学的診断基準に照合しながら，診断へと結びつけていく（「面接の実際と看護」，p.195参照）．

1 意識障害（表1）

　精神医学の領域においては，意識混濁などの意識障害に加えて，意識の働きとしての障害である自我意識の障害，精神分析においては自我の下に広がる無意識などの概念が用いられているが，本書においては臨床医学一般に用いられる意識障害について解説する．

　意識障害とは，外界の刺激を知覚・認知し，外界の刺激に対して反応する機能が障害されている状態であり，知覚，注意，認知，思考，判断，記憶などの機能が障害される．

　意識は，「清明さ」「広がり」「質的」な3つの要素があるとされる．「清明さ」が障害されたものが意識混濁であり，「広がり」が障害されたものが意識狭窄であり，「清明さ」が障害されたうえに，幻覚や錯覚，興奮などの精神症状を伴う状態が意識変容である．

表1　意識障害の分類

- 意識混濁
- 意識変容：アメンチア，せん妄，もうろう，夢幻状態
- 特殊な意識障害：失外套症候群，除脳硬直，無動無言症

> **意識障害を見逃さない** check!
>
> 軽度の意識混濁や精神症状をともなう意識障害は見逃されやすい．しかし，意識障害の背景には出血，脳炎などの脳内病変や低血糖，肝不全，腎不全など重篤な全身状態が存在している場合がある．救急医療や緊急の入院に際しては，身体的検査の実施とともに会話などを通して意識障害に対する注意深い観察が必要である．

A 意識混濁

・意識混濁

意識の清明さの障害であり，軽いほうから順に，傾眠，昏迷，亜昏睡，昏睡と分ける方法がある．日本においてはJapan Coma Scale（JCS）が使用され，意識障害の深度（意識レベル）は覚せい度（刺激に対する反応）によって3段階に分けられる（3-3-9度方式とも呼ばれる）．

B 意識変容

・意識変容

意識混濁に加えて，不安や緊張，幻覚や錯覚，興奮などの精神症状をともなう状態であり，アメンチア，せん妄，もうろう，夢幻状態などがある．

1 アメンチア

意識混濁は軽く，錯乱と困惑を特徴とし，産褥精神病にみられる．

2 せん妄

・せん妄

意識変容の代表的な形であり，症状性精神障害の中心症状である．錯覚や視覚性の幻覚（幻視）が顕著で見当識も障害される．

3 もうろう状態

・もうろう状態

急激な意識の狭窄を特徴とし，意識混濁は軽いが外界を適切に把握することができず，興奮や衝動行為が出現することがある．回復時には健忘を残す．①てんかん性もうろう状態，②心因性もうろう状態，③病的酩酊や薬物依存によるもうろう状態がある．

C 特殊な意識障害

脳腫瘍，一酸化炭素中毒，頭部外傷などで，大脳白質の広範な障害により，大脳機能が失われた状態を失外套症候群と呼ぶ．しばしば除脳硬直姿勢をとり，無動無言症ともよく似る．

- 見当識障害

> **見当識障害（失見当）とは**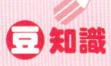
>
> 　見当識とは，自分が生活している状況を正しく認識することであり，「今は何日か」という時間の認識，「ここはどこか」という場所の認識，「周りにいる人は誰か」という周囲の人物や状況の認識が見当識を構成する．意識，注意，思考，判断，記憶が障害されると見当識が損なわれる．
> 　見当識障害は，認知症などの器質性障害，せん妄，コルサコフ症候群（記銘障害，健忘，見当識障害，作話）などでみられる．

- 記憶障害

2 記憶障害

　記憶とは，過去に知覚した刺激，情報，経験を把握し，再現する能力を示す．

　過去の経験を再現するためには，①経験を記銘し，②記銘された経験を保持し，③後のあるときに追想・再生・再認する，という過程がある．記憶障害は，記銘障害と追想障害に大別される．

A 記銘障害

　記銘力が障害されると，過去の古い出来事は覚えているが，最近の出来事を記憶（記銘）することが困難となる．

B 追想障害

　過去の記憶が保持されていながら，追想できない場合を追想障害と呼ぶ．多くは脳の器質性障害によるが，なかには心因性の追想障害がある．

- 健忘

> **健　忘**
>
> 　一定期間の出来事を追想できない記憶障害である．すべての記憶が思い出せない状態を全健忘と呼び，部分的な記憶が追想できるときを部分健忘と呼ぶ．
> 　また，頭部外傷などにより記憶障害が出現し，受傷以前の記憶が損なわれた状態を逆向性健忘，受傷以降の記憶が損なわれた状態を前向性健忘と呼ぶ．健忘の原因となる疾患を表2に挙げる．

表 2 健忘の原因となる疾患

- アルツハイマー病，ピック病などの脳の変性疾患（認知症）
- 脳梗塞・脳出血，頭部外傷，脳炎，脳腫瘍など脳の器質性障害
- せん妄などの症状性精神障害
- てんかん発作時およびその後のもうろう状態
- ウエルニッケ脳症，コルサコフ症候群（記銘障害，健忘，見当識障害，作話）などのアルコール精神病
- 睡眠薬など向精神薬の影響
- 心因性健忘：強いストレスに遭遇したときや解離性障害において出現し，自分の姓名，生年月日，育った環境，肉親などの記憶が失なわれた全生活史健忘の形をとる．

3 知能障害

● 知能障害

精神科領域で知能障害を主とする疾患は精神遅滞と認知症である．

● 精神遅滞

精神遅滞とは，「幼少期より，発語や言語理解などの言語機能，基本的な生活習慣の確立，対人関係などの社会性，運動機能など知的機能全般の遅れがあり，社会的な適応に困難がある状態をいう」と定義され，①知的機能において，有意に発達の遅れがあること，②社会的適応能力に制約があること，③発育期（18歳）までに明らかになることが要件とされる（「精神遅滞」，p.101参照）．

● 認知症
● 高次機能障害

認知症は「通常は慢性あるいは進行性の脳疾患による症候群であり，記憶，思考，見当識，理解，計算，学習能力，言語，判断など多数の高次機能障害を示す」[2]（ICD-10，WHO）と定義され，記憶や判断力などの障害が進行し，社会生活能力が著しく低下する．また物忘れ以外に，時間や場所の感覚（見当識）が障害されたり，被害妄想などの精神症状や行動障害が出現する（「認知症」，p.131参照）．

すなわち精神遅滞とは，18歳未満の発育期においてさまざまな原因により知能の発達が標準に比して低い状態であり，認知症とは一度獲得された知能が脳の器質的な原因により持続的に損なわれていく状態である．

4 知覚の障害

知覚とは外界や身体内部の刺激を感覚器を通して感じ取り（感覚），意味づけすることである．感覚には，視覚，聴覚，嗅覚，味覚，体性感覚があり，その情報は各々の大脳の感覚中枢に伝達される．幻覚とは，

実際には外界から入ってこない知覚を体験することであり，対象となる感覚によって，幻視，幻聴，幻嗅，幻味，体感幻覚に区別される．

A 幻覚の分類

1 幻視

せん妄など意識障害が存在するときの幻覚の代表である．せん妄においては，不安・恐怖，精神運動興奮とともに，人間や動物の姿が幻視となって現れる．アルコール離脱（振戦せん妄）においては，小動物の幻視が特徴である．

2 幻聴

聴覚性の幻覚であり，物音や人声（言語）が聞こえてくると知覚する．統合失調症やアルコール幻覚症，てんかん（感覚発作）などで現れる．統合失調症では悪口，非難，命令，脅かしなどの内容が多く，対話式の形をとることが特徴である．また統合失調症における幻聴は被害妄想などの妄想と結びつくことが多い．

3 幻嗅および幻味

幻嗅は嗅覚性の幻覚であり，脳腫瘍や局在性の焦点をもつてんかん発作でみられる．また幻嗅および幻味は統合失調症において多くみられ，幻聴や被害妄想と結びついて出現することが多い．

4 体感幻覚

身体感覚に対する幻覚であり，身体疾患がないのに，「身体に電気がかかってくる」「脳が溶けてくる」など奇妙な体感の異常を知覚する．統合失調症に多くみられる．

B 幻覚の出現する病態 (表3)

幻覚は精神疾患や意識障害において多くみられるが，精神疾患以外においても，人間が危機的状態にさらされたり，感覚の遮断や断眠が持続した場合に出現する．またドパミン作動薬である覚せい剤などが幻覚を誘発することから，幻覚の発症については，脳内ドパミンの過活動が推測されている．

> **錯覚とは**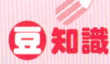
>
> 錯覚とは実際に知覚した物を歪んだ形で知覚することである．不安や恐怖心が強いと物影が人の姿に見えたり，壁のしみが人の顔に見えたりする．錯覚は日常生活一般でも体験されるが，せん妄や薬物依存あるいは精神病状態においてもみられる．

表3 幻覚が出現する病態

- 統合失調症
  幻聴が多く，とくに他人が自分に話しかけてくるという形式の言語性の幻聴が多い．また自分の考えていることが声になって聞こえるという考想化声の形をとることもある．また被害妄想と結びついた幻嗅や幻味あるいは体感幻覚もみられる．
- アルコール依存における幻覚
  a. 振戦せん妄：アルコールの離脱症状として発症し，意識障害にともなって錯覚や幻覚が出現する．小動物の幻視が特徴的である．
  b. アルコール幻覚症：アルコール使用中に出現し，活発な幻聴を主症状とする．
- 薬物依存による幻覚
  覚醒剤（アンフェタミン），大麻，有機溶剤（シンナー），LSDなどの幻覚剤，危険ドラッグ
- 器質性精神障害における幻覚
- 症状性精神障害における幻覚
- 心的外傷後ストレス障害（PTSD）や重度の心因反応
- ナルコレプシーの入眠幻覚

5 思考障害（表4）

思考障害の症状は，①思考過程，②思考体験様式，③思考内容の3つの要素の障害に分けて考えられている．

A 思考過程の障害

1 思考制止

うつ状態においては，意欲の制止とともに思考の制止がみられる．「考えようとしても考えが浮かんでこない．頭の働きがにぶくなった」と自覚し，小声で話し方も遅くなる．

2 観念奔逸（思考奔逸）

気分の高揚が背景にあり，次々と新しい考えを思いつくままに喋り続ける．話題は転々と移り変わり一つのテーマを長く考え続けることができない．躁状態においてみられる．

表4 思考障害の症状

- 思考過程の障害：思考制止，観念奔逸，思考途絶，滅裂思考，迂遠思考，保続
- 思考体験様式の障害：支配観念，強迫観念，作為思考
- 思考内容の障害：妄想

・思考障害

・思考制止

・観念奔逸

3 思考途絶

話が途中で突然途絶えて黙り込んでしまうが，しばらくしてまた話し始める．考えが急に抜き取られるなどと自覚する．統合失調症に特徴的な症状である．

4 滅裂思考

考えがばらばらでまとまりがなくなり（支離滅裂），言葉や語句が雑然と並べられるだけで，話の内容が理解できなくなる．統合失調症でみられる．

B 思考形式の障害

1 強迫観念

ある考えが不合理で自分とは無縁とわかっていても，繰り返し心に浮かんできて，振り払おうとしても，振り払うことができない観念（思考）である．強迫観念は不快な内容が多く，患者は悩み苦しむ．「外出時に火の始末，戸締りをしてきたかどうか」「車の運転中人を跳ねなかったか」などの考えが頭にこびりつく．

強迫観念の対応策として，長時間手洗いを続けるという儀式行為や，安全を保証するための確認行為が出現する．神経症性障害（強迫性障害）でみられるが，うつ病や統合失調症の症状としても出現する．

2 作為思考（作為体験：させられ体験）

自己の考えや行動が他者によってさせられるという体験であり，自我の能動性の意識の障害として捉える考え方もある．統合失調症に特有な症状である．

C 思考内容の障害（妄想）

妄想とは非合理的で誤った判断であるが，本人はその考えに対して強い確信をもち，説得によって訂正不能な思考である．妄想は，心理的な背景は解明できないが，突然発生し確信される一次妄想と，妄想の発生過程が心理的に了解できる二次妄想に分けられる．

1 一次妄想

一次妄想は，統合失調症に特徴的とされ，次のように分類される（「統合失調症」, p.38）．

①妄想気分
②妄想知覚
③妄想着想

2 二次妄想

二次妄想は，各精神疾患においてみられ，以下のような妄想がある．

a 被害妄想

他人や組織から危害を加えられているという内容の妄想であり，妄想型統合失調症や覚せい剤による精神障害においてもみられる．被害妄想に属するものとして，①関係妄想，②注察妄想，③追跡妄想，④被毒妄想が挙げられる．

b 嫉妬妄想

配偶者が浮気をしていると確信する妄想である．統合失調症，アルコール依存，高齢期の精神障害においてもみられる．

c 誇大妄想

自分を誇大に評価する妄想であり，新発見をした，新しい宗教を生み出したなどの妄想であり，躁病や統合失調症でみられる．誇大妄想には，血統妄想，宗教妄想，恋愛妄想などがある．

d 罪業妄想・心気妄想・貧困妄想

うつ状態における，罪責感や身体状態に対する不安，自己評価の低下などが背景にあり，うつ病に多くみられる妄想である．

精神疾患における妄想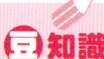

- 妄想は統合失調症の中心症状の一つであるが，気分障害，認知症，せん妄，アルコール・覚醒剤依存・危険ドラッグでもみられる．
- 統合失調症の被害妄想・関係妄想は，幻聴と相互に影響しながら幻覚妄想状態を形成することが多い．
- 幻覚，妄想などの患者の体験の内容を知るには，患者に語ってもらわなければならない．しかし，性急に患者の体験を聞くことは患者の不安を増強させる．急がず患者の気持ちを受けとめながら，自然な会話のなかで患者が自発的に体験の内容を話してくれるのを待つほうがよい．

---

6 気分・感情の障害

A 感情の平板化

周囲の人との感情の交流がうまくゆかず，周囲の出来事に対する関心が次第に損なわれ，無関心・無感動となる．統合失調症の初期や解体型統合失調症でみられる．

B 抑うつ気分

気分が沈み，うっとうしく，憂うつで寂しいと感じる．意欲低下とともにうつ状態においてみられる．

C 気分高揚

気分の高揚とともに意欲と活動性も亢進し，刺激的で易怒的になることもある．躁状態においてみられる．

D 感情失禁

わずかな刺激で，泣いたり，笑ったり，怒ったりし，感情の調整がうまくいかない状態である．血管性認知症においてみられる．

7 意欲・行動の障害

A 意欲の減退

感情の平板化とともに，統合失調症の陰性症状の中心であり，解体型統合失調症や慢性期の症状としてみられる．学業・家事などの社会的機能が次第に困難となる．

B 制止（抑制）

うつ病においては，意欲，思考，決断力など精神機能における制止とともに，行動，会話など運動面においても制止がみられる．

C 昏迷

意識は保たれながら，意欲の発動が極端に低下しているために，周囲の刺激にまったく反応しない状態であり，臥床したままで食事もとらず，話かけに応答しない．統合失調症（緊張病性昏迷），うつ病（うつ病性昏迷），解離性障害（解離性昏迷）においてみられる．

D 興奮（精神運動興奮）

精神疾患における興奮は，意欲や感情の亢進のみでなく，運動性の要素もともなうので精神運動興奮と呼ぶ．躁病，統合失調症（とくに緊張型），せん妄，もうろう状態などほとんどすべての精神疾患において出現する．

緊張病症候群

> **緊張病症候群**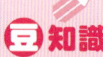
> 行動障害が顕著で，興奮と昏迷という相対立する2つの症状がみられる．興奮と昏迷は交替して出現する．緊張病症候群は緊張型統合失調症に多くみられ，幻覚や妄想とともに陽性症状の一つである．衝動行為，カタレプシー，命令自動症，反響動作・言語，拒絶症，常同症などの症状をともなう．

8 自我意識の障害

A 自我意識

　自我意識とは，日常生活のなかで，われわれが自分で考え，自分で感じ，自分で行動しているという意識である．自我意識は4つの形式からなる．

- 能動性の意識：自分の知覚，思考，感情，行動が，他人ではなく自分自身が主体的に行為を行っているという意識である．
- 単一性の意識：同一の瞬間において，自分というものは自分一人であり，ほかに同じものはいないという意識である．
- 同一性の意識：自分は過去も現在も同一つの連続した存在であるという意識である．
- 外界に対立する自我の意識：自分と外界，自分と他者との区別の意識である．

B 自我意識の障害

- 統合失調症の重要な症状であるさせられ体験（作為体験）は，自我の能動性の意識の障害のために出現すると考えられ，同じく思考奪取・思考吹入・思考伝播なども自我意識の障害と解釈される．
- 神経症，うつ病，統合失調症にみられる離人症も自我意識の障害と考えられる．

●引用・参考文献●
1) 日本精神神経学会（日本語版用語監修）．髙橋三郎，大野裕監訳．DSM-5精神疾患の診断・統計マニュアル．東京，医学書院，2014，932p．
2) 融道男ほか監訳．世界保健機構（WHO）．ICD-10精神および行動の障害：臨床記述と診断ガイドライン．東京，医学書院，1993，932p．
3) 大橋博司ほか編．精神症状学Ⅰ．東京，中山書店，1978，434p．（現代精神医学大系3A）．
4) 大橋博司ほか編．精神症状学Ⅱ．東京，中山書店，1976，396p．（現代精神医学大系3B）．

（吉田佳郎）

3 精神発達とライフサイクル

- エリクソン
- パーソナリティ発達理論

1 エリクソンのパーソナリティ発達の理論

エリクソンは，自我心理学の立場から，自我の心理-社会的発達の理論を展開した．自我の各発達段階は乳幼児期から老年期に至るまで一定の順序で出現し，各発達段階においては，その段階で解決しなければならない特異的な発達課題とその発達を脅かす心理的危機が存在するとした．エリクソンは8つの年代における発達の課題を図式化した（表1）.

表1 各年代における発達の課題とその危機

乳児期：母親に対する基本的信頼と基本的不信
幼児期：自律性の獲得と恥と疑惑
就学前期：積極性と罪悪感
学童期：生産性と劣等感
青年期：同一性の確立と役割の混乱
成人初期：親密さと孤独
成人期：生殖性と停滞
成人後期：自己の完全性と絶望

エリクソン（E.H. Erikson）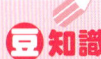

1902年ドイツに生まれ，ユダヤ系デンマーク人の子として育つ．ウイーン精神分析研究所でフロイトの娘アンナ・フロイトなどから，精神分析とくに児童分析を学んだ．1933年アメリカに移住後，同一性（アイデンティティ）の理論を提出した．同一性の理論は，精神医学，心理学，社会科学の領域に大きな影響を与えた．

2 精神機能の発達と環境の影響

人間は生まれてから1年後には言葉を獲得し，幼児期を通して民族に固有の複雑な言語を話すことができるようになる．ほかの生物と同様に，人間においても多くの行動能力は生まれながらに備わっている．この生

まれながらに備った能力を引き出し，発達させていくためには，適切な刺激と環境が必要である．

人間を取り巻く環境因子として，物理的環境因子，社会・文化・経済的因子，生物学的因子，さらには人間と人間との関係などが挙げられる．これらの環境因子は，成長と発達を促すとともに，望ましくない環境因子が長期間持続した場合には，発達と健康を阻害する要因となる．精神の健康とは，そのなかで人間が成長し発達していく環境に対応していく能力と考えられる．

3 発達段階における課題

●発達段階における課題

人間は誕生の瞬間から外界とのかかわりのなかで生命活動を開始する．生まれたばかりの乳児においても，啼泣することで生物としての欲求を表現し，飢えを満たすために母親の乳首に吸い付き，母親の胸に抱かれることで安心とぬくもりを求める．

A 乳児期

生物としての人間の本能的な欲求を満たしていくことが，乳児が母親に対して信頼を獲得し，環境に対して安心を得ることに役立つ．このような乳児の愛着行動に対する欲求の充足と養育者に対する信頼の獲得は，その後の発達を支える基盤となる．

B 幼児期

言葉や運動能力が発達するとともに，遊びを通して家族以外との関係をもつようになる．生活環境の広がりは，言語機能や運動能力を一層高めるとともに，外界に対する知的関心を広げていく．

C 学童期

生活の場は家庭から学校へと広がり，教育によって社会生活に必要な知識と技能を獲得するとともに，仲間との協同作業を通じて集団への参加や社会的協力の意義を自覚し始める．

D 青年期

成長にともなう急速な身体的変化が出現し，社会のなかでさまざまな仲間集団を形成し，同世代との交流のなかで，概念的な思考と価値観を

形成していく．異性との交際が始まり，慣れ親しんだ家族から自立していくのもこの時期の課題である．

E 成人期

労働を通しての社会的参加が求められ，結婚により新たな家族を構成し，子どもの養育と教育によって次の世代を育成していくことが求められる．

F 老年期

加齢にともなう心身機能の変化や子どもの自立や退職にともなう生活環境の変化が起こり，生活環境の変化が孤独や喪失感を招くことがある．老年期の課題は，孤独や葛藤を乗り越えて新しい生きがいを作り出していくことにある．

4 発達段階における危機とその克服

前項で挙げた各年代における発達の課題は普遍的なものであるが，一方では社会との関係のなかでさまざまなストレスに遭遇し，対処の仕方によっては心の健康に重大な影響を与える危機に陥る．また発達段階における危機のみならず，身近な人との別離や重い病気にかかったとき，望まざる退職などの生活状況の変化，あるいは突然の災害や事故に遭遇したときなどには，日常の生活に支障をきたすような精神的反応を引き起こすことがある．

●児童の虐待

児童の虐待は，子どもの生命を危機にさらし，心身に被害を与えるのみでなく，その後の心の発達に大きな影響を残す．思春期・青年期において自分の欲求に見合った社会的集団への参加が得られなかったり，社会の一員としての確信がもてない場合には，不安にさらされて心理的危機に陥り，不登校や反社会的行動が出現することもある．

成人期においては，多くの人は就業や社会的活動に参加し充実した時期を迎えるが，配置転換，転勤，転職，失業など職業上のストレスが大きくなり，家庭においても，出産，子育てなどに生きがいを感じる一方で，育児に対して自信を失い精神的な健康を損なうことがある．老年期においては，心身の機能の低下にともない自らの健康不安が増大する．特に独り暮らしで近隣の援助が得られない時や配偶者の死に直面した時には，孤独感がつのり，抑うつ状態が出現しやすい．

これらの各発達段階の危機に対して，児童虐待に対しては，子育ての支援センターや虐待防止のネットワークが設けられ，高齢者においては，医療・福祉の支援活動が行われ，社会からの孤立を防ぐための社会的な対策と支援が講じられている．

しかし，人間の発達段階における危機を論じるとき，第二次世界大戦後一貫して続いているわが国における家族構成の変化と家族に対する価値観の変遷，人口構造における少子化と高齢化の問題，子どもを育てるための住宅環境と地域社会とのつながりなど，今一度社会のあり方について考察する必要がある．

5 精神疾患と社会的サポートの必要性

人間の発達段階においてストレスから生じる心理的な危機について述べてきたが，生活環境における適切なサポートがあれば，危機を乗り切ることは可能である．しかし青年期以降においては，ストレスの関与のみでは説明できない精神疾患の発症がみられるようになる．

精神疾患については，認知症のように脳の画像診断や病理学的所見によって，その病因を明らかにできたり，生物学的研究とくに生化学の分野において，脳内の神経伝達物質の働きが精神疾患の発病に関与していること，あるいはある種の薬物が精神疾患を引き起こすことなどが知られてきたが，今なお未知の部分が多い．

精神疾患の発病については，生物学的要因とともに，人間を取り巻く生活環境，社会的葛藤状況の持続，発達のあり方など複合的な要因が関与していると考えられている．

精神疾患の治療については，従来から薬物療法，精神療法，社会復帰活動の有効性が認められてきたが，さらに社会活動への参加を目的として，社会資源の充実が推し進められている．精神疾患の回復において最も大切なことは，地域社会において精神疾患に対する偏見を排除し，温かい目をもってサポートしていくことである．

●引用・参考文献●
1) 小此木啓吾ほか編．精神医学総論Ⅱa2．東京，中山書店，1980．(現代精神医学大系 1B1b)．
2) 北原和夫．科学技術の智プロジェクト専門部会報告書．2008．

(吉田佳郎)

4 精神疾患と看護

1 精神看護の特性

　精神看護の目的は，心を病んだ人を対象に，全人的および治療的な対人関係を通じて心の健康を取り戻し，社会復帰できるよう援助することにある．

　精神看護の第1の特性は，精神機能は身体機能と違って，数値や画像といった客観的なデータが少なく，また精神機能そのものは実際に目で見ることができないため，ある程度推測し，解釈しなければならないことである．そのため患者の苦悩や苦痛，怒りや悲しみ，不安や葛藤などを共有するとともに，共感的に理解し受容できる豊かな感性と鋭い観察力，そして洞察力が求められる．

　第2の特性は，他科の領域に比べ非常に長期間にわたって患者とかかわり続けなければならないことである．そのかかわりを活用し，看護師は患者との絶え間ない心と心の交流を展開し，そのなかで起こる現象を活用して患者の自己成長を促す．ペプロウ[1]が述べる看護師に要求される役割，つまりカウンセラーとしての役割，教育者としての役割，代理人としての役割など，心理療法的役割と重要他者的役割を果たすことが重要となる．

　第3の特性は，看護師と患者とのかかわりが，その時の両者の心のありようで肯定的にも否定的にも影響を及ぼすことである．かかわりが患者に肯定的に影響すれば治療的効果をもたらし，否定的に影響すれば非治療的なものになってしまう．治療的効果をもたらすためには，温かく受容的かつ共感的な治療的人間関係に基づいた「心のケアの道具」となるべく，意識的・目的的に自己活用することが，看護師自身に求められる．

　第4の特性は，患者が示す特有の症状，言動や行動，対人関係や日常生活動作上の問題といった現象面のみにとらわれず，患者が生来もっている能力と自己成長の可能性に焦点をあててかかわらなければならないことである．症状や現象面のみに目を向けると，患者を客観的に捉える

ことができず陰性感情むき出しに対応してしまい，治療的関係が損なわれ，病状の回復に大きな影響を及ぼすことになる．患者の発達過程や生活歴，家族歴，対人関係などに関して経時的に捉えることが重要であり，その情報が多ければ多いほどより冷静に，より深く患者を理解し，治療的かかわりへと発展する．

2 患者理解

精神看護に携わる看護師にとって，人間の心の動きや行動，心の不健康とその原因を解釈・分析し，患者をより深く理解し患者の自己成長を促す治療的なかかわりを展開するための有用な手掛かりとなるモデルがある．

A 心的決定論

人間のすべての行動には何らかの原因があり，それらは偶然に起こるのではなく，過去から現在にかけて関連し合って現れる．この考えは，人生早期の幼少期に体験した精神的な出来事が，その後の精神世界に現れるというフロイトの心的決定論[2]による．そこでは，患者が経験している精神世界は，幼児期の体験に関連しており，現在の精神症状は，その人が幼児期に体験した未解決な葛藤が原因となっていると仮定される．つまり，人の行動は，人生早期からの人間関係のなかで形成されるものであり，患者の示す逸脱行動も，それらのなかで形成されたものと理解することである．

つまり，患者の行動には，たとえ奇異に感じられてもすべてに意味があり，それらは外から観察するだけでは捉えられない．したがって，相手の立場に立ち，患者の症状や現象のみならず，背景にどのような問題が関連し合っているのかを考え，周囲とのかかわり合いのなかでの症状の変化を多角的に捉えることが重要になってくる．

B サリヴァンの対人関係論

人間の行動を理解するには，他者との関係を理解することが不可欠であるとするサリヴァンの対人関係理論[3]が参考になる．そのなかで，人間のパーソナリティ，あるいは精神的体験・感情的体験は，その人との対人関係に基づいてのみ理解できるもので，その人と関与しながら，観察する立場に立つことが要求されると述べている．つまり，人の行動

を理解するためには，まずその人の内面に入ることが必要で，その内的世界から相手の状況を把握することによって初めて，治療的な対人関係が可能となる．

C ペプロウの対人関係論

看護師・患者関係は，治療的・教育的対人関係のプロセスであり，看護師の言動が患者に，そして患者の言動が看護師に影響を及ぼす関係であると提唱するのが，ペプロウの対人関係論[1]である．

看護師には，こうした手掛かりをもとに心のダイナミックスを理解し，感性豊かに患者の心の世界に寄り添い，耳を傾け，共感し，受容しながらかかわり合う関係性が求められる．そのかかわりのなかで，患者は自己を洞察し行動を変容できる力をつけていく．

患者は，幻聴や妄想などの病的体験に左右され奇異で不可解な言動や行動を示し，疎外され歪められた人間関係に陥り，日常生活が破綻し，自尊心が欠如するなど多くの問題を抱えている．これらは臨床の場で日常的にみられる現象であるが，ややもすると看護師や周囲の人たちは奇異で不可解なもの，症状が増悪した，対応が困難だなどと決めつけ，感情的に捉え問題を直視しようとしないことが多い．そのために，患者自身は「のけ者にされている，やっかい者扱いされている」と思い込み，より心を閉ざし，周囲の人びとへの不信感を増強することになる．

こうしたことを払拭するためには，患者のこれまでの生育歴，家族や地域，学校や職場における対人関係，生活状況などの背景から患者の示す感情や思考，行動を多方面から解釈・分析し，理解することが不可欠である．そうすることによってのみ，感情的に捉えることなくより客観的に捉えられ，患者のもっている能力を引き出し治療的な関係性を構築できるようになる．

3 かかわりの技術

精神看護におけるかかわりは，看護師がさまざまなケアやかかわりを通して患者の抱える問題に焦点を当てた意識的・目的的なアプローチを展開し，行動の変容を促し自己成長と自己実現に手を貸し，人間全体を癒すことを目的にしている．そうした過程を経て，患者は正常な日常生活を取り戻し，疎外され歪んだ対人関係を修復し，自尊心や自主性，自己洞察力を取り戻すことができるようになる．

- 心のケアの道具
- トラベルビー

　看護師が自らを「心のケアの道具」となる治療的自己活用について，トラベルビーは「(他者に) 変化をもたらす人物として，自分を有効に用い，看護場面に有効に介入するためには，自分の行動が他人にどう影響するのかを知ることが不可欠である．治療的に自己を利用する場合，病者のなかの変化に影響を及ぼすために自分のパーソナリティと知識を意識的に利用する．この変化が，病者の苦悩を軽減するときに治療的なものになる．治療的な自己活用には，自己洞察，自己理解，人間行動の力動性の理解，他人の行動と自分の行動を解釈する能力，そして看護場面に効果的に介入する能力を必要とする．また，このことは，人間の深層を理解する能力をもつという意味が込められている」と述べている[4]．

　一方，稲岡[5]は，治療的なかかわりを構築し発展させる3つの要因について述べている．第1は，日常生活の援助過程を通して意図的に基本的信頼関係を育むかかわりである．第2は，患者の苦悩や悲哀，怒りや葛藤，希望や喜びなどの感情を共有し，共感的態度を貫き，患者の行動から心の動きや変化を見逃さない観察力と洞察力である．第3は，単に優しく親切にするだけではなく，明日への成長・自立に気を配る思いやりと，ときに厳しい態度で接することである．これらの要因を総合的に展開することによって，より治療的なかかわりに発展するのである．

●引用・参考文献●
1) ペプロウ．人間関係の看護論．東京，医学書院，2004．
2) フロイト．日常生活の精神病理．京都，人文書院，1901，486p．(フロイト著作集第4巻)
3) サリヴァン．精神医学は対人関係論である．東京，みすず書房，1990，459p．
4) トラベルビー．人間対人間の看護．東京，医学書院，1991，22-23．
5) 稲岡文昭ほか監．精神看護，東京，文光堂，2004，59-60．

(平澤久一)

2

精神科疾患の理解と看護

統合失調症

統合失調症は幻覚（特に幻聴）や妄想といったいわゆる陽性症状，および認知機能の低下や自閉性，感情の平板化といった陰性症状を主徴とする疾患である．1952年にクロルプロマジンが有効であることが発見されてからは，少なくとも陽性症状は大きく改善する例が増えているが，薬剤による加療を行っている場合でも，陽性症状を主体とする急性期と，そういった症状が消退している慢性期を繰り返すことが多い．

思春期から35歳ぐらいまでの間に発症することが多く，成因は未だに明らかではない．双極性障害と同様に，何らかの脳内の器質的な要因が関与している内因性の精神疾患とみなされてきた．薬剤の効果，あるいは覚せい剤精神病などとの類似点から，脳内伝達物質の一つであるドーパミンの過剰によって生じると考えられてきたが，ドーパミンの過剰のみによって引き起こされるかどうかについては議論がある．

1 統合失調症の症状

これまではDSM-IVを主に参照し，統合失調症の説明を行った．しかし，新しい分類と診断の手引きが発表され，この本書改訂2版では，新しいDSM-5に従って，統合失調症について述べていく．もちろん，分類が変わったとたん目の前の患者さんが変化する，というものでもない．統合失調症という病気全体のとらえ方が少し変わった，という風に考えていただければと思う．

新しいDSM-5では，以前行われていた妄想型，解体型，緊張型，未分化型，残遺型の5型に分類するやり方が撤廃された．撤廃された理由は主に2つある．一つ目は，統合失調症の症状は，患者さんの人生を通じてずっと同じというわけではない，という事実である．一人の患者さんの経過を長期に追いかけていくと，ある時期は妄想型だった患者さんが別の時期には緊張型の特徴を示したり，あるいは高齢になってきて残遺型の特徴を示したりすることが多い．もう一つの理由は，実際の患者さんの症状には，妄想型の症状と緊張型の症状が混じったりしており，純粋に一つの型とすることが難しい場合が多いことである．

ただし，これらのタイプ分けは実用に資する点もあるため，一応各型の特徴をあげておく．妄想型はその名のとおり妄想を主体とし，解体型は以前は破瓜型と呼ばれたものにおおよそ相当し，まとまりのない思考，および感情の平板化などの陰性症状を主体とする．緊張型は昏迷（無言・無動）や反響言語，常同運動などの運動の過多・過少が前景となるタイプであり，残遺型は意欲の減退や感情の平板化が前景に立つ，主に急性症状がおさまった慢性期に認められるタイプである．未分化型はこれらどのタイプともはっきりと分類できないものを便宜上そのように分類する．この中で，緊張型は，現在は緊張病（状態）という呼び方が一般的で，統合失調症以外の精神疾患や精神科以外の疾患（神経変性疾患など）でも生じることがわかっている．

統合失調症の事例①

20歳，男性．もともと対人関係が苦手で，高校生の頃にいじめにあい，1年以上不登校で過ごしていた．何とか卒業するもののその後も引きこもりの状態が続き，19歳の頃から誰もいないのにぶつぶつと独り言をいう，あるいは誰もいないのにクスクスと笑う（空笑）などの症状が出現し，親に連れられて精神科を受診した．

診察室では，最初はなかなか症状について話そうとせず，硬い表情で視線も合わせない状態であったが，ゆっくりと話をさせると，「自宅に盗聴器が仕掛けられて困っている」「自分に対する悪口が始終聞こえてきてつらい」，という訴えが聞かれた．

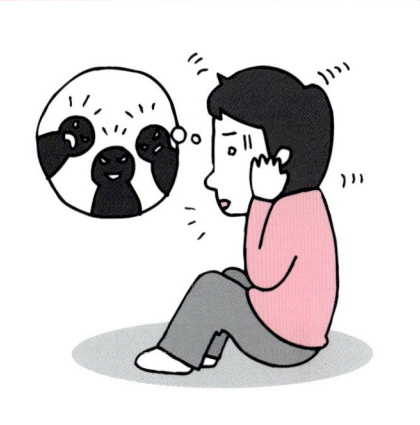

統合失調症の事例②

16歳，男性．記憶法のようなものに凝りだしてから，夜間寝ずに勉強したりすることがあった．発症数日前からはほとんど断眠状態であり，受診前日には裸で家の中をうろうろする，トイレを水浸しにしてしまうなどの奇異な行動が出現．親に連れられて精神科を受診した．

診察室では，医師の質問に対し，同じ言葉で答える（反響言語）といった症状や，診察台の上に胡坐を組み，体を左右に揺さぶり続ける（常同運動）などの症状を認め，ほとんど会話はできない状態であった．

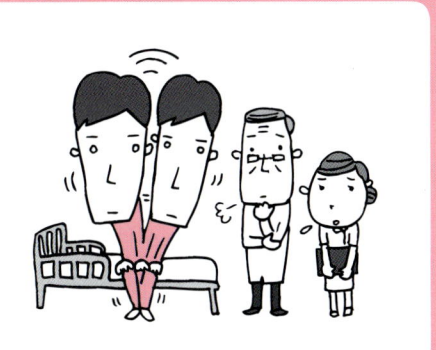

- 統合失調症の診断基準（DSM-5）

A 診断基準[1]

　アメリカ精神医学会がまとめた診断基準であるDSM-5では，以下のうち2つ以上が1ヵ月以上の間つねに存在し，そのために仕事や対人関係，自己管理などの面で一つ以上の機能のレベルが病前に獲得していた水準よりも著しく低下していることが診断の根拠となるとされている．また，後に述べる鑑別疾患との関係で，下記症状が（治療により軽減された状態を含め）6ヵ月以上継続して生じている場合に，はじめて統合失調症と診断をつけることができる（逆に言うと，初発の統合失調症の場合，6ヵ月経過するまでは暫定的な診断となる）．

(1)妄想
(2)幻覚
(3)まとまりのない発語（例：頻繁な脱線または滅裂）
(4)ひどくまとまりのない，または緊張病性の行動
(5)陰性症状（すなわち情動表出の減少，意欲欠如）

1 妄　想

- 妄想

　妄想とは，合理的に反証することによっても否定されえない考えのことを指す．こういった定義からすると，ある種の宗教的教義やそれに類することも妄想と呼べなくはないが，基本的には，個人的に抱いている考えのうち，もろもろの（客観的）根拠を示して説得を行っても本人の考えを覆すことができない場合，これを妄想と呼ぶ．

　また，心理的に了解しうる原因から二次的に発生したもの(たとえば，現実に借金でサラ金に追われていて，そのため街中で誰かに見張られているのではないか，と思い込むような場合)を二次妄想と呼び，心理的に何とも説明のつけようのない一次妄想と区別する．

　「テレビで報道していることは，ひそかな暗号で，自分の情報をいろんな人に伝えているのだ」といった，およそ当人とはまったく関係のない出来事を，自分にとって意味のある出来事と解してしまうようなものが，一次妄想の代表的なものである．急性期の統合失調症患者の多くは，被害的内容の妄想を抱いていることが多い．たとえば，「室内に監視カメラが仕掛けられていて，国家的陰謀に巻き込まれている」といった内容や「家族からひそかに食事に毒を入れられている」といった内容まで多岐にわたるが，いずれにしても被害的内容が多いのが特色である．被害的な色彩を帯びた妄想は，場合によっては服薬の拒否（「医者から毒〈あるいは体に悪いもの〉を投与されている」といった考えから）につなが

ることがあり，治療の開始に困難をきたすこともある．

またこういった内容による分類とは別に，妄想の生起の仕方による分類も存在する．自分の周囲で生じていることがどこか不気味に感じられ，本当ではない感じ，あるいは危機的な不安な感じを抱くようなものを，妄想気分と呼ぶ．これに対し，交差点に立っている見知らぬ男性を見て，「あいつが俺を監視しているやつだ」と確信するような，本来は特別意味があるわけではない知覚入力に対して妄想的意味づけを行うものを妄想知覚と呼ぶ．また，そういった感情の生起や知覚入力なしに，唐突に，何のきっかけもなく生じる妄想を妄想着想と呼ぶ．妄想気分のような，内容としてあまり複雑になっていない状態の妄想は，病前期やあとで述べるような統合失調型パーソナリティ障害（p.44）にも認められることが多い．

次の幻覚でも述べるように，幻覚と妄想とは，内容的には区別しづらい場合もある．また，これらの症状の基盤として思考障害，認知障害が存在するのではないかと考える研究者が多い．

2 幻 覚

●幻覚

幻覚とは，感覚入力（つまり視覚や聴覚などに対する外界からの感覚刺激）のない状態で生じる主観的感覚のことを指す．つまり，統合失調症患者においては，実際にまわりに誰もおらず，話しかけてなどいないにもかかわらず，聴覚性の感覚の生起（幻聴）が生じる，などの症状が生じる．幻覚の中でも特に多く認められるのが，幻聴である．これらの声（幻声）は既知の人物であることもあれば未知の人物であることもあり，また，決まった少数の人物の声であることもあれば，特に限定されない複数の人物の声であることもある．ただし，多くの場合において，内容的には当人にとって被害的内容であることが多く，具体的には「死ね！」「気持ち悪い」などの断片的内容から，「ほら，あそこに立っている男はお前のことを監視している諜報機関の男だぞ…」などといった妄想と区別するのが困難な（とはいえ感覚的入力として存在する点が妄想と区別されるのであるが），ストーリー性のある内容までさまざまである．

患者を応援する内容（「がんばれ！」といった幻聴），あるいは音楽幻聴のような被害的とも好意的ともいえない内容の幻聴が生じる場合もあるが，まれである．また，音楽幻聴のように言葉ではない幻聴の場合，何か器質的な（たとえば脳腫瘍など）問題がないかどうかを必ずチェックする必要がある．

3 まとまりのない発語

思考障害の結果として，あるいは妄想的な意味づけの結果として，時に統合失調症患者の会話はまとまりがなく，何を話しているのかが了解しづらい場合がある．言葉や出来事に対する妄想的な意味づけは，われわれが共通に理解しているはずの言葉の用い方，文脈的なつながりに対して大きく影響を及ぼす．聞き手が患者の妄想内容をある程度把握している場合には，妄想内容からある程度の推測をすることが可能となるが，「言葉のサラダ」といわれるような意味のない言葉，あるいは意味はあるものの患者による言語新作（患者が独自に新しく作った言葉）による会話などでは内容を理解するのはきわめて困難な場合もある．

4 ひどくまとまりのない，または緊張病性の行動

人間の行動とは，本来は何らかの現実的目的を達成するために行われる（たとえば「お茶を飲むために湯飲みにお茶を入れる」など）ものであるが，統合失調症では，思考や会話と同様に，行動様式にもまとまりのない傾向を認める．事例②で述べたような，体を無意味にゆするような反復運動，常同的で意味のないとしか観察者には思えない行動，さらには精神運動性興奮・あるいは無動といった極端な症状まで生じうる．

5 陰性症状（すなわち情動表出の減少，意欲欠如）

陽性症状・陰性症状という考え方は，もともとはイギリスの臨床家であるジャクソンの考えに基づく．彼は，精神疾患の症状は，比較的上位の精神機能の脱落による症状（陰性症状）と，それを補うために比較的下位の脳機能が非適応的に過活動となったと考えられる症状（陽性症状）を区別して考えることを提唱した．これまで述べてきた 1 から 4 までの症状は，外界にはなばなしく産出される比較的目立つ症状という意味で，陽性症状と呼ばれる．

それに対し，感情の平板化・思考の貧困化・意欲の欠如といった症状は，むしろ精神機能の高位のものの欠落として捉えられる．感情表現はその場にそぐわない不適切なものになったり，あるいは一つの対象に対して良い感情と悪い感情を同時に抱く（両価性）ことがみられる．慢性期になってくると，外からの刺激に対して自然な感情の生起が生じない（感情鈍麻）というように情動表出が減少してくる．

慢性的に進行すると，自分の病的な世界に閉じこもり，他者とのいきいきとした交流が失われ（自閉性），何をするということもなく一日を過ごす（無為）というような生活を送る場合もある．しかし，そのような慢性的に進行した状態でも，まったく心を動かさないわけではなく，

治療空間（ラポール）が安定してくると，感情のこもった会話を交わすこともできる．ただし，こちらがあまりにそういった関係性を確立することを急ぎすぎると，患者にとって侵襲的な状況を作りやすいので注意が必要である．

6 社会的または職業的機能の低下

これまで述べてきたような症状は，たとえ一つだけでも社会的機能あるいは職業的機能に対して大きな影響を及ぼしうる．したがって，これらの症状が複数出現している状態では，どれほど大きな障害を受けるかを予想するのは容易である．早期の発見・治療を行うことで，近年では全般的な機能低下をある程度は防ぐことができるようになってきたが，医療的介入以外に，グループホームや作業所といった福祉的なインフラも充実させていく必要がある．

7 病識の低下

上記の診断基準には含まれていないが，少なくとも治療や看護においては非常に重要となるため付け加えておく．病識とは，その名の通り，「病気であることを意識していること」である．統合失調症を含め，精神科の疾患においては，病識そのものが障害を受けやすい．つまり，病勢（病気の勢い，重さ）が強くなるにしたがい，患者自身の「自分が病気であるという意識」は低下しがちであることが多い．多くの統合失調症患者は，そういう理由のため，自ら進んでというよりは，家族に説得されてしぶしぶながら病院の初診となる．したがって，初診時に患者の意見を聞かず，家族の意見のみを聞いて病気と断定し，いきなり治療に入る，というようなやり方はそぐわない．むしろ，病気かどうかということをいきなり論じるのではなく，統合失調症かどうかはさておいて，困った状況ではあることを認めてもらい，それに対してどう対処していくか，という方向で話を進めることが，結局は患者の「病感（病気かもしれないという漠然とした感覚）」を引き出し，ひいては治療関係をうまく作っていくために得策であることが多い．身体的な状況（脱水など）をうまく利用して治療関係を結んでいくのも上手なやり方の一つである．そういうわけで，いきなり患者の持つ妄想内容に深く入り込んでいくやり方は，侵襲的であるとともに，下手をすると治療関係をまずくする可能性があるため，避けるほうが無難である．むしろ妄想内容については，患者が自ら語る内容を傾聴するのみとし，治療が進み，病識が改善してから改めて聴取するほうがうまくいく場合が多い．

B 統合失調症概念の歴史的変遷

- クレペリン

統合失調症はもともと，カールバウムによって提唱された緊張病，あるいはヘッカーの提唱した破瓜病（はか）といった独立した疾患概念を基盤としている．クレペリンはこれらの疾患が「思春期から成人期にかけて発症し，慢性的な経過をたどることで最終的には人格の荒廃にいたる」という経過が共通する同一の疾患と考え，縦断的（つまり経過を重視した）な特徴から早発性痴呆と名付けた．

- ブロイラー

これに対し，ブロイラーはこの疾患の横断面（その時々の症状）に注目し，4つの基本症状を取り出すことでこの疾患を統合失調症（精神分裂病）と呼ぶことを提唱した（これらはドイツ語の頭文字をとってブロイラーの4Aと呼ばれることがある）．ブロイラーの基本症状は，①連合弛緩（上述の思考や会話の解体に含められる症状），②感情障害（上述の陰性症状に含められる症状），③自閉性，④両価性（一つの対象に対して良い感情と悪い感情を同時に抱く）である．幻覚や妄想は，必ずしもつねに存在する症状とはいえないため，ブロイラーは副症状に分類した．

- シュナイダー

これに対し，シュナイダーは，統合失調症に特有な症状として自我障害を取り上げ，自我障害によって生じる諸症状を統合失調症の一級症状として定義した．自分の思考や行動が自らの意図で行われているという感覚の弱まり（自我と他我との境界が侵されてしまう）のために，主に陽性症状として知られる種々の症状が生じるとシュナイダーは論じている．

シュナイダーによる一級症状は
①考想化声（自ら考えたことが声として聞こえる）
②話しかけるあるいは応答形式の幻聴
③自己の行為を指示する形の幻聴
④身体への被影響体験（「脳がグチャグチャに溶かされている」など）
⑤思考奪取（自らの考えが急にとまってしまったように感じられ，頭の中からとられてしまうと表現されることが多い）
⑥考想伝播（自らの考えが言わなくても広まってしまう）
⑦妄想知覚
⑧感情や意思の領域でのさせられ体験や被影響体験，
としてまとめられ，現在でも臨床診断の中で重要な役割を果たしている．

2 統合失調症の経過

A 考慮すべき類縁疾患

統合失調症の急性期に認められるおもな症状のうち，幻覚や妄想は，さまざまな身体疾患においても認められる．脳腫瘍において，あるいは内分泌疾患の結果としての高カルシウム血症，炎症疾患である急性脳炎，変性疾患であるレヴィ小体病，といったさまざまな疾患において精神病症状を認めることがあるので，まずはこれらの明らかな器質性疾患を除外することはきわめて重要である．たとえば急性脳炎などは治療開始までの時間によって生命予後が大きく左右されるため，精神病症状があるというただ一点にとらわれこれらの疾患を見逃すことは，無効な治療につながるだけではなく，患者の生命を犠牲にすることにもなりかねない．

さらに，明らかな身体的原因が特定できない場合でも，その経過，あるいは症状の持続時間，症状のひろがりによって統合失調症と区別すべきであると考えられる疾患がいくつか存在する．

1 短期精神病性障害

大きなライフイベント（親しい人物の死）など明らかなストレス因をきっかけに生じる場合（短期反応精神病）と，明らかなストレス因がない場合が存在する．多くは数日間の不眠，断眠を経て生じる．妄想というよりは，より断片化した錯乱した内容の会話を伴い，多くの場合は数日間しっかりと睡眠をとることにより軽快する．基本的には意識障害をともなうと考えられ，軽快した後に錯乱期の症状について尋ねると，少なくとも部分的な健忘（物忘れ）をともなっていることが特徴である．ただ，これらの健忘は完全な内容の忘却を伴うというよりは，記憶が点々と残存している，という形であることが多い（「そういえばそんなこと言いましたかなぁ…」などと語られる）．症状の継続は1日以上1ヵ月未満とされ，1ヵ月を超えると統合失調症様障害，6ヵ月を超えると統合失調症の診断基準を満たすことになる．

2 妄想性障害

以前はパラノイアと呼ばれた疾患にあたる．妄想は特定の話題においてのみ生じ，生活全般に広がることはない．たとえば，嫉妬妄想などが典型であるが，部屋にICレコーダーを隠すなどし，録音された雑音を夫と愛人との密会の場面の音であると思い込むなどという症状である．

これらはいわゆる普通の思い込みと違い，その時間に夫が会社にいたことなどを合理的に示したとしても，患者がそれで納得することはない（妄想の定義 p.38 を参照）．しかし，統合失調症と違い，こういった妄想が生活全般に広がり，患者の社会生活を大きく損なうことはまれである．一方で，こういった妄想性障害の症状に対して，薬物療法は無効であることが多く，症状を抱えながらの生活を模索していかざるを得ない場合が多い．

3 非定型精神病

現在の国際分類では，「統合失調感情障害」に分類されているものにほぼ相当する．統合失調症様の幻覚や妄想が，気分あるは感情の波に伴って周期的に出現する．精神症状をともなううつ病，あるいは躁病と区別することが困難な場合もあるが，妄想の内容はうつ病性のものにみられるような典型的な内容ではなく，統合失調症でみられるような内容であることが特徴である．多くの場合，病極期（状態の悪いとき）の記憶ははっきりしておらず，意識障害をともなうと考えられている．残遺症状を残すことが少なく，病間期には無症状であることが多い．

4 統合失調型パーソナリティ障害

この障害は，大分類としてはパーソナリティ障害に分類されるが，統合失調型パーソナリティ障害は実際には，発病前の統合失調症患者，あるいは発病までには至らないが，被害関係念慮を持ちやすいような，統合失調症を発症しやすい脆弱性を持つパーソナリティ障害ではないかという意見もある．

B 統合失調症の頻度とその経過

統合失調症の生涯罹患率は0.7％前後とされており，この数値は国や民族によって大きく異なることはない．そのことから考えると，統合失調症における文化や環境の影響は限定的だと考えられる．しかし，特定の遺伝子が存在すれば必ず発症するような遺伝病ではなく，遺伝的因子によって規定される統合失調症への脆弱性と，環境因子によって規定されるストレスの量・質によって発症するかどうかが決まると考えられている．

統合失調症の経過はさまざまである．
① 急性症状の発現を繰り返し生じながら，間欠期には陰性症状を主体とした残遺症状を示すもの，
② 急性症状の発現を繰り返すものの，間欠期には基本的には無症状であ

- 非定型精神病
- 統合失調感情障害

- 統合失調型パーソナリティ障害

るもの，
③症状が長期にわたって持続するもの，
④1回の急性期症状だけであるものの，残遺症状を残すもの，
⑤1回の急性期症状のみで残遺症状を残さないもの，

などである．これらの違いがどうして生じるかはいまだ明らかではない．一つには，統合失調症として診断される症例と，先に述べた統合失調症の類縁疾患と考えるべき疾患との鑑別が困難なことがあり，場合により混在しているケースが考えられる．いずれにしても，現在でも統合失調症という疾患は，疾患単位として確立しているわけではなく，その名（症）のとおり，症状を中心にまとめられた症候群として捉えておく必要がある．統合失調症患者は急性期を繰り返すごとに，自閉性や意欲の減退などの陰性症状が進行した状態で慢性化することが知られており，急性期をいかに短期間で終息させるか，さらには慢性化した患者さんの社会参加をどのように促すことができるか，といったことも重要である．

統合失調症（残遺型）の事例③

25歳時初発の50代男性．当初は活発な幻聴や妄想を有していたが，何回かの入退院を繰り返し，幻聴や妄想自体は存在するものの，本人にとってはそれほど苦痛になるほどではなくなっている．「ヘリコプターがね，飛んでて気分悪いんですわ」というような，監視されている感覚などがあるようだが，それ以上に問題となっているのは引きこもり生活である．近所に住んでいる弟が買い物などには付き合ってくれるが，それ以外の外出は通院ぐらいで，ほとんど丸一日を家で無為に過ごすことが多い．

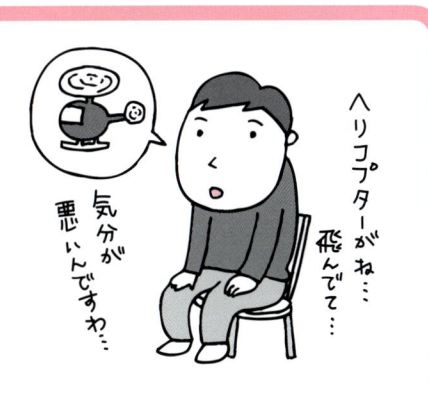

C 統合失調症の器質的知見

統合失調症の脳画像についても，最近は知見が集まりつつある．おもに，磁気的脳画像を利用した脳体積研究であるが，それによると，側頭葉の一部，および前頭様の広範な領域に脳体積の減少を認めるようである．これらの脳体積の減少（特に前頭側頭領域の体積の低下）は，統合失調症患者の社会認知機能（他人の考えを推測したり理解したりする機能）を含めた認知機能の低下と結びつけて考えられている．

遺伝子研究では，ドーパミン代謝などにかかわるいくつかの遺伝子領

域が大切だと考えられているが，それぞれの遺伝子が寄与する影響は，一つひとつはそれほど大きいものではないこともわかっている．このことからも，統合失調症は，血友病のようないわゆる遺伝病ではなく，糖尿病のような遺伝的負因も大きいものの，それに加え環境因子（ストレスなど）が加わって初めて発症する疾患であることがわかる．

3 統合失調症の治療

A 薬 物

　今日用いられている抗精神病薬のはじまりは，もともと麻酔薬として使われていたクロルプロマジンの鎮静作用が1952年に報告されたことである．この薬が効果を持つ事実から，統合失調症において大きな役割を果たしているのがドーパミンという脳内伝達物質ではないかと考えられるようになったことは前述したとおりである．それ以降，今日まで多数の薬物が開発され使用されるようになってきているが，最近では副作用を軽減するため，ドーパミンの遮断だけを目指さず，もう一つの重要な脳内伝達物質であるセロトニンとのバランスを良くすることを目指した新世代の抗精神病薬が開発されてきた．こういった新しい薬を非定型抗精神病薬と呼ぶのに対し，従来のものは定型抗精神病薬と呼ばれるようになっている．

　脳内伝達物質であるドーパミンは，脳の中でいくつかの重要な役割（離

図1　主要なドーパミン経路

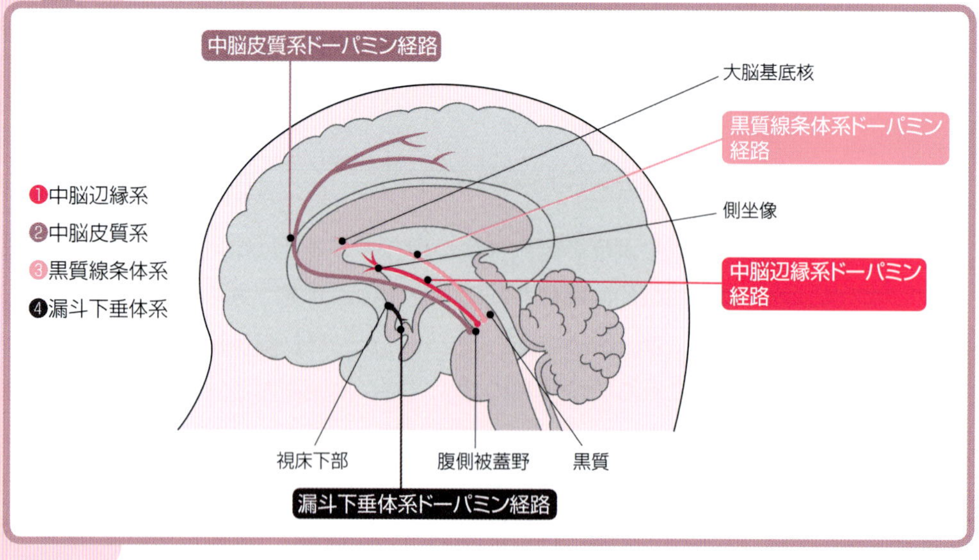

❶中脳辺縁系
❷中脳皮質系
❸黒質線条体系
❹漏斗下垂体系

中脳皮質系ドーパミン経路
大脳基底核
黒質線条体系ドーパミン経路
側坐核
中脳辺縁系ドーパミン経路
視床下部　腹側被蓋野　黒質
漏斗下垂体系ドーパミン経路

れた領域間の情報伝達を担う役割）を果たしている．図1に示すように，①中脳辺縁系，②中脳皮質系，③黒質線条体系，④漏斗下垂体系がドーパミンが重要な働きを果たしている伝達経路と考えられているが，そのうち，統合失調症の発症に大きな役割を果たしているのは中脳辺縁系の伝達路であると考えられている．しかし，抗精神病薬はこの経路のドーパミンだけを減らすわけではなく，ほかの経路に必要とされるドーパミンにも影響を与え，そのためさまざまな副作用が出現する．

1 運動系の副作用

黒質線条体系のドーパミンの減少から生じると考えられる副作用であり，錐体外路症状とも呼ばれる．急性期に生じる副作用としては急性ジストニア（dys＝うまくいかない，tonia＝筋緊張）があり，首が意図せぬ方向にねじれたり，意図せず舌を突き出さざるを得なくなったりなどの症状がみられる．また，急性アカシジアも重要な副作用であり，患者は身体的な焦燥感のためじっとしていることができず，つねに歩き回ったりなどの行動を余儀なくされる．ほかには薬剤性パーキンソン症候群があり，仮面様の顔貌，筋固縮，小幅歩行などがその主症状である．これらの急性期症状は，抗パーキンソン病薬を使用することにより改善することが多く，たいていは可逆的なものである．

それに対し，慢性期に生じる遅発性の症状は，治療がきわめて困難である．遅発性ジストニアは症状としては急性ジストニアと同じものが，抗精神病薬の長期持続投与で生じることを指す．遅発性ジスキネジアは顔面や口の周囲，舌などに頻発する不随意運動で，口をもぐもぐとさせる，といった症状が代表的である．遅発性の症状はいずれにせよ対策が困難であることが多い．

また，強度の筋固縮，振戦，無動緘黙などの錐体外路症状とともに，著明な発汗や頻脈などの自律神経症状，発熱，筋酵素（CPK）の上昇などをともなう悪性症候群は，時に死の転帰をとることがまれではなく，早期に筋弛緩薬の使用や補液などの対策を必要とする．

2 下垂体系の副作用

ドーパミンの減少により，下垂体からはホルモンの一種であるプロラクチンの分泌が高まることが知られている．このホルモンは，出産後に分泌量が増加することが知られているホルモンであり，分泌の亢進により，乳房の張り，あるいは乳汁分泌が生じるとともに，多くの場合では生理周期に乱れが生じることになる．

3 その他の副作用

　抗精神病薬に一般的に認められやすい，口渇，便秘といった問題以外に，特に最近の薬では，体重増加や血糖値，中性脂肪の増加傾向が知られている薬物もあり注意が必要である．非定型抗精神病薬は，従来みられたような運動系の副作用が軽減した一方で，ドーパミン以外の神経伝達物質にも作用することが多いため，このような副作用が生じると考えられている．ただし，これらの副作用は必発というわけではないので，症例により投薬内容を調整する必要がある．

B 電気けいれん療法

　電気けいれん療法の歴史は複雑である．精神科治療の歴史のなかの暗黒時代に，患者に対して懲罰的にこの治療法が用いられたことがあるため，特に患者・家族団体の間では，この治療法に対しては「非人道的」であるという評価が根強い．実際，過去において麻酔も行わずに覚醒した状態で通電しけいれんを生じさせるという方法がとられていたが，この方法は，映像的にも見ている者の恐怖心を引き起こす．しかしながら，最近この治療法の効果が見直されるとともに，施行方法にも修正を加えるようになり，全身麻酔をかけてから行う修正型の電気けいれん療法が主体となりつつある．また，副作用も少なく安全なことから，急性期の統合失調症の治療としても見直されつつある．

C 作業療法など

　統合失調症では，症例により程度の差はあれ，社会生活上の技能（対人交流の技能などを含めて）の低下を伴うことが多いため，特に入院の必要があるような重症例，および何度も急性期を繰り返して，陰性症状が重症化した症例においては，作業療法やデイケアなどの社会復帰プログラムが必要となる．

豆知識：統合失調症という病名

「統合失調症」という病名は，2002年に，従来用いられていた「精神分裂病」という病名を改変してつけられた．精神分裂病という病名が，単なる病気の名前ではなく，種々の社会的な負の概念と結びついてしまったためである．もともとの英語はいずれにしても schizophrenia で，これは phrenie（横隔膜）が schizo（分裂する）という意味をもつ．昔は，こころ（精神）のある場所は横隔膜であると考えられていた．

豆知識 プレコックス感

H.C.Rüemke（1941）は統合失調症患者と面談をしている際に，治療者側の内面に起こる感情を重視し「プレコックス感（präecoxgefüehl）」と呼んだ．これは患者と面談している治療者のなかで，「患者の内面に届かないもどかしい感じ」，あるいは「面談が何かよそよそしさ・満たされないものを残す感じ」を表現したものであり，症例をたくさん診ることによって，「あの感じだ」，という感覚が備わってくる．

豆知識 内因性

「内因性」という言葉を精神科では使うことがある．これは，（いまだに判明はしていないが）何らかの脳内の機能異常を直接の原因として生じていると考えられる精神疾患（障害）を指す．一方で「外因性」という言葉は，脳梗塞などで脳が損傷したり，甲状腺機能低下症やステロイド投与，高カルシウム血症などの脳に影響を及ぼしうる他の臓器の疾患などを原因として生じる精神疾患（障害）を指す．また，「心因性」とは，現実に起こった出来事に対する反応として生じていると考えられる精神疾患（障害）を指す．

check! 診察室での観察ポイント

どの科の疾患にも共通していえるが，診察室や問診の場面では，患者さんは自らの症状を控えめに述べたり，特に統合失調症の場合には否定したりすることが多い．患者さんが語ることだけに注目するのではなく，表情，しぐさ，視線の合わせ方，場合によっては診察待合室での様子などに気を配る必要がある．ぶつぶつ独り言をいう（独語），何もないのにクスクス笑う（空笑）が家庭でみられていないかなども確認する必要がある．

●引用・参考文献●
1）日本精神神経学会（日本語版用語監修）．髙橋三郎，大野裕監訳．DSM-5精神疾患の診断・統計マニュアル．東京，医学書院，2014，99．

（上田敬太，村井俊哉）

幻覚・妄想

看護のポイント

❶ 幻覚・妄想とは

　人は，さまざまな意識的・無意識的な葛藤に直面し不安や罪悪感を体験すると，自我が脅かされ，心の安定を得るためにさまざまな防衛機制が働くようになる．しかし，過度のストレスが加わるとより自我が弱体化し，正常な防衛機制が働かず病的な防衛機制が取って代わることになり，それらが精神症状を形成し，幻聴や妄想となって現れる．幻覚・妄想の体験は，患者にとって精神生活の重要な部分となり，現実のものと認識しそれに従って行動するようになる．

❷ 不安と恐怖の軽減

　非難・中傷など被害的な内容の幻覚・妄想によって，患者は極度の不安と恐怖に陥ってしまう．そうした患者の状況や訴えを共感的に理解し，受け止め，患者が安心して看護師に身を委ねられるように支持的なかかわりを展開することによって，患者は不安と恐怖を軽減できる．

❸ 安心と安全の確保

　被害的な内容の幻覚・妄想によって，患者は極度の不安と恐怖，緊張と怯え，焦燥感などに悩まされ，何もできなくなる．それらから逃れるために，発作的に感情を爆発させ興奮し，自傷他害・自殺に走ることがある．状況によっては隔離・拘束が必要となる．患者の安全を図り，安心して療養できるよう人的・物理的環境の調整に努めなければならない．

❹ 身体管理に努める

　患者は病的体験に没頭し，ほかのことには無関心となり日常生活動作のすべての面で破綻してしまう．日頃できていた食事や水分摂取，排泄，睡眠などのパターンが崩れ，何もできない状態になる．栄養と水分の補給，排泄の観察と援助，睡眠の確保，保清などの身体管理が重要である．

> 栄養や水分補給，排泄援助，睡眠の確保，保清など，患者の日常を支えるのも看護の大切な仕事．

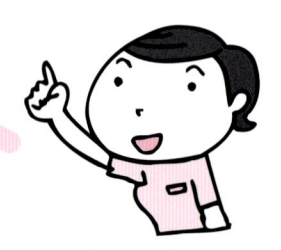

（平澤久一）

拒絶状態

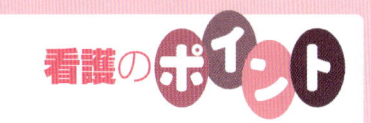

看護のポイント

❶ 拒絶状態とは
　拒絶は，外部からの命令や要求，働きかけや接触に対して機械的，衝動的に反抗する状態で，拒薬，拒食，無言・緘黙，昏迷，攻撃などの形で現れる．それらは不安や苦痛の無意識下への抑圧，被害的な病的体験や周囲からの自己防衛であると同時に，患者の意思表示と自己主張であるといえる．患者は言語的に意思を伝えないだけで，周囲の声かけや問いかけは理解していることが多いので，不用意な言動は避けなければならない．

❷ セルフケア状況の把握
　患者は自分の内的世界に閉じこもり，他者との接触を拒絶するため，日常生活上の水分や食事摂取，排泄や睡眠，入浴や洗面，保清などのセルフケアが極端に低下する．患者の表情や態度，言動などを十分に観察し，穏やかな口調と態度で根気よく声かけをする．患者の気持ちを考え，強要することなく徐々に働きかけることが重要である．

❸ 自己の感情を知る
　拒絶状態の患者にかかわる場合，看護師は無意識的に患者の現象面に目を奪われ，かかわりに苦痛を感じ，回避的な態度を取ろうとする．それは患者の感情や置かれている状況を理解していない結果である．日常生活動作への援助や身体管理を優先するために，つい強制的に，性急に介助しようとすると，患者はますます拒絶的に反応することになる．つねに自分の感情を見つめ，理解することが重要である．

❹ 不安と恐怖の軽減を図る
　患者は，幻聴や妄想などの病的体験や周囲への不安と恐怖から，他者からの働きかけや接触をかたくなに拒否することがある．看護師はそうした気持ちを受け止め，かたわらに寄り添い，患者の心に耳を傾け，つねに見守っている人がそばにいることを知らせる．そうすると患者は，自分に目を向けてくれる人がいると感じ，徐々に心を開き自ら不安や恐怖，苦痛などについて語り出すようになる．

> 患者には，穏やかな口調と態度で根気よく，決して強要することのないよう，少しずつ働きかける．

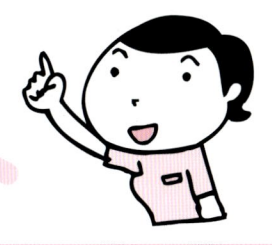

（平澤久一）

自 閉

看護のポイント

❶ 自閉とは
　自閉は，自己の内に閉じこもり，外界との接触・交流を絶ち離脱した状態で，心の安定を図ろうとしている姿である．その底流には想像を絶するほどの用心深さと脅威的な他者との関係性を秘めている．ミンコフスキーは，そうした状態を「現実との生きた接触の喪失」と呼んだ．周囲との交流が失われているが，内面の精神活動が活発に生起している状態「豊かな自閉」とその反対の精神活動も貧弱な状態「貧しい自閉」に区別した．

❷ 疎外された人間関係の再構築
　患者は，過去に心の交流を拒絶され，心の傷を負った体験があるために他者への不信感や猜疑心，恐怖心を抱きながら自閉の殻に閉じこもり自分を守ろうとしている．決して容易に心を開こうとはしないが，その背景には人を信じたい，愛したい，信頼されたいといった葛藤と欲求が潜んでいることを理解し，長い間固く閉ざされた心の繭を，温かな心でやさしく包み，根気よく１本１本解きほぐす必要がある．

❸ 関与しつつ，観察する立場に
　看護師は，患者の自閉と何の反応も示さない状態を，拒否的態度と受け止め，感情的になり何事にも消極的になりがちである．日常生活動作への援助や声かけを通して患者の感情や思考，行動を観察し，まず安全で安心できる存在であることを患者に理解させることである．サリヴァンが説く関与しつつ観察する立場に立ち，相手の内面に入り，その内的世界から患者の状況を把握する．忍耐強いかかわりのなかで，患者は徐々に心を開くようになる．

> 患者の心の繭を，温かい心でやさしく包んで解きほぐすのが看護の役割．

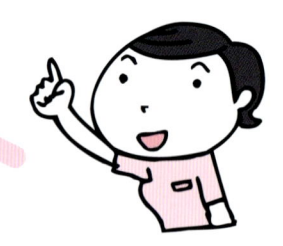

（平澤久一）

水中毒

看護のポイント

❶ 水中毒とは

　飲水は，人間の生理的欲求を満たす日常的な行動であるが，精神科領域では多飲水行動の患者をよく見ることがある．当初は口渇を満たす程度から始まり，徐々に飲水回数と量が増大し，一日中飲水し続け死に至るほどの重篤な状況に陥ることがある．統合失調症患者や自閉症患者にみられ，特に慢性統合失調症患者に発生頻度が高い，いわゆる水中毒といわれる現象である．入院患者の 10 ～ 20％に多飲水行動がみられ，その 3 ～ 4％の患者が水中毒と言われている[1]．

❷ 多飲水行動と水中毒の原因

　多飲水行動は，幻覚や妄想など精神症状の増悪，向精神薬の副作用である口渇によると言われている．水中毒の原因は，向精神薬の長期投与によって，視床下部の口渇中枢の異常と抗利尿ホルモン（バソプレシン）の分泌亢進が生じ，そのため腎臓からの水分再吸収が盛んになり，血漿浸透圧が減少し，ナトリウム再吸収が行われず低 Na 血症を起こすことにある．また，思考や知覚，行動・判断・解釈などの認知機能の歪みが，生活機能や対人機能等の社会的機能の低下をきたし，長期入院による単調な生活リズムなどと相まって増悪するのである．

❸ その臨床症状と治療

　Na 値の低下による症状は，焦燥感，食欲不振，嘔気・嘔吐，失禁，倦怠感，不活発，無関心，頭痛などの軽度なものから，昏迷，全身けいれん，昏睡，死に至るまでの重度のものまである[2]．血中 Na 濃度に対応して，130mEq/L：軽度の疲労，120mEq/L：頭痛・嘔吐，110mEq/L：性格変化・けいれん・昏睡，100mEq/L：呼吸困難 (死亡) などが生じる．また合併症として，横紋筋融解症（骨格筋の壊死），悪性症候群などがある．水中毒の治療には，水分摂取の制限と水分の排泄促進，腎機能低下をきたす原因疾患の特定と治療，心因性多飲水の原因究明と治療，認知行動療法などがある．

❹ かかわりの希求

　看護師が，多飲水行動だけに目を向けた水分摂取の制限と隔離，体重測定だけに奔走すれば，患者の真の思いや感情を見誤ってしまう．長期にわたる単調な入院生活の中で，一定のセルフケアレベルが維持できているものの，誰からも注目されず，家族からも見放されるなど対人関係が希薄化されると，幻覚や妄想など精神症状に没頭してしまう．こうした孤独感による不安からフロイトの性心理発達理論である口唇期段階に固着した，欲求を満たすための行動と理解できよう．「もっと私に目を向けて！」といった患者からのメッセージ，心からの叫びなのである．多飲水行動を問題行動と断定せず，患者に寄り添い，耳を傾け，共感的に受け止めたかかわりを展開し，家族との関係を再確立することで多飲水行動を軽減することができることを知る必要がある．

（平澤久一）

2 双極性障害とうつ病

•双極性障害

1 躁うつ病から双極性障害へ

躁うつ病という疾患概念はドイツの精神医学者クレペリンによって確立された．

躁うつ病は，気分（感情）の障害を主徴とし，相反する2つの極にあるうつ状態あるいは躁状態が周期的に反復して出現する．うつ状態あるいは躁状態は平常な状態とは明確に区分された病相期として出現し，通常は病相期がおさまれば病状は寛解するのが特徴である．

躁うつ病の成因はいまだに明らかでなく，統合失調症とともに内因性精神病に分類されてきた．躁うつ病という疾患名は現在においても日本では広く使用されているが，国際分類では気分（感情）障害（ICD-10），気分障害（DSM-Ⅳ-TR）という用語が用いられてきた．さらに2014年のDSM-5（アメリカ精神医学会）においては，双極性障害と抑うつ障害（うつ病）に分離されることになった．

2 双極性障害の症状

双極性障害を構成する躁状態（躁病エピソード）および軽躁病エピソードと抑うつエピソードについて説明する．

- 躁病エピソード

A 躁状態（躁病エピソード）(表1)

1 躁状態（躁病エピソード）の精神症状

躁病の事例（双極性感情障害の躁病エピソードを疑わせるケース）

40歳代男性，管理職．もともとは活動的で朗らかな性格である．部下に対する面倒見もよく，元気な時には借金をしてまで部下を食事に連れ出したりした．

しかし，毎年ある時期にはふさぎ込み，職場を欠勤する状態が続いた．最近，非常に活動的になり仕事に対しても精力的になってきたが，一方では怒りっぽくなり，顧客から苦情が舞い込むようになった．妻に対しては「今の会社を辞めて，新しい会社を作る．きっと成功する」と言い出した．心配した妻と職場の上司が相談し，精神科への受診を勧めた．

「新しい会社を作る！きっと成功する！！」

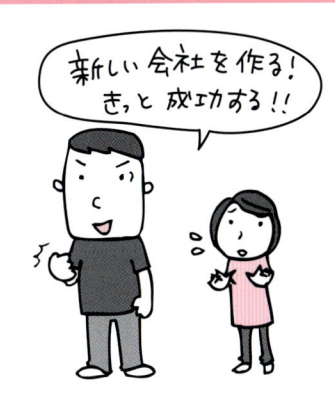

表1 DSM-5の躁病エピソード

A. ①気分が異常かつ持続的に高揚し，開放的または易怒的となる．
　　②異常かつ持続的に亢進した目標指向性の活動または活力
　　③このような普段と異なる期間が少なくとも1週間ほぼ毎日持続
　　　（軽躁病エピソードにおいては，少なくとも4日間毎日持続）
B. 上記期間中，以下の症状のうち3つ以上（易怒性のみの場合は4つ以上）が有意の差をもって示され，普段の行動とは明らかに異なった変化を示す．
　（1）自尊心の肥大（誇大）　（2）睡眠欲求の減少
　（3）普段より多弁（しゃべり続けようとする促迫感）　（4）観念奔逸
　（5）注意散漫と転導性の亢進
　（6）目標指向性の活動の増加または精神運動焦燥
　（7）困った結果につながる可能性が高い活動に熱中すること
C. この気分の障害は，①社会的機能または職業的機能に著しい障害を引き起こす．②入院治療が必要であるほど重篤である．③精神病性の特徴を伴う．
D. 物質（乱用薬物，医薬品など）の生理学的作用，または他の医学的疾患によるものではない．
　注：表1のA～Dが躁病エピソードを構成し，少なくとも生涯に一度の躁病エピソードがみられることが，双極Ⅰ型障害の診断には必要である．

日本精神神経学会（日本語版用語監修），髙橋三郎，大野裕監訳．DSM-5精神疾患の診断・統計マニュアル．東京，医学書院，2014, 124.

2 精神科疾患の理解と看護

2 双極性障害とうつ病

a 高揚気分

- 気分は持続的に高揚し，愉快で陽気な気分から興奮に至るまで，さまざまに変化する．
- 気分は爽快で自信にみちあふれるが，次第に自尊心が肥大化し，誇大な言動が目立ってくる．
- 一方で，多くの躁病患者は刺激的（易刺激性）で怒りっぽく（易怒性）かつ攻撃的で，特に行動の制約に対し不機嫌となり，周囲とトラブルを起こしやすい．

b 意欲と活動性の亢進（精神運動興奮）

- 躁状態においては，意欲と活動性の亢進により，場合によっては，社会的活動や創作活動など合目的活動が増加することもあるが，多くの場合社会的逸脱行動につながることが多い．
- 気分の高揚と活動性が亢進するため，何事に対しても興味があり，何でも欲しくなり，手当たり次第に買物をする（乱費，濫買）．
- 多弁で絶え間なくしゃべり続け（談話心迫），方々に電話をかけたり，友人を訪ね歩いたり多動となる．また絶えず新しいことを思いつき実行に移そうとする（行為心迫）．
- 精神運動興奮が顕著になると攻撃や暴力に至ることがある．

c 思考の障害（観念奔逸）

躁病患者は次から次と新しい考えが浮かんできてはしゃべり続ける（談話心迫）．話題は転々と移り変わり一つのテーマを長く考え続けることができなくなる．このような躁病における思考の障害を観念奔逸とよぶ．

d 躁病の妄想（誇大妄想）

躁病においては，肥大した自尊心と誇大観念が妄想に発展し，誇大妄想や宗教妄想が出現することがある．また躁病の極期においては幻聴や関係妄想など幻覚妄想状態が出現することがある．

e 躁病における病識

躁病では，うつ病よりも病識が現れにくい．気分の高揚を爽快と感じ心身ともに好調と自覚するために，周囲からの行動の制限と衝突して易怒的になりやすい．

f 社会的逸脱行為

病識のないままに，誇大観念を実行に移す．借金やローンで高額な買物をしたり新しい仕事を始めたりする．飲酒や性的逸脱に走ることもある．逸脱行動が顕著となると入院治療が必要となる．

- 観念奔逸

- 妄想

- 躁病の病識

- 躁病の身体症状
- 精神疾患における躁状態

2 躁病の身体症状

- 躁病においては気分の高揚とともに，身体的活動性が持続的に亢進し，活動性は過多となる．
- 睡眠欲求および睡眠時間が減少し，早朝から覚醒し活動を開始する．短時間睡眠であっても，うつ病と異なり患者自らは苦痛と訴えることは少ない．
- 食欲も亢進するが，活動性の過多のため体重の減少がみられる．

3 精神疾患における躁状態（表2）

- 躁状態は躁うつ病の躁病相においてみられるが，統合失調症の経過中にも時として躁病エピソードが出現することがある．
- 一方，躁病相の経過中に躁病の「気分と一致しない精神病像」，すなわち統合失調症を思わせる幻覚・妄想・緊張病症状などが出現することがある．これらの症状が躁病の極期に一過性に出現する場合は「精神病症状をともなう躁病」（DSM-IV-TR，ICD-10）と診断され，躁病という診断は変更する必要がない[2]．
- しかし，統合失調症症状が優勢で持続的であれば，「統合失調感情障害」（ICD-10）や統合失調症を考えなければならない[2]．
- 日本では統合失調症の症状と周期性の気分障害をともに有する場合について，「非定型精神病」という概念がある．
- うつ病と同様に，感染症や内分泌・代謝疾患などの身体疾患あるいは脳の器質性精神障害（脳腫瘍，頭部外傷，脳炎など），ステロイドなどの薬物においても躁状態が出現することがある．とくに初発の躁病の場合には，身体的検査が必要である．

表2 躁状態理解のためのサマリー

	躁状態
精神症状	高揚気分，発動性の亢進 観念奔逸，誇大妄想
身体症状	活動性の亢進，身体感情の高揚 睡眠欲求の減少，食欲の増進 性欲亢進
原因となる精神疾患	双極性障害の躁病エピソード，統合失調症 器質性精神障害
病識	現れにくい
社会的逸脱行動	しばしば出現する
検査方法	身体疾患との鑑別
治療方法	薬物療法

2 精神科疾患の理解と看護
2 双極性障害とうつ病

- 躁病の極期で，妄想や精神興奮が激しく，会話も了解困難な場合，統合失調症との鑑別が難しいことがある．

B うつ状態（うつ病エピソード）（表3）

うつ病の中心症状は抑うつ気分と欲動機能の障害（制止）であり，両者は関連して活動性の減少をもたらす．

●うつ状態
●うつ病エピソード

表3　DSM-5の抑うつエピソード

A．以下の症状のうち5つ以上が同一の2週間の間に存在し，病前の機能からの変化を起こしている．これらの症状のうち少なくとも1つは，(1) 抑うつ気分，または (2) 興味または喜びの喪失である．
(1) 抑うつ気分（悲しみ，空虚感，または絶望感）
　　注：子どもや青年では易怒的な気分もある
(2) ほとんどすべての活動における興味または喜びの著しい減退
(3) 有意の体重減少，または体重増加，または食欲の減退または増加
(4) 不眠または過眠
(5) 精神運動焦燥または制止
(6) 疲労感，または気力の減退
(7) 無価値感，または過剰であるか不適切な罪責感（妄想的であることもある）
(8) 思考力や集中力の減退，または決断困難
(9) 死についての反復思考，反復的な自殺念慮，自殺企図，または自殺するためのはっきりとした計画
B．その症状は，臨床的に意味のある苦痛，または社会的，職業的，または他の重要な領域における機能の障害を引き起こしている．
C．そのエピソードは物質の生理学的作用，または他の医学的疾患によるものではない．

日本精神神経学会（日本語版用語監修）．髙橋三郎，大野裕監訳．DSM-5精神疾患の診断・統計マニュアル．東京，医学書院，2014, 125-126.

C 双極性障害の分類と診断（表4〜5）

表4　DSM-5の双極性障害および関連障害群

（1）双極Ⅰ型障害（躁病エピソードの存在）
- 少なくとも一つ（1回）以上の「躁病エピソード」（表1）があることが必要であり，躁病エピソードには軽躁病エピソードや抑うつエピソードが先行したり，後に続くことがあるが，軽躁病エピソードおよび抑うつエピソードは双極Ⅰ型障害の診断に必須ではない．（躁病エピソードの優先）
- 双極Ⅰ型障害は以下の特徴（精神症状）を示すことがある．
  不安性の苦痛，混合性の特徴，急速交代型，非定型の特徴，精神病性の特徴，緊張病の特徴，周産期発症，季節型
- 躁病エピソードと抑うつ病エピソードの発症が統合失調症スペクトラム障害では説明できない．

（2）双極Ⅱ型障害（軽躁病エピソードと抑うつエピソードの存在）
- 現在および過去に軽躁病エピソードがあり，さらに現在および過去に抑うつエピソードが存在する．
- 軽躁病エピソードの診断に必要な症状の持続期間は4日間以上である（躁病エピソードにおいては1週間以上）．
- 軽躁病エピソードと抑うつエピソードの発症が統合失調症スペクトラム障害では説明できない．
- 抑うつの症状，または，抑うつと軽躁を頻繁に交代することで生じる予想不能性が，臨床的に意味のある苦痛，または社会的，職業的，または他の重要な領域における機能の障害を引き起こしている．

（3）気分循環性障害
（4）物質・医薬品誘発性双極性障害および関連障害
（5）他の医学的疾患による双極性障害および関連障害

日本精神神経学会（日本語版用語監修），髙橋三郎，大野裕監訳．DSM-5精神疾患の診断・統計マニュアル．東京，医学書院，2014，126-127，132-133．

表5　国際疾病分類 ICD-10による気分障害の分類

F30-F39　気分〔感情〕障害
F30　躁病エピソード
F31　双極性感情障害（躁うつ病）
F32　うつ病エピソード
F33　反復性うつ病性障害
F34　持続性気分〔感情〕障害（気分循環症，気分変調症）

融道男ほか監訳．ICD-10 精神および行動の障害：臨床記述と診断ガイドライン．新訂版．東京，医学書院，2005，32-35より作成．

3 抑うつ障害（うつ病）

1 抑うつ障害（うつ病）の精神症状

うつ病の事例

40歳男性，会社員．もともと几帳面で生真面目な性格であった．仕事に対しても責任感がつよく，同僚や上司からも評価されており，管理職に昇進した．初めは自分の仕事振りが評価されたことに対して本人も喜んでいたが，次第に仕事と責任が増え多忙となった．夜眠れず，食欲もなくなってきて，会社を辞めたいと言いだしたため，上司にすすめられて精神科を受診した．診察室では，「気分が憂うつで，人と出会うことがおっくうでつらい」「仕事の能率が上がらず，思考力が落ちたように思う」「こんな自分が情けなくて，死にたいと考える」と語られた．

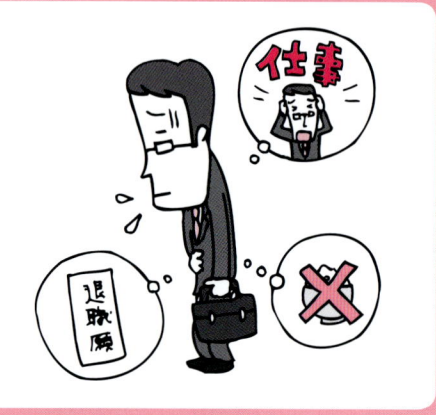

表6　DSM-5のうつ病（大うつ病性障害）

A．以下の症状のうち5つ以上が同一の2週間の間に存在し，病前の機能からの変化を起こしている．これらの症状のうち少なくとも1つは，（1）抑うつ気分，または（2）興味または喜びの喪失である．
（1）抑うつ気分（悲しみ，空虚感，または絶望感）
　　注：子どもや青年では易怒的な気分もある
（2）ほとんどすべての活動における興味または喜びの著しい減退
（3）有意の体重減少，または体重増加．または食欲の減退または増加
（4）不眠または過眠
（5）精神運動焦燥または制止
（6）疲労感，または気力の減退
（7）無価値感，または過剰であるか不適切な罪責感（妄想的であることもある）
（8）思考力や集中力の減退，または決断困難
（9）死についての反復思考．反復的な自殺念慮，自殺企図．または自殺するためのはっきりとした計画

B．その症状は，臨床的に意味のある苦痛，または社会的，職業的，または他の重要な領域における機能の障害を引き起こしている．
C．そのエピソードは物質の生理学的作用，または他の医学的疾患によるものではない．

日本精神神経学会（日本語版用語監修），髙橋三郎，大野裕監訳．DSM-5精神疾患の診断・統計マニュアル．東京，医学書院，2014，160-161．

a 抑うつ気分

- 気分が沈み，うっとうしく，憂うつで寂しいと感じる．何を見ても楽しくなく，些細なことで涙が出る（悲哀感）．
- 過去のことを後悔したり，先行きのことを心配して物事を悲観的に考えてしまう．
- 自信がなく自己に対する評価が下がり，将来に対して絶望していく．
- 楽しかったはずの趣味や親しい家族や友人との会話も楽しいと感じることができなくなる（興味と喜びの喪失）．
- 絶望感や罪責感が強くなると自殺念慮が出現し，自殺企図もみられる．

b 意欲・行動の制止

うつ状態では，抑うつ気分とともに意欲・行動の制止をともなう．

- 活動性が減少すると，表情や行動が不活発となり，口数も少なくなり，何をするのもおっくうとなる．
- 人に会うことがわずらわしく，話をすることもおっくうになる．
- 仕事の能率が上がらず，通常なら簡単にできる仕事も難しく感じて大きな負担になる．
- 買物に行っても，何を買ってよいか決まらず決断力に欠ける．
- 制止がさらに強くなると，患者は自発行動がなくなり，ほとんど動かず，話さず，臥床したまま食事もとらず，外部からの刺激にまったく反応しない昏迷状態に陥る（うつ病性昏迷）．

●うつ病性昏迷

c 思考の制止

- 「考えが浮かばない，頭の働きが鈍くなった」「本を読んでも頭に入らない，忘れっぽくなった」などと訴え，思考力・記憶力の低下を自覚する．
- また過去の失敗に対する後悔や将来に対する不安などが強迫的に浮かんでくる．
- 高齢者のうつ病では，抑制が軽い場合は，比較的よく話し，努めて平常と変わらぬようにふるまうので，うつ状態や自殺念慮を見過ごすことがあるので注意が必要である．また高齢者の場合は制止が強く，動作や応答が鈍くなる場合には，認知症と見誤ることがある．

d 不安・焦燥

- 不安および焦燥もうつ病に多い症状の一つである．「何となく落ちつかず，気があせる」と自覚する．
- 不安・焦燥が強くなると，いらいらしてじっとしておれず，立ったり座ったりを繰り返し，室内を徘徊したりする．

・また，うつ病患者においては，うつ状態が持続し，回復のきざしが見えてこないことへの不安もある．

e うつ病の妄想（罪業・心気・貧困の三大妄想）

うつ病においては，自己を実際よりも低く評価し，物事を悲観的に解釈し，罪責感や将来に対する悲観的な見方が強まっていくなかで，その気分に一致した妄想が出現することがある．

①罪業妄想

うつ病になるまで気にもしなかった過去の小さな過ちを過大に心配し，「自分が取り返しのつかない失敗をした」「みなに迷惑をかけてしまった」と思い込み，ときには自殺を図ることもある．

②心気妄想

自己の身体的健康に対する評価が低下し，「自分は不治の病にかかった．もう助からない」と思い込む．検査結果を説明して，重篤な病気でないことを説明しても納得できず強い不安と恐怖が持続する．

③貧困妄想

実際には経済的な心配はないのに「経済的に行き詰まってしまった．お金がない，家族を路頭に迷わせた」「入院費も払えない，食事を食べる資格がない」などと思い込む．

2 うつ病の身体症状（自律神経症状）

うつ病は精神症状のみでなく，多くの身体症状を伴う．

a 睡眠障害

・最も多い症状であり，うつ病相の最初の症状として現れ，回復に向かっても最後まで残る．
・入眠困難，中途覚せい（熟眠障害），早朝覚せいなどのパターンがある．

仮面うつ病 🈵知識

うつ病では，精神症状としてのうつ状態が明確でなく，自律神経症状や頑固な睡眠障害が続くために，一般科を受診する場合も多い．
身体症状が前景に出て，本態のうつ病を覆い隠すため，仮面うつ病と呼ぶ．このような場合，うつ病の診断が困難であったり精神科的治療の開始が遅れることがある．
また反対に，うつ病と診断された事例のなかに，脳腫瘍などの身体疾患が存在していることもあるので注意が必要である．

・うつ病の妄想
・うつ病の身体症状
・自律神経症状
・仮面うつ病

b 自律神経症状

- 食欲不振・体重減少，疲労・倦怠感，性欲減退，月経異常，口渇，便秘，悪心・嘔吐，心悸亢進，胸部圧迫感など．
- 身体的疼痛，めまい・耳鳴，頭重感（鉛のように重い，頭に輪がはまっていると感じる）などの自覚症状もある．

3 症状の日内変動

うつ病においては，通常朝方から午前中，特に目覚めたころが症状が最も重く，午後から夜にかけて症状がいくらか軽減する．

4 精神疾患とうつ状態（表7）

うつ状態は，うつ病の主症状であるが，神経症（神経症性うつ病），統合失調症におけるうつ状態，認知症，器質性精神障害，中毒性精神病，症状性精神障害，薬物などいろいろな原因によって出現する．

また双極性障害およびうつ病においては，不安症（パニック症，強迫症を含む），物質関連障害（アルコールなど），摂食障害などほかの精神疾患を併発することが多い．

表7 精神疾患でみられるうつ状態

- うつ病：うつ病エピソード，反復性うつ病，双極性障害のうつ病エピソード
- 統合失調症：初期症状としての抑うつ気分や罪責感，急性期症状後のうつ状態，抗精神病薬によるうつ状態
- アルコール依存・覚醒剤依存におけるうつ状態
- 器質性障害：脳血管障害（特に脳卒中後うつ病），アルツハイマー型認知症の初期，パーキンソン病，脳腫瘍など
- 身体疾患におけるうつ状態：糖尿病，内分泌疾患（甲状腺機能低下など），高血圧症，冠動脈疾患，産後うつ病，がん患者におけるうつ状態など
- 薬物によるうつ状態：ステロイド，インターフェロン，抗精神病薬など

5 うつ病（うつ状態）と自殺

- 自殺はうつ病の治療・看護において一番大きな問題である．
- うつ病の自殺率は，一般人口の自殺率に比べて有意に高く，双極性障害をもつ人の自殺の危険性は一般人口の10倍以上と推定されている．
- うつ病の自殺は回復期（希死念慮は残るが，行動抑制が解除された時）と発病初期（周りからうつ病と気づかれない時期）に多い．
- うつ病の自殺においてもその精神病理的な側面とともに，近親者の死など生活状況の変化や心理的背景なども考察しなければならない．

4 双極性障害とうつ病の経過

1 双極性障害とうつ病の経過

DSM-5においては，DSM-Ⅳ-TRにおける気分障害（躁うつ病）は双極性障害と抑うつ障害（うつ病）に大別された．

双極性障害，うつ病ともに反復（再発）する傾向があり（図1），双極Ⅰ型障害（a）において躁病を経験した人の90％以上が，気分エピソードを再発し，躁病エピソードの60％以上は抑うつエピソードの直前にみられる（DSM-5より）．双極Ⅱ型障害（b）は少なくとも1回以上の抑うつエピソードと少なくとも1回以上の軽躁病エピソードからなる再発性の気分エピソードを特徴とする．またうつ病（抑うつ障害）（c）の大半が反復性である．

図1 双極性障害，うつ病の反復（再発）

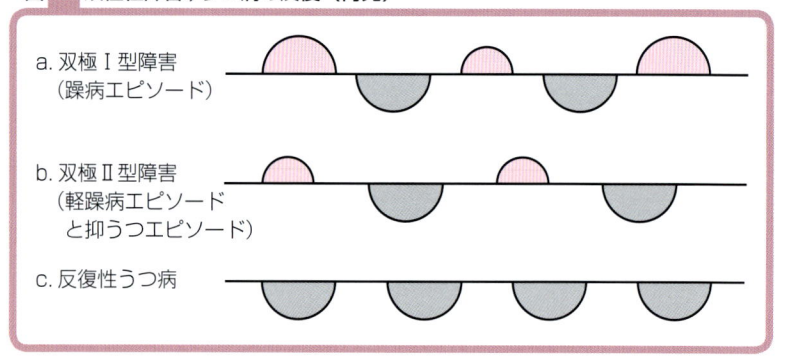

a. 双極Ⅰ型障害（躁病エピソード）
b. 双極Ⅱ型障害（軽躁病エピソードと抑うつエピソード）
c. 反復性うつ病

2 病相期の長さ

国際分類（DSM-5）においては，うつ病エピソードの診断基準として，持続期間は少なくとも2週間続くこととされ，躁病エピソードは少なくとも1週間持続することとされる．

またICD-10においては，うつ病性障害の場合，持続期間は3ヵ月から12ヵ月（中央値は約6ヵ月），躁病エピソードの持続期間は2週間から4～5ヵ月間（中央値は約4ヵ月）とされ，うつ病はより長く持続する傾向がある．また病相期の経過は薬物療法によって緩和される（病相期の短縮と軽症化）[2]．

5 双極性障害とうつ病の治療と看護

A 双極性障害の治療

躁病性の興奮，周囲とのトラブル，社会的逸脱行為，病識の形成が困難であることなどから，入院治療が必要となることが多く，入院後も隔離などの行動制限が必要となることがある．

1 躁病の薬物療法

a 抗精神病薬

ハロペリドール，レボメプロマジン，クロルプロマジン塩酸塩，オランザピン，クエチアピンフマル酸塩など

- 躁病性興奮，不安，緊張の改善目的で使用する．

b 気分安定薬（双極性障害治療薬）

炭酸リチウム，カルバマゼピン，バルプロ酸ナトリウム，ラモトリギン

- 炭酸リチウムは，高濃度でリチウム中毒，悪性症候群が出現するため，血中濃度の測定が必要である．
- カルバマゼピン，バルプロ酸ナトリウム，ラモトリギンは抗てんかん薬としての効果があるが，気分安定薬（双極性障害治療薬）としても効果が認められている．
- 副作用：カルバマゼピンにおいては，再生不良性貧血，Stevens-Jhonson症候群などの重篤な皮膚症状．バルプロ酸ナトリウムにおいては劇症肝炎など重篤な肝障害，高アンモニア血症による意識障害の出現に注意しなければならない．ラモトリギンは重篤な皮膚障害に厳重な注意が必要である．

B うつ病の治療

うつ病に対しては，抗うつ薬による薬物療法がよく奏効し，軽症・中等度うつ病の多くは外来で治療を行っている．

しかし重症例（激しい焦燥，妄想や幻覚が存在，うつ病性昏迷など）や自殺の危険がある場合，あるいは家庭でゆっくり休息できない場合などは入院治療が必要となる．

1 うつ病の治療の原則

- **休養が何より大切である．**心身の疲れを感じているうつ病患者にとっ

て仕事や家事などの日常生活を遂行していくことは大きな負担であるが，患者はその苦しみをなかなか訴えようとはしない．

- 休息すれば必ずよくなることを患者に告げる．また医師・看護師は患者の苦痛を静かに傾聴し，患者の苦しみが患者の責任によるものではなくて，病気によるものであり，治療によりよくなることを説明する．
- 周囲の人々は職場や家庭において，仕事や人間関係の負担を本人に代わって引き受けてあげることの方が望ましい（休職の保障，家事，育児など）．
- 叱責や励ましは禁忌である．温かい言葉や共感は必要であるが，「しっかりしなさい」「がんばろう」などの激励や，叱責などは，本人を追い詰め，罪責感を強める．
- 旅行や運動などの気分転換は逆効果になる．何をするのもおっくうで，喜びを感じることのできない患者に気分転換を勧めることは逆効果になる．またせっかく誘ってくれた人への気遣いはかえって心の負担になる．

2 自殺の防止

多くの場合うつ病の患者は自殺念慮をもっている．特に発病初期と回復期の自殺の危険は前述したとおりである．病棟（入院治療）においても自殺の予防は大きな問題である．特に入院直後の自殺に注意が必要である．主治医や親しい治療者が患者に「自殺はしない」と約束させることも必要である．

3 症状に対する説明

休息と薬物療法の必要性を十分に説明し，うつ病に伴う身体症状についてもよく説明して不安を和らげる対応が必要である．

4 うつ病の薬物療法

a 薬物療法の概要 (表8)

- うつ病の薬物療法においては，抗うつ薬が中心となる．不安や焦燥が強いときには抗不安薬や少量の抗精神病薬が併用される．また不眠に対しては，睡眠薬が併用される．
- 口渇・便秘・尿閉などの副作用が出やすいので，あらかじめ患者に告知する．
- 特に高齢者，脳血管障害のある患者には少量を投与し，身体症状（意識レベル，血圧，呼吸）を十分観察する．
- 当初は薬の管理は家族，病舎では看護師があたった方がよい（規則的服薬，大量服薬による自殺の防止）．

表 8 抗うつ薬一覧

三環系抗うつ薬	イミプラミン塩酸塩，クロミプラミン塩酸塩，トリミプラミンマレイン酸塩，アミトリプチリン塩酸塩，ノルトリプチリン塩酸塩，ロフェプラミン塩酸塩，アモキサピン，ドスレピン塩酸塩
四環系抗うつ薬	マプロチリン塩酸塩，ミアンセリン塩酸塩，セチプチリンマレイン酸塩
選択的セロトニン再取り込み阻害薬（SSRI）	フルボキサミンマレイン酸塩，パロキセチン塩酸塩水和物，塩酸セルトラリン，エスシタロプラムシュウ酸塩
セロトニン・ノルアドレナリン再取り込み阻害薬（SNRI）	ミルナシプラン塩酸塩，デュロキセチン塩酸塩
ノルアドレナリン作動性・特異的セロトニン作動性薬（NaSSA）	ミルタザピン
その他	トラゾドン塩酸塩，スルピリド

・気分安定薬であるリチウムは躁病に対する予防効果が知られているが，反復性のうつ病に対しても予防効果がある．

b 抗うつ薬の適応

・うつ病をはじめとして，精神疾患のうつ状態に使用される．
・選択的セロトニン再取り込み阻害薬（SSRI）では，強迫性障害，社会不安障害，パニック障害にも効果があるとされている．

表 9 抗うつ薬の副作用

1. 緑内障，前立腺肥大（尿閉），心伝導障害では禁忌である．
2. 抗コリン作用（口渇，便秘，尿閉），眠気，めまい，低血圧，発疹，体重増加
3. 重大な副作用：けいれん，せん妄，悪性症候群，麻痺性イレウス，顆粒球減少症，水中毒（SIADH）
※ SSRI，SNRI においては，セロトニン症候群に注意が必要である．

・電気けいれん療法

5 電気けいれん療法（修正型電気けいれん療法）

薬物療法が治療の第一選択であるが，①自殺企図など緊急を要する場合，②身体合併症のため必要な薬物療法が困難な場合に適応となる．

・うつ病の認知療法

6 うつ病の認知療法

うつ病においては，自己評価の低下，過度の罪責感，将来への悲観など特有の思考パターン（認知の歪み）が認められる．この思考パターンを変容し，うつ病の改善を図る目的で，認知療法が行われる．

6 うつ病の成因

1 生物学的誘因

a うつ病の生化学的研究（モノアミン仮説）

うつ病の治療に効果のある抗うつ薬が脳内の神経伝達であるモノアミン（セロトニンとノルアドレナリン）の濃度を高めることから，うつ病においては，脳内モノアミンの機能低下が示唆されている．

b 身体的誘因

糖尿病や脳血管障害などの身体疾患や脳の器質性障害，あるいは薬物の使用がうつ状態や躁状態を誘発することがある（前述）．

2 病前性格と状況因

ある特徴的な性格傾向の人が，特有の状況変化が誘因（状況因）と結びついて，躁うつ病，特にうつ病に陥りやすいことが知られてきた．

a 性格（病前性格）

ドイツのクレッチマーは肥満型体格とある種の性格構造と関係づけて，それを循環気質と名づけた．循環気質とは社交的で気がよく柔和で親切．陽気でユーモアに富み活動的であるが，一方で物静かで気が弱く，敏感で些細なことを気にする，とまとめられている．

日本の下田光造はうつ病の性格特徴として，完全主義的で強い責任感をもち，きまじめで律儀，几帳面で仕事熱心などの性格像（執着性気質）を記述した．

ドイツのテレンバッハは，うつ病の病前性格として，物事をいい加減にすますことができず，勤勉で責任感が強く，他人が自分をどう評価するかに気をつかい，自分の考えを曲げても他人の意に沿う傾向の強い性格（メランコリー親和型性格）を挙げた．下田光造の執着性気質，テレンバッハのメランコリー親和型性格には共通点が多い．

b うつ病の状況因

双極性障害は，特別な理由や誘因がなく，また外界からの影響とは関係なく発病するものが多い（内因性精神障害）．しかし中には，特有の状況変化が誘因（状況因）となり，うつ病を発症することが知られている．

状況因として，以下のような出来事があげられる．仕事の過労，慣れた職場からの転勤，配置転換，転居，近親者の死と離別（特に高齢者の「対象喪失」），孤独生活，がんなど身体疾患への罹患（予後への不安），

出産（産後うつ病）などが発病の契機となる．

　状況因は，本人にとって必ずしも不利，不快な出来事ばかりではない．昇進して管理職になった時の昇進うつ病，待ち望んだ新居に引越したあとの引越しうつ病，苦労して困難な仕事をやりとげほっとした後の荷おろしうつ病など，むしろ喜ぶべき状況がうつ病を発病させることもある（闘病生活の後，退院後にうつ病を発症することもよくある）．

●引用・参考文献●
1) 日本精神神経学会(日本語版用語監修). 髙橋三郎, 大野裕監訳. DSM-5精神疾患の診断・統計マニュアル. 東京, 医学書院, 2014, 932p.
2) 世界保健機構（WHO）. ICD-10精神および行動の障害：臨床記述と診断ガイドライン. 融道男ほか監訳. 東京, 医学書院, 1993, 349p.
3) 三好功ほか編. 精神医学. 第2版. 東京, 医学書院, 1994, 408p.
4) 懸田克躬編. 現代精神医学体系9A 躁うつ病Ⅰ. 東京, 中山書店, 1979, 237p.
5) 懸田克躬編. 現代精神医学体系9B 躁うつ病Ⅱ. 東京, 中山書店, 1979, 241p.

（吉田佳郎）

躁状態

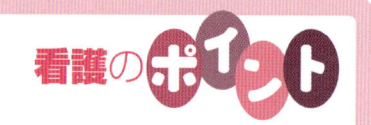

看護のポイント

❶ 躁状態とは

　躁状態は，気分の高揚にともなって思考の促進や意欲・行動の亢進した状態である．自己愛的に同一視している対象の喪失体験によって理想自我が崩れ，その重荷から現実逃避する心のメカニズムが働き高揚した感情障害に移行した現象で，一種の躁性防衛である．幸福感にあふれ自信や希望に満ち，考えが次々と浮かぶ（観念奔逸），計画を実行に移す（行為心迫）．注意散漫，多弁多動，過大な自己評価，他者への過干渉，易刺激性・易怒性を特徴とする．

❷ 易刺激性・易怒性の軽減

　抑制の欠如や判断力の低下から，他者への過干渉や迷惑行為，性的逸脱などの問題行動を起こし，患者間のトラブルに発展する．患者には自覚がなく，注意されたり行動が制限されると不機嫌となり易怒的になり興奮することがある．こうした場合，感情的にならず，また患者が自己の感情を言語的に表現できるよう，支持的・受容的態度で接し，グループ活動への参加を促すことも重要である．

❸ 安全の確保

　他者への過干渉や迷惑行為など，トラブルから暴力行為に発展することがある．これらは気分の高揚や抑制の欠如からだけではなく，さまざまな注意や行動の制限から生じるストレスによる場合が考えられる．ストレスの対処方法について話し合い，他患者との関係の調整・介入を行う．一方，万能感からくる盗癖や自殺を図ることがあるので，十分注意する必要がある．状況によっては隔離・拘束が必要となる．

❹ 炭酸リチウム中毒症状の観察

　躁状態の薬物療法に抗躁薬（炭酸リチウム）が投与されるが，血清リチウム濃度が2.0mEq/L以上になると中毒症状である感情鈍麻，嗜眠，手指振戦，下痢，筋収縮，眼振，幻視，腱反射の亢進，無尿，意識障害，昏睡などが出現する．患者はさまざまな不快な副作用のため拒薬した後，しばらくして再服薬すると中毒症状のリスクが高くなる．定期的にリチウム血中濃度を測定し，中毒症状の観察を怠ってはならない．

> 患者が自己の感情を言語的に表現できるよう，支持的・受容的に接することが大切．

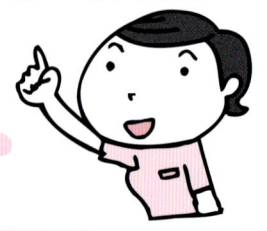

（平澤久一）

うつ状態

❶ うつ状態とは

うつ状態は，抑うつ気分と精神活動の抑制を示す状態である．躁状態の逆の対象喪失にともなって理想の自己像がくずれ，嫌な自己との葛藤が生じ，自尊心の破綻からうつ状態に陥る．悲哀，自責感情，自尊心の低下などの抑うつ感情に加え，抑制，不安，焦燥，希死念慮，自我感情の低下，意欲の低下，集中力の低下，絶望感，無為，昏迷，睡眠障害，食欲不振などが出現する．

❷ 寄り添い，傾聴し，共感的・受容的態度に徹する

絶望感，無力感，孤独，怒りなどの気持ちを受け止め，静かに患者のかたわらに寄り添い安心感を与え，つらい気持ちを共有する．ゆっくりと短い言葉で話しかけ，患者の気持ちに耳を傾け，共感的・受容的態度に徹し，叱咤激励はしない．安心して休養できる環境を保障する．そうすると患者は心の内をゆっくりと語り出すようになる．

❸ 非言語的コミュニケーションの治療的活用

うつ状態の患者の場合，あれこれ話すことよりもタッチングやアイコンタクト，音声や沈黙・間（ま）など非言語的コミュニケーションの手掛かりを効果的に活用して心の会話をすることである．そうすると患者は看護師を安心できる存在と認識し，心を開いてくれる．お互いのその時々の思いや感情，考えや心理的メッセージを伝達し合うことによって，治療的で効果的なコミュニケーションが展開され，患者の心が癒されることになる．

❹ 自殺の防止

患者は抑うつ気分，思考制止，意欲の低下などによって何もできない状態から激しい無力感や絶望感，罪業感にとらわれ，不眠や早朝覚せい，食欲不振などと相まって思いつめて自殺に走ることがある．また自殺は発病初期と回復期にみられるので，十分注意し観察を怠ってはならない．刺激を避け，静かな環境を提供し，つらい感情を自由に表現できるよう受容的・支持的態度で対応することが重要である．

> つらい気持ちを共有するところから，患者とのコミュニケーションがスタートする．

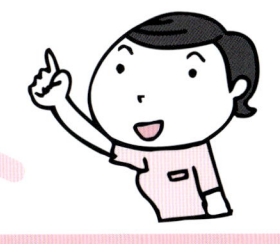

（平澤久一）

3 神経症

- 神経症

神経症という用語は18世紀から使用されてきたが，そのときどきで意味する内容が異なっているようで，明確に定義するのは難しい．一般に神経症とは，脳の中にはっきりとした原因があるわけでもなく，不安や葛藤に対する心理的な反応として引き起こされるさまざまな症状を指す．今日，国際的な診断分類〔ICD-10やDSM-5（表1）〕において神経症という病名が用いられることはなくなったが，実際の臨床場面では，患者さんの症状が「精神病圏」なのか「神経症圏」なのかという対比で考えると，治療上有意義なことも多い．

ここでは代表的な神経症として，不安障害，強迫性障害，心的外傷およびストレス因関連障害，解離性障害を取り上げる．

表1 国際分類（DSM-5）における神経症の分類

分類	下位分類
不安症群／不安障害群	分離不安症，選択性緘黙，限局性恐怖症，社交不安障害，パニック障害，広場恐怖症，全般性不安障害など
強迫症群／強迫性障害群	強迫性障害，醜形恐怖症，ためこみ症，抜毛症，皮膚むしり症など
心的外傷およびストレス因関連障害群	反応性愛着障害，心的外傷後ストレス障害，急性ストレス障害，適応障害など
解離症群／解離性障害群	解離性同一性障害，解離性健忘，離人感・現実感消失症など
身体症状症および関連症群	身体症状症，病気不安症，転換性障害，虚偽性障害など

1 神経症の症状

A 不安障害

1 症　状

ある状況下で不安が高じ，動悸やめまい，胸痛，息苦しさ，手の震え，発汗などの自律神経症状が誘発される．

- 社交不安障害の症状

a 社交不安障害

自分の周りにいる人（たとえば，同級生や同じ車両に乗り合わせた他

社交不安障害の事例

20歳男性，大学生．もともと人前で話すのは苦手であった．新学期が始まり，講義中，先生に質問されたら上手く答えることができず，みなの前で恥をかくかもしれないと不安になる．講義室では一番後ろの席に座ってはみたものの，いつ質問されるか心配になり，動悸がして冷汗をかく．隣の席の学生からも自分の変な姿を見られているに違いないと思い，講義に集中できない．次第に講義を欠席する回数が増え，下宿に引きこもるようになった．家族の勧めで病院を受診．診察室では極度に緊張しており，伏し目がちに小声でボソボソと話すが，それ以外にとくに変わったところは見うけられない．

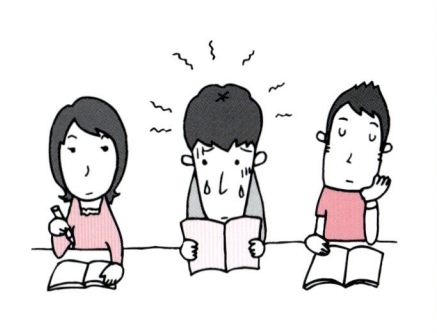

の乗客など．中間的他者という）から注目されることに恐怖心を抱く．視線を合わせることができない，人前で食事をすることができない，誰かが見ている前で字を書くと手が震える，など．

・パニック障害の症状

b　パニック障害

予知できずに突発的に不安が高まり，不安発作（パニック発作）が出現する．交感神経の働きが活発になり，動悸，発汗，震え，過呼吸，吐き気などの身体反応が自動的に起こる（「逃げるか戦うか」反応）．「また発作が起こるかもしれない」という予期不安を生じさせ，発作に関連した状況を回避するようになる．

パニック障害の事例

23歳女性，新入社員．社会人として忙しい日々を送っていた．5月の連休明けのある日，通勤途中の満員電車の中で息苦しさを感じ，そのまま我慢していたら動悸がして胸が苦しくなってきた．息を吸っても胸の中に空気が入らない感じがする．次第に手足がしびれ，めまいがして，立っていられなくなる．もうこのまま死んでしまうかもしれないと思った．途中の駅で降りて休んでいたら，何とか楽になったが，次の日から，出勤することが怖くなる．特急電車に乗ってしまうと途中で気分が悪くなっても降りることができないので，各駅停車の電車にしか乗ることができない．そのため会社を遅刻することが増えた．このままでは仕事を続けられないと思い，病院を受診した．

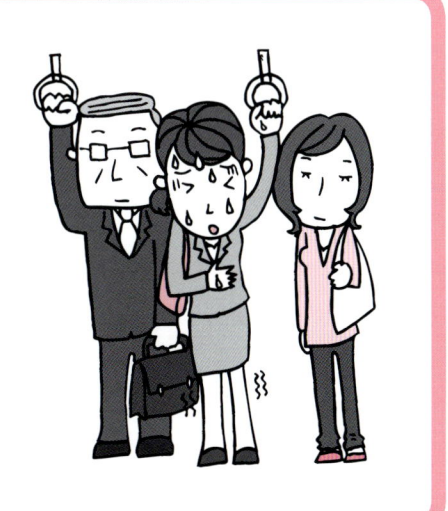

- 広場恐怖症の症状

c 広場恐怖症

公共交通機関の利用，広い場所にいること，囲まれた場所にいること，人混みの中にいること，一人になることなどに恐怖心を抱く．「知らない人の中で倒れたら誰も助けてくれないだろう」と集団の中での孤立無援感を訴える場合もあれば，「誰かがいれば助けてもらえるので安心だが，一人になるのは心配だ」と孤独の中での不安を訴えるタイプもある．

- 全般性不安障害の症状

d 全般性不安障害

何に関しても過剰に心配してしまい（たとえば「交通事故にあうのではないか」「病気になってしまうのではないか」など），絶えずイライラして落ち着きなく，動悸，頭痛，喉の渇き，のぼせ，ふらつき，めまいなどの多彩な自律神経症状を呈する．

- 限局性恐怖症の症状

e 限局性恐怖症

高い所にのぼることを恐れる「高所恐怖」，閉ざされた空間（たとえばエレベーターや乗り物など）の中にいることを恐れる「閉所恐怖」，特定の動物（たとえばクモやゴキブリなど）を恐れる「動物恐怖」，尖（とが）ったもの（たとえば包丁やハサミなど）を恐れる「尖端恐怖」など．

- 強迫性障害

B 強迫性障害

強迫性障害の事例

17歳男性，高校生．もともと潔癖性であったが，最近，何かを触るごとに，汚いものを触ってしまったのではと不安になり，つい手を洗ってしまう．一度手を洗っても，本当にきれいになったかどうか心配になり，再び手を洗わないと気がすまない．ものを触る時には母親に「バイ菌がついていないか」と繰り返し尋ねて，母親が「汚くないので触っても大丈夫」と保証してくれる物だけを触るようにしている．学校では，教室の机や椅子を触るとバイ菌がうつって病気になってしまうかもしれないと心配なので，一日中，手袋とマスクを外さずに生活している．

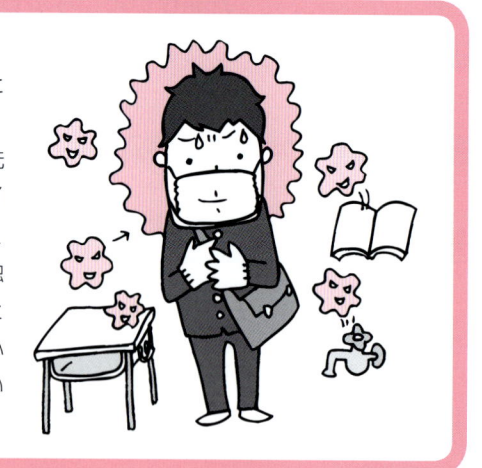

1 症 状

繰り返し同じ考えが浮かび，同じ行動をとらないと気がすまなくなり，抵抗しようとしても上手くいかず，苦痛をともなう．

- 強迫観念の症状

a 強迫観念

自分では考えたくない考えが自分の意思とは無関係に頭の中に繰り返

し浮かんできて気になる．自分でも馬鹿馬鹿しいと思うが，気にしないでおこうと思えば思うほど気になってしまう．たとえば，「愛する子どもを殺してしまうのではないか」「車のナンバープレートに4という数字を見ると不吉なことが起こるのではないか」という考えが浮かんできて，自分の力ではどうしても打ち消すことができないなど．

b 強迫行為

●強迫行為の症状

無意味だとわかっていながらも，繰り返し行わないと気がすまない行為．たとえば，「バイ菌がついているのではと心配になり，何回も手を洗ってしまう」「家を出る時に鍵を閉め忘れたかもしれないと気になって，何度も引き返してしまう」など．鍵を閉めたことを一度確認しても，次の瞬間には本当に閉めたかどうか確信がもてなくなり，「鍵が開いていたら泥棒が入るかもしれない」と心配になり，再度確認せざるを得なくなる．

c ため込み症

あまり価値がないにもかかわらず，持ち物を捨てることができず，過剰に収集してしまう．

d 抜毛症

繰り返し自分自身の体毛を引き抜く．

C 心的外傷およびストレス因関連障害

心的外傷後ストレス障害の事例

35歳女性．主婦．自動車を運転中，交通事故にあう．車は大破したものの，幸い軽傷ですんだ．事故後，事故の場面が鮮明に頭に焼き付いて離れず，ふとした瞬間に事故の光景が蘇る．夜中も事故の夢で目が覚めることが多い．次第に気持ちも落ち込んできて，食欲もなくなる．外に出るとまた交通事故にあうかもしれないと不安になり，外出するのが怖くなる．

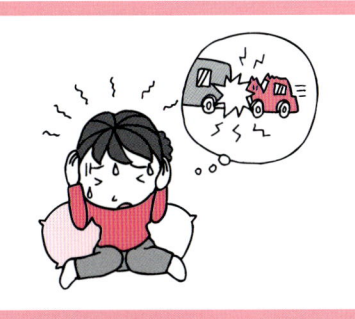

1 症　状

強い身体的あるいは精神的ストレスが生じた結果として，気持ちや考えに余裕がなくなり，抑うつ，不安，激怒，絶望，引きこもりなどが生じる．

●心的外傷後ストレス障害(PTSD)の症状

a 心的外傷後ストレス障害（Posttraumatic Stress Disorder：PTSD）

生死にかかわる出来事，重症を負う出来事，性的暴力を受ける出来事

表 2　心的外傷後ストレス障害（PTSD）の症状

A. 心的外傷体験に関連した侵入症状
　(1)心的外傷的出来事の反復的，不随意的，および侵入的で苦痛な記憶
　(2)心的外傷に関連している，反復的で苦痛な夢
　(3)心的外傷的出来事が再び起こっているように感じて行動する解離症状（フラッシュバック）

C. 心的外傷的出来事に関連する刺激の持続的回避
　(1)心的外傷的出来事についての記憶，思考，感情の回避
　(2)心的外傷的出来事に結びつくものの回避

D. 心的外傷的出来事に関連した認知と気分の陰性の変化
　(1)心的外傷的出来事の想起不能
　(2)自分や他者，世界に対する否定的な信念（「私が悪い」，「誰も信用できない」，「世界は徹底的に危険だ」）
　(3)自分自身や他者への非難につながる，心的外傷的出来事についての歪んだ認知
　(4)持続的な陰性の感情（恐怖，戦慄，怒り，罪悪感，恥など）
　(5)重要な活動への関心または参加の著しい減退
　(6)他者から孤立している感覚

E. 心的外傷的出来事に関連した覚醒度と反応性の著しい変化
　(1)いらだち，激しい怒り，攻撃性
　(2)自己破壊的行動
　(3)過度の警戒心
　(4)過剰な驚愕反応
　(5)集中困難
　(6)睡眠障害

日本精神神経学会（日本語版用語監修）．髙橋三郎，大野裕監訳．DSM-5精神疾患の診断・統計マニュアル．東京，医学書院，2014, 269-270. 改変

などを体験，もしくは見聞きした後に，感覚が麻痺したようになり，何をしても楽しいと感じられずに無感動となり，他人との交わりを避けるようになる．外傷を再体験する夢を繰り返しみたり，また外傷体験の場面が突然ありありと思い出されることもある．外傷を想起させる刺激に誘発されて，恐怖，パニック，過剰な覚せいをともなう自律神経の過覚せい状態が出現する（表2）．

b　急性ストレス障害

●急性ストレス障害の症状

生死にかかわる出来事，重症を負う出来事，性的暴力を受ける出来事などを体験，もしくは見聞きした後に，そのことが頭から離れず気持ちや考えに余裕がなくなり，抑うつ，不安，激怒，絶望，過活動，引きこもりなどの症状を呈する．これらの症状は3日〜1ヵ月以内に消失する．

c 適応障害

ストレスの多い生活上の出来事（たとえば，重病や死別体験など）の結果，抑うつ気分，不安が高じ，社会生活に支障をきたす．診断基準上，症状の持続は通常6ヵ月を超えない．

D 解離性障害

解離性同一性障害の事例

20歳女性，フリーター．最近，知らない人から電話がかかってくることがあるが，いつどこでその人と知り合ったのかどうしても思い出せない．なぜこのようなものを買ったのかわからない品物を購入しており，クレジットカードの請求書を見てびっくりする．借りたはずはないのに，サラ金から借金をしていることになっており返済を迫られている．交際相手の前では，赤ちゃん言葉で話したり，別の場面では突然男性の口調で怒鳴って暴力をふるったりするらしいが，自分ではその記憶がない．

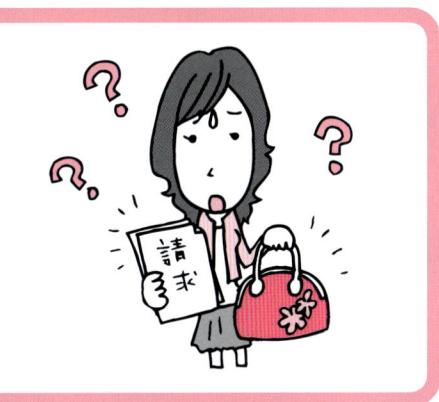

1 症 状

過去の記憶を部分的に思い出せなかったり，現実感覚が一時的に変わってしまったり，普段の自分とはかけ離れた別人のような行動をしてしまったりする．

a 解離性同一症／解離性同一性障害

2つ以上の別個のパーソナリティが同一個人に存在する．各パーソナリティは独立した記憶，行動，好みをもっており，別のパーソナリティが何をしていたのか，思い出すことができない．

b 解離性健忘

重要な自伝的情報を思い出すことができない．とくにストレスの大きな外傷的出来事を想起できないことが多い．自分の生活史に関する記憶が完全に欠落してしまうこともある（全般性健忘／全生活史健忘）．

c 離人感／現実感消失症

自分の考え・感情が自分のもののように感じられない．人や物を見ても現実のものとして感じられず，自らが夢や霧の中にいるかのように体験される．木村敏は離人症患者の体験の分析をもとに，自己が生じる場としての「間（あいだ）」についての精神病理学を展開させた[3]．

2 神経症の経過

　神経症は概して，症状のために治療を要する期間は限られており，治療を止めた後に症状が再燃する確率が必ずしも高いというわけではなく，また統合失調症などの精神病のように病気そのものの後遺症として人格水準の低下をきたすこともないという意味において，経過良好な疾患である．だが症状が慢性化するにつれ，仕事や日常生活において対処できないことが増えていき，周囲も疲弊して社会的に孤立してしまうことはあり，適切な治療介入が必要である．

　神経症においては，失恋や離別といった人間関係の問題や借金等の経済的な問題，あるいは職場や学校への不適応といった社会的問題を抱えていることも多い．神経症の治療のなかでは，これらの問題解決が重要な課題の一つとなるが，一方で，これらの現実的な諸問題が解決したからといって，必ずしも神経症の症状がなくなるとは限らない．

　神経症は一部，性格や人格と区別をつけにくいこともある．たとえば軽症の社交不安障害の人と性格がシャイである人とは境界線をつけにくい．治療が必要かどうかは，日常生活や社会生活を送るうえで具体的にどのような支障をきたしているかで判断することが多い．治ったと思える状態でも，性格の一部として軽い症状が続いていることはよくある．

　神経症と精神病は病態水準が異なるとはいえ，一部，両者が重なる場合もある．神経症における反応性の抑うつ状態が遷延し，うつ病と見分けがつかなくなることもある．神経症においても幻覚が出現したり，恐慌状態に陥って精神運動興奮状態を呈することもある．統合失調症の初期症状として強迫性障害の症状が出現することもある．神経症の症状を引き起こすであろうと推測される心理的な要因があるからといって神経症だと断定せずに，注意深く経過を観察しなければならない．

1 不安障害

　社交不安障害は思春期に好発する．不安になる社会的状況を避けようとする結果，引きこもりの生活が続き，受診までに長い年月が経過していることも多い．性格だと考えると受診が遅れる．人前に出ることが苦手であったとしても，日本の文化的な背景もあり，社会的に許容され，もしくは自分なりの対処方法を見つけて社会適応しているケースも多い．治ったと思える状態でも，どことなく人付き合いが苦手だが日常生活や仕事上は大きく困ることはない，という感じである．

パニック障害では，最初はパニック発作が起こる状況ははっきりしていることが多いが，次第に誘因が増えてきて，色々な状況下で予期せずパニック発作が起こるようになる（これを般化という）．適切な治療がなされると，パニック発作の回数が減ってきて，振り返ってみたらいつの間にか治っていたという経過である．

一方，全般性不安障害はしばしば症状が動揺し慢性化することもある．慢性的に続く不安に対してどのような対処をしていくかという方策を見つけていくことが大切である．

2 強迫性障害

- 強迫性障害の経過

小児期から成人早期に発症する．もともと几帳面だが融通が利かず，こうでなければならないと自分に縛りをかけてしまう性格の人が多い．強迫症状はしばしば慢性化する．自分で確認するだけでは安心できずに確認を他人に求める「他者巻き込み型」の強迫性障害では，周囲の者が疲弊することが多い．

3 心的外傷およびストレス因関連障害

- 心的外傷およびストレス因関連障害の経過

心的外傷後ストレス障害（PTSD）や急性ストレス障害におけるストレスとは，生命に危険が及ぶような著しく侵襲的な体験を指している．症状の重症度や経過は，ストレスとなる体験の質・強度だけではなく，本人側の何らかの要因や周囲のサポート体制などの環境要因も影響する．心的外傷後ストレス障害の一部の患者では抑うつ反応が遷延したり，持続的性格変化へ移行したりすることがある．精神疾患は概して環境への不適応につながることが多く，また精神疾患のみならず，人格の偏りや認知の歪みが原因となって，環境との軋轢（あつれき）を生じている場合もある．単に適応していないからという理由だけで適応障害と診断するのではなく，症状と経過を慎重に検討しなければならない．

4 解離性障害

- 解離性障害の経過

解離症状の出現は一時的であることが多いが，解決不能な問題や長く続く対人関係上の困難と関連している場合には慢性化することもある．解離性同一性障害であると周囲に認知された後，一時的に人格交代や行動化の頻度が増えることはあるが，だからといって詐病という訳ではない．複数の人格が統合されていくこともあれば，消失して気にならなくなることもある．全生活史健忘の後，もとの個人情報が不明のまま，新たな場所で新たな人生を送る人もごく稀にいる．

3 神経症の治療

　神経症の中心は不安であり，神経症における看護の基本は，症状の奥にある不安を感じとり受けとめることである．そのために看護に求められる態度は，温かさ，優しさ，誠実さである．

　不安には対象があることがほとんどであるが，何が不安なのかわからない場合もある．何が不安であるのか言葉で表現してもらい，その話に誠実に耳を傾け，不安を受容することで，結果的に不安が少し和らぐこともある．

　不安のピークの最中は，不安に押しつぶされそうでこわいが，一方で不安が一生涯にわたって永久に続くことはなく，どのような不安であれ，必ず和らぐ瞬間がくる．過剰な不安を抱えると，人は不安に押しつぶされて何もできなくなる．一方でまったく不安がないと，向上心が低下して人は何もしなくなる．適度な不安は人間が生きていくうえで必要不可欠である．

　誰しも不安になるのは嫌なので，不安になる状況を避けようとする．不安を避けることで一時的にその不安は軽減するが，そのすぐ後で別の不安が高まり，ますますその状況を避けようとする傾向が強まるという悪循環が生じる．神経症の治療において，不安そのものをなくすことが治療の目標ではない．適度な不安を抱えたまま生きていく対処方法を身につけてもらうことが治療の目標である．

　人間関係の問題や経済的な問題を抱えている場合も多いが，「自分が遊ぶために借金をして現在苦しんでおられるのなら，それは自業自得です」などという外からの価値観を持ち込まないようにする．もっとも，どこまでも受容的に接すると退行を促す結果になることもある．患者個人の不安への対処能力をスキルアップさせることが大切である．

　神経症では，不安，抑うつといった気分の症状から，動悸，発汗などの自律神経症状に至るまで，幅広い症状を呈する．症状の多彩さに目を奪われず，患者さんの健全な部分に目を向けることが大切である．もっともどんな症状でも「心因性なので心配ありません」というふうに片付けてしまうと，なかには胸の痛みが狭心症の症状であったりするかもしれず，危険である．医学全般における正しい知識とトレーニングが不可欠である．

　治療は一般的に外来治療であるが，重症の強迫性障害のため本人や家

族が疲弊している場合や，解離性障害のために行動上の問題が著しい場合などは入院治療の対象となる．入院の際には，入院治療の目的や入院期間に関して，あらかじめ見通しを立てておき，ミーティングやケースカンファレンスを通じてスタッフ間で治療方針を共有しておくことが大切である．

薬物治療に関しては，不安障害，強迫性障害，心的外傷およびストレス因関連障害，解離性障害のいずれにおいても抗うつ薬が有効である．少量の抗精神病薬を併用することもある．抗不安薬を使う場合には漫然と投与し続けるのではなく，あくまでも対症療法であり，いつかは内服を止めなければならないという見通しのもとに使用すべきである．

精神療法としては，一般的な支持的精神療法，認知行動療法，精神分析療法(表3)，自律訓練法，森田療法，内観療法などが有効とされる（p.171

●防衛機制

表3 神経症発症の機制（防衛機制を中心とした精神分析学的理論）

われわれは生きていくうえでさまざまな問題に対応していかなければならないが，ときに自己の欲求が充足されず，不満や不安，葛藤などの不快な状態に陥ることがある．この状態を回避して環境に適応していこうとする心理的機制が無意識に働くが，これを心の防衛機制と呼ぶ．心の防衛機制は健康な日常心理の中でもみられるが，過剰に働くと神経症を呈するとされる．

防衛機制	
抑圧	・自己にとって不快な意識内容（考え，記憶，欲求）を，無意識内に押し込めてしまう機制． ・無意識内に抑圧された欲望は，長くその個人に緊張を持続させ，神経症発症の素地になる． ・精神分析療法は抑圧された葛藤を明らかにして自己洞察を深めていくことを目的の一つとしている．
置き換え	・ある特定の対象に向けられた欲求や不安を他の対象に置き換えて，心の安定を得る機制． ・たとえば，父親への敵意が学校の先生に向けられたり，他者への怒りの感情が物にぶつけられたりする場合など．
反動形成	・自分に生じた欲求や感情とは逆の態度や行動をとることで，心の安定を得る機制． ・たとえば，性的関心を厳格な潔癖さで抑えようとしたり，憎しみを抱く相手に対して過度の従順さで接したりする場合など．
退行	・幼児期の行動形態や思考に逆戻りして，不安や葛藤から逃避する機制． ・たとえば，小児において年下の兄弟が生まれた途端に夜尿が始まる場合など．精神病において退行現象がみられることもある．
昇華	・抑圧された本能的欲求を，社会的に容認されている高い水準の活動に転化していく機制． ・たとえば，攻撃的衝動をスポーツに向けたり，性的衝動を芸術によって満足させる場合など．
取り入れ	・他人の意見や価値観・理想・考えなどを自分の中に取り入れていく機制． ・幼少期からの取り入れによって，その人の倫理観が形成されていく．
投射（投影）	・自分自身がもつ感情や願望，弱点を他人のなかに見つけ出し，他人を非難したり攻撃したりする機制． ・たとえば，他人に対するうらみや憎しみを，その人が自分を憎んでいると転化する場合など．

参照).どのようなメカニズムで神経症の症状が出現しているかという学説に応じて,精神療法の種類も異なるようである.だが特定の精神療法でないといけないということはなく,患者さんとの関係(ラポール)が良好であり,かつ標準化された治療の枠組み(プロトコール)のもとで治療がなされるという条件を満たしていれば,治療効果が大きく異なるということはないようである.最近は認知行動療法の枠組みで精神療法が提供されることが増えてきた.

1 不安障害

●不安障害の治療

抗うつ薬による薬物治療が有効である.不安を抱く状況を分析しながら,少しずつ不安に曝露して慣れさせる認知行動療法にも効果がある.たとえば社交不安障害においては,「身のまわりの人から自分は変に思われているのかもしれない」という不安から「何か自分はおかしなことをしていないだろうか」と注意が自分に集中する.おかしな人だと思われないように,人目を避ける工夫を本人なりにしているが,その結果かえって集団から浮いてしまって,ますます皆の注目をあびる結果になっている.この不安の悪循環にあることを自覚して,自分が気にしているほど周囲は自分のことを気にしていないことを確認するために,実際に何かをやってみて周囲の反応を観察するという行動実験を行う.徐々に行動の範囲を広げていくことで,結果として不安が軽減していく.なお外に出られないと訴える患者さんに対して,「外に出ようとする本人の努力が足らない」と思ってはいけない.治療者の技量のなさを反省すべきである.

パニック障害では,「電車に乗るとパニック発作が起こるかもしれない」という予期不安から,電車に乗ると動悸や息苦しさを敏感に感じ取ってしまい,「自分ではパニック発作をコントロールできない」とますます不安が高まるという悪循環にある.不安が永久に続くことはないと自分に言い聞かせて,リラックスできる方法を組み合わせていきながら,少しずつ色々な状況に曝露していく.なお治療者として,患者さんの話をよく聞いて不安を軽減させることにより急速に症状が緩和されるので,目に見えて治療の効果を実感できるが,一方で過剰に対応してしまって本人の自己回復力を妨げないように配慮すべきである.

2 強迫性障害

●強迫性障害の治療

抗うつ薬による薬物治療が有効である.しかもうつ病に必要な投与量よりも多めの量を必要とする.行動療法にも効果があり,たとえば不潔恐怖による手洗いの強迫性障害では,患者さんに汚いものを触ってもら

い，直後，強制的に手洗いをさせずに，ひとりでに不安が半減するのを待つ（曝露反応妨害法）．これを繰り返して，徐々に課題のハードルを上げていくことで，汚いものを触っても大丈夫になるように訓練していく．

強迫性障害の重症例では，普段の生活にも支障をきたして入院治療が必要となることもある．強迫性障害の患者さんは，看護師や他の入院患者に確認を求めてくることも多く，生活もマイペースであり，看護側が疲弊することも多い．患者さんへの対応の仕方や治療方針に関して，治療スタッフ間での意見の統一が必要である．

3 心的外傷およびストレス因関連障害

・心的外傷およびストレス因関連障害の治療

抗うつ薬の薬物治療が有効であることが多い．心的外傷後ストレス障害（PTSD）に対する精神療法では心的外傷に関する記憶への曝露が有効とされるが，ただ曝露させればよいというわけではない．長時間曝露法や認知療法等の精神療法の枠組みに関してきちんと理解して，可能であればあらかじめトレーニングを受けておくことが望ましい．単に外傷体験を根掘り葉掘り聞くだけでは無神経である．外傷体験を招くような原因が本人にもあるという視点で外傷体験を上塗りするようなことは慎まなければならない．またストレス反応が長引いた時に，「もともと人格に問題があったのだ」というような議論もしてはならない．

4 解離性障害

・解離性障害の治療

抗うつ薬などの薬物治療を用いることが多いとはいえ，特定の薬物療法に著効するというわけではない．解離性同一性障害の治療は従来，人格を統合することが目標とされてきたが，一方で個々の人格を焦点化しすぎず，人格間の交流や協調を促しながら，現実生活での問題点を解決するという視点も大切である．最初から詐病ではないかと疑うと治療は進まない．

4 神経症の概要（表4）

表4 神経症の概要

概念と歴史	・神経症という用語は18世紀に精神疾患，神経疾患の総称として初めて用いられた（Cullen）． ・19世紀後半，フランスの神経科医 Charcot が，解剖上に変化の見られない機能上の障害を神経症と定めた． ・20世紀初め，Freud の精神分析学に基づき，神経症は不安に対する防衛であるという力動論的な見方が広まった． ・現在では臨床症状の類型に応じて疾患の分類がなされており，神経症という病名はあまり使用されない． ・なおヒステリー（ギリシャ語の子宮が語源）という用語はさまざまな誤解を生じやすいので，最近では用いられなくなった．現在の診断基準では転換性障害および解離性障害に相当する．
成因	・精神病とは異なり，神経症では心理・社会的要因に反応して精神症状が生じる（心因性）． ・神経症の症状は，私たちが日常体験するような現象と量的に異なっているが，質的に異なってはいない（了解可能性）． ・環境因子のみならず，何らかの生来性の素質（生物学的要因）の関与も示唆されている．

	不安障害	強迫性障害	心的外傷および ストレス因関連障害	解離性障害
疫学	・人口の1〜4％． ・小児期〜成人早期に好発． ・女性に多い．	・人口の1〜2％． ・小児期〜成人早期に好発． ・男女比はほぼ同じ．	・人口の1〜4％． ・どの年齢でも発生． ・女性に多い．	・人口の1〜2％． ・青年期以降に好発． ・女性に多い．
症状	ある状況下で不安が高じ，動悸やめまい，胸痛，息苦しさ，手の震え，発汗などの自律神経症状が誘発される．	繰り返し同じ考えが浮かび，同じ行動をとらないと気が済まなくなり，抵抗しようとしても上手くいかず，苦痛をともなう．	強い身体的あるいは精神的ストレスが生じた結果として，気持ちや考えに余裕がなくなり，抑うつ，不安，激怒，絶望，引きこもり等が生じる．	過去の記憶を部分的に思い出せなかったり，現実感覚が一時的に変わってしまったり，普段の自分とはかけ離れた別人のような行動をしてしまったりする．

	不安障害		強迫性障害		心的外傷およびストレス因関連障害		解離性障害	
	ICD-10	DSM-5	ICD-10	DSM-5	ICD-10	DSM-5	ICD-10	DSM-5
診断分類	F40 恐怖症性不安障害 F41 不安障害	社交不安障害，パニック障害，広場恐怖症，全般性不安障害，限局性恐怖症	F42 強迫性障害	強迫性障害，ためこみ症，抜毛症	F43 重度ストレス反応，適応障害	心的外傷後ストレス障害，急性ストレス障害，適応障害	F44 解離性障害	解離性同一性障害，解離性健忘，離人感／現実感消失症

治療	・薬物療法（抗うつ薬，抗精神病薬，抗不安薬など） ・精神療法（支持的精神療法，認知行動療法，精神分析療法，自律訓練法，森田療法，内観療法など）

> **豆知識　日本人の名前がついた神経症（森田神経質）**
>
> もともと自らの能力や健康の状態に敏感な人（ヒポコンデリー性基調）が偶然に心身の不調を体験すると，これに注意が集中し，心身の不調を鋭敏に感じ取るようになる（とらわれ）．その結果，ますます注意が集中して症状が悪化し（精神交互作用），不安や強迫症状が生じると，森田正馬（1874-1938）は説いた．この学説をもとに，「あるがまま」を肯定できるようになるための入院治療（森田療法）が提唱されている．

●引用・参考文献●
1) 中井久夫ほか．看護のための精神医学．東京，医学書院，2001，315p．
2) Wright, JH．認知行動療法トレーニングブック．大野裕訳．東京，医学書院，2007，341p．
3) 木村敏．木村敏著作集第一巻　初期自己論・分裂病論．東京，弘文堂，2001，426p．

（山﨑信幸）

不安状態

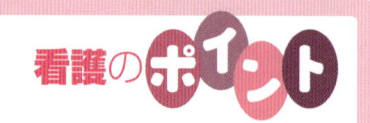

看護のポイント

❶ 不安状態とは

　不安とは，はっきりとした対象，あるいは原因や動機がなく起こる漠然とした苦痛をともなう不快感や情動である．あらゆる人が体験する現象で，内的葛藤に起因して現われる．日常生活の場面において学習や変化への動機づけとなる軽度の不安から，神経症的な防衛機制を用いて反応する病的な不安がある．そして，情緒だけでなく，思考能力や認知，身体へも影響を及ぼす．

❷ 不安レベルの判断

　不安は生理的，行動的，認知的，情緒的側面の変化として多くの反応がみられる．生理的反応として動悸，息切れ，頻脈，不眠，食欲不振，発汗，頭痛など，行動的反応として落ち着きのなさ，過敏な反応，引きこもりなど，認知的反応として注意力および判断力の低下，集中力の低下，健忘など，そして情緒的反応として緊張と恐怖，焦燥感，びくびくするなどがみられる．身体疾患と鑑別するとともに不安のレベルを判断し，それぞれに合った適切な対応が求められる．

❸ 不安・恐怖の軽減を図る

　不安は漠然としており把握することが難しく，ややもすると日常的なものと軽視し見逃すことが多いため適切な対応の時期を逃しやすい．不安の病理と不安を抱える患者の気持ちを理解し，状態の観察を十分に行う．患者が不安を訴えてきた時は，ゆったりと落ち着いた態度でじっくりと耳を傾け，安易に「大丈夫」などと保証（非治療的な対応）はしない．また他者との接触の制限や静かな環境を提供し，不安・恐怖の軽減に努める．

❹ 安全の確保

　不安のレベルが強くなるとセルフコントロールが失われ，適切な思考や行動が取れなくなる．ときには恐怖，焦燥感，冷汗や心悸亢進などをともないパニック状態に陥り，それから逃れるために執拗な訴えを繰り返し，逆に攻撃的になったり，混乱して破壊的な行動（自傷・自殺企図）に出る場合があるので注意しなければならない．こうした状態では，セルフケアレベルの低下もみられるので，つねにそばに寄り添うとともに，セルフケアの援助も必要となる．

（平澤久一）

強迫状態

看護のポイント

❶ 強迫状態とは

　強迫状態とは，自分の意思に関係なくある考えが執拗に浮かんだり（強迫観念），自分では不合理でばかばかしいと思っていてもある行動を繰り返す（強迫行為）状態である．こうした状態は，人格の統合や調和が危うくなるような葛藤状態に置かれた場合の自我の防衛反応の結果であるといわれている．多かれ少なかれ健常人にもみられる現象であるが，こうした考えや行動にとらわれ日常生活が苦痛になる時に病的となる．

❷ 陰性感情の払拭

　患者の再三にわたる訴えと行動（強迫行為）を目にすると，看護師はその病態を理解していても苛立ちや怒り，無力感などの陰性感情が生じることがある．そのため患者の訴えを無視したり，手洗いや反復行動，確認行動などの行為を強制的に制止しようとする．患者にとっては不安や衝動から自分自身を守るための行動であるがゆえに，一層その行動を繰り返すことになる．

❸ 身体ケアの保持

　臨床ではさまざまな現象を目にすることができる．終日手洗いを続ける患者，皮膚がカチカチになるまで石けんを手に擦りつけることを繰り返す患者，長期にわたり入浴や更衣をしない患者，手を洗い続けるために皮膚が真っ赤に腫れあがり血をにじませる患者，手袋をはめて水道の蛇口や扉のノブを回す不潔恐怖などがその一例である．患者はそうした行為に目を奪われて，身のまわりへの配慮がおろそかになり，セルフケアの低下や不潔，感染，栄養障害，身体損傷を起こすことがある．

❹ 余裕ある時間と受容的かかわり

　日常的に強迫状態の患者に接していると，陰性感情にとらわれるだけでなく，訴えや行動の奥に秘められた患者の心理を理解することなく，ルーチンに対応する傾向がある．こうした強迫患者との信頼関係を図ることは決して容易なことではない．患者の気持ちを受け止め，理解する態度を示しながら傾聴と沈黙を活用し，一定の距離を保ちながら徐々に会話を試み，ときにはユーモアを交え患者の症状に合わせゆっくりと時間をかけて，行動の変容を促すかかわりを展開することが重要である．

（平澤久一）

4 パーソナリティ障害群

パーソナリティ障害とは，そのパーソナリティ／性格的傾向の著しい偏りのために，自分または周囲の人々が困難を感じるものである．

ただし「パーソナリティ障害」とひとくちに言っても，思考，行動の奇妙さなどによって特徴づけられる「統合失調型パーソナリティ障害」のようなタイプから，反社会的な行動，思考，良心の呵責の欠如などによって特徴づけられる「反社会性パーソナリティ障害」までさまざまであり，この小論ですべてを網羅することはできない（表1）．

ここでは，臨床場面で出会うことが比較的多く，また対応にも苦慮することの多い，境界性パーソナリティ障害にしぼって解説することとする．

● 境界性パーソナリティ障害

表1 パーソナリティ障害群の下位分類（DSM-5）

- A群パーソナリティ障害
    - 猜疑性パーソナリティ障害（妄想性パーソナリティ障害）
    - シゾイドパーソナリティ障害（スキゾイドパーソナリティ障害）
    - 統合失調型パーソナリティ障害
- B群パーソナリティ障害
    - 反社会性パーソナリティ障害
    - 境界性パーソナリティ障害
    - 演技性パーソナリティ障害
    - 自己愛性パーソナリティ障害
- C群パーソナリティ障害
    - 回避性パーソナリティ障害
    - 依存性パーソナリティ障害
    - 強迫性パーソナリティ障害
- 他のパーソナリティ障害
    - 他の医学的疾患によるパーソナリティ変化
    - 他の特定されるパーソナリティ障害
    - 特定不能のパーソナリティ障害

日本精神神経学会（日本語版用語監修），髙橋三郎，大野裕監訳．DSM-5精神疾患の診断・統計マニュアル．東京，医学書院，2014，前付24．

1 パーソナリティ障害の症状と経過

A 症状

前述したように，パーソナリティ障害とは，そのパーソナリティ／性格的傾向の著しい偏りのために，自分または周囲の人々が困難を感じるものである（表2）．

DSM-5では，境界性パーソナリティ障害は，次のように説明される．「対人関係，自己像，感情などの不安定性および著しい衝動性の広範な様式で，成人期早期までに始まり，種々の状況で明らかになる」．見捨てられ不安，理想化とこき下ろしとの両極端を揺れ動くことによって特徴づけられる不安定で激しい対人関係，同一性の混乱，衝動性，自殺企図，感情不安定，慢性的な空虚感，怒りの制御の困難，一過性の妄想様観念・解離といった症状を示す（表3）．

周囲の人々を，自分が求めるようにふるまわせる「操作性」が多くの場合顕著である．自傷行為や衝動行為はしばしばそのために用いられる．

表2　パーソナリティ障害全般の診断基準（DSM-5）

A. その人の属する文化から期待されるものより著しく偏った，内的体験および行動の持続的様式．この様式は以下のうち2つ（またはそれ以上）の領域に現れる．
　（1）認知（すなわち，自己，他者，および出来事を知覚し解釈する仕方）
　（2）感情性（すなわち，情動反応の範囲，強さ，不安定さ，および適切さ）
　（3）対人関係機能
　（4）衝動の制御
B. その持続的様式は，柔軟性がなく，個人的および社会的状況の幅広い範囲に広がっている．
C. その持続的様式は，臨床的に意味のある苦痛，または社会的，職業的，または他の重要な領域における機能の障害を引き起こしている．
D. その様式は，安定し，長時間続いており，その始まりは少なくとも青年期または成人期早期にまでさかのぼることができる．
E. その持続的様式は，他の精神疾患の表れ，またはその結果ではうまく説明されない．
F. その持続的様式は，物質（例：乱用薬物，医薬品）または他の医学的疾患（例：頭部外傷）の直接的な生理学的作用によるものではない．

日本精神神経学会（日本語版用語監修），髙橋三郎，大野裕監訳．DSM-5精神疾患の診断・統計マニュアル．東京，医学書院，2014，636-637．

表3 境界性パーソナリティ障害の診断基準（DSM-5）

対人関係，自己像，感情などの不安定性および著しい衝動性の広範な様式で，成人期早期までに始まり，種々の状況で明らかになる．以下のうち5つ（またはそれ以上）によって示される．

（1）現実に，または想像の中で，見捨てられることを避けようとするなりふり構わない努力（注：基準5で取り上げられる自殺行為または自傷行為は含めないこと）
（2）理想化とこき下ろしとの両極端を揺れ動くことによって特徴づけられる，不安定で激しい対人関係の様式
（3）同一性の混乱：著明で持続的に不安定な自己像または自己意識
（4）自己を傷つける可能性のある衝動性で，少なくとも2つの領域にわたるもの
　　（例：浪費，性行為，物質乱用，無謀な運転，過食）（注：基準5で取り上げられる自殺行為または自傷行為は含めないこと）
（5）自殺の行動，そぶり，脅し，または自傷行為の繰り返し
（6）顕著な気分反応性による感情の不安定性
（7）慢性的な空虚感
（8）不適切で激しい怒り，または怒りの制御の困難
（9）一過性のストレス関連性の妄想様観念または重篤な解離症状

日本精神神経学会（日本語版用語監修），髙橋三郎，大野裕監訳．DSM-5精神疾患の診断・統計マニュアル．東京，医学書院，2014，654．

パーソナリティ障害の事例

20歳代女性．10代後半より気分の波が激しくなり，手首自傷を繰り返し，精神科クリニックを受診した．しかし症状は改善せず，過量服薬により救急病院に搬送されることが繰り返され，「死にたい」と訴え続けるため，精神科病棟に入院することとなった．

入院後も「生きていてもむなしいだけ」「自分の気持ちをわかってもらえない」とスタッフに対しても不満を訴えることが多かった．ただ受け持ち看護師に対しては，信頼の感情を寄せるようになり，看護師も親身になって話を聞くようにしていた．

しかし病棟が多忙となるなかで，看護師は本人の希望に応じることが次第に難しくなってきた．その頃から看護師に対して攻撃的な感情を見せるようになり，さらに「彼女のせいで死にたくなった」と手首自傷を行った．その結果，受け持ち看護師は病棟スタッフからも孤立し，疲労をつのらせていった．

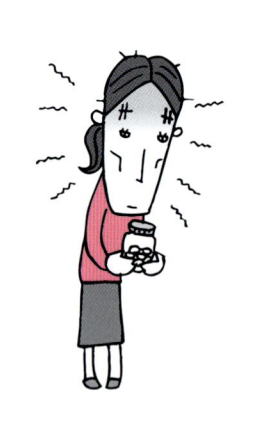

B　経　過

　パーソナリティ障害の傾向は，DSM-5の診断基準にも示されているとおり，成人期早期までに明らかとなり，長期間にわたって持続するものである．

　逆にいえば，そうした傾向が，持続的にではなく周期的に表れ，一方でおさまっている時期もあるという経過であれば，パーソナリティ障害ではなく双極性障害その他の別の精神疾患を疑うべきである．

2　パーソナリティ障害の治療

　「性格は治らない」と一般的にも思われている通り，パーソナリティ／性格を望ましい方向に変化させていくことは，非常に難しい試みであり，可能であるとしても相当な労力と長い年月が必要である．

A　精神療法

　外来での治療が基本となる．精神療法としては，精神分析療法などさまざまな方法が試みられており，近年は認知行動療法が行われることが多いが，有効性はいまだ確立されたとはいいがたい．治療関係を維持するためには，転移／逆転移に注意し，週に何回まで，1回何分までといった枠組みを守ることなどが大事である．**入院時には細かく約束事を取り決め，医師，看護師その他，かかわるもの全員が対応を統一し，情報交換を密にし，スタッフ間の対立を避ける．**約束違反には厳格に対応する．

B　薬物療法

　薬物療法としては，パーソナリティ障害を「治す」薬というものは存在しないが，抑うつ気分，不安等の症状に対してSSRIなどの抗うつ薬が用いられることもあるし，気分の変動，衝動性に対して，炭酸リチウム，バルプロ酸ナトリウム，カルバマゼピンといった気分調整薬が用いられることもある．抗不安薬，抗精神病薬が併用されることもある．

　ただし，三環系抗うつ薬や炭酸リチウムなど，過量服薬すると生命の危険のある薬もあるので，自殺リスクのある患者への投薬には注意が必要である．

C 治療にあたっての留意点

　境界性パーソナリティ障害患者の自傷行為は「狂言」であり，本当に死ぬことはないと思われがちであるが，実際には自殺のリスクは低くない．

　なお，周期の早い双極性障害患者や，自閉スペクトラム症の患者が，その衝動性や操作性によって，境界性パーソナリティ障害と間違われることがある．それらは，周期性がある，衝動性の発露が場違いである，操作の仕方が稚拙であることなど，経過や症状を注意深く観察することによって多くの場合鑑別可能である．それらの場合には，正しい診断にしたがって，その疾患に焦点をあてた治療がなされるべきである．

●引用・参考文献●
1) 日本精神神経学会(日本語版用語監修). 髙橋三郎, 大野裕監訳. DSM-5 精神疾患の診断・統計マニュアル. 東京, 医学書院, 2014, 932p.

パーソナリティ障害患者へのかかわり方の原則 ✓ check!

・精神療法的なかかわりが原則であるが，しばしば自傷行為などの行動化が出現したり，その感情や行動に家族やスタッフを巻き込むことがある．
・看護師は受容的に接しながらも，病棟のルールの逸脱や行動化に対しては，ときに毅然として対応することが必要である．
・患者の症状や行動に対してカンファレンスを行い，スタッフは共通の認識をもってチームとして治療にあたる．かかわりが困難になったときは，必ず上級のスタッフに相談する．
・治療場面ではルールや約束を設定する方法もある．

（大下 顕）

攻撃的行動

看護のポイント

❶ 攻撃的行動とは
　攻撃的行動は，不安，怒り，敵意，恨み，不満などの感情を他者や自己に向けて暴力的な手段で行動化するものである．感情を言語的に表出できないまま，その場の状況に刺激されて表出する．攻撃性の強さは欲求不満の強さに比例し，その原因となった対象に向かう．感情を自分に向け，自傷行為や自殺につながることもある．攻撃性の背景に潜む患者の心理・社会的状況などを理解し，受け止めることが重要である．

❷ 攻撃的行動の感情を理解する
　患者が何を考え，何を体験しているのか，どのような不安や恐怖に悩まされているのか，攻撃的行動の引き金となる怒りや敵意，憎悪，不満などの感情の有無と程度などについて否定的に捉えることなくより客観的な立場から肯定的に理解し，患者の言動や態度，行動を十分に観察し対応する必要がある．親密で協力的な信頼関係ができると，患者はそこから自分の感情の根源を理解し攻撃的行動を認識するようになる．

❸ 穏やかで冷静な態度でかかわる
　攻撃的な言動や行動を目にすると，看護師は身の危険や恐怖感を抱き，身を守ろうと患者に回避的態度をとってしまう．そうした態度は患者に敏感に伝わり，患者の自尊感情を損ね，より緊張した関係に陥り敵対的行動へと発展することになる．意識的に穏やかで冷静な態度でかかわることが重要である．それが肯定的に作用すると，患者は敵対的な態度から友好的な関係へと展開できるようになる．

❹ 空間距離の活用
　人と人との空間距離によって快や不快の感情がもたらされ，脅威にさらされるなど，強い緊張感やストレスとなってさまざまな心理的反応が引き起こされる．攻撃性の強い人は，そうでない人に比べ広い空間が必要とされる．それは自己防衛が強く，弱い自分を空間によって補おうとするからである．そのような患者には，無理に接近することなく，一定の距離を保ち温かく見守ることが重要である．

> 患者の行動や感情を客観的立場から肯定的に理解することが大切．

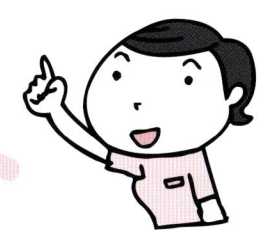

（平澤久一）

5 生理的障害および身体的要因に関連した行動症候群

- 症状性精神障害

- 摂食障害
- 産褥期精神障害

　生理的障害あるいは身体的要因によって二次的な脳機能障害により生じる精神障害は症状性精神障害（p.123）と呼ばれるが，本項では，脳の機能障害はないものの生理的障害や身体的要因が心理状態に影響を及ぼし，行動面に問題が生じる疾患を扱う．そのような疾患の代表が，摂食障害と産褥期精神障害である．

　摂食障害には，病的なやせ願望を背景に不食が持続する神経性やせ症（神経性無食欲症，神経性食欲不振症），習慣性の過食がみられる神経性過食症（神経性大食症），やせ願望はなく過食のみがみられる過食性障害があり，精神科疾患のなかで，自殺以外の要因で死亡する危険が高い唯一の病態である．

　産褥期精神障害としては，マタニティ・ブルーズ，産後うつ病，産褥精神病が挙げられるが，妊娠・出産を機に既往の精神疾患が再燃することもある．出産女性の約1割が経験する，比較的頻度の高い病態である．

摂食障害の事例

　初診時16歳女性．二人姉妹の長女．元来まじめで内向的．両親の勧めで進学校に入学したが（当時158cm，54kg），同級生がみな優秀に見えて夜遅くまで勉強に励むようになる．夏休みに疲労から体重が48kgに減少し，その後意識的に食事を減らすようになる．翌年1月，体重が35kgになったときに危機感を感じて摂食量を増やしたところ食事が止まらなくなり，今度は体重増加を恐れて食後の嘔吐が習慣になる．次第に倦怠感と抑うつ気分から欠席がちになったため，3月に家族の促しで精神科を受診した（34kg）．

　42kgを目標とした入院による行動療法を開始し，7月に目標体重に達したため退院．その後，外来にて食事日誌を用いた認知行動療法を継続したが，妹に対する思いなど家族内葛藤が自覚されるようになったため，12月より臨床心理士によるカウンセリングを並行して行う．約3年後に治療を終結．

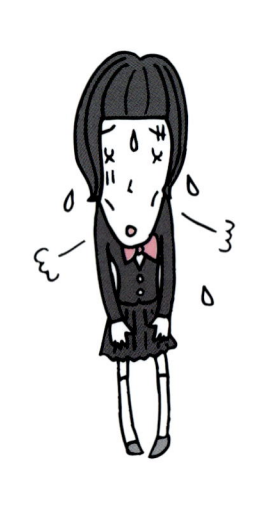

1 摂食障害

A 摂食障害の診断（表1）

摂食障害とは，さまざまな心理的要因から食行動が乱れる病態である．食事や体型にこだわった結果，極端な栄養障害に陥ったり，反動で過食を繰り返したり，また体重増加への恐怖心からさまざまな問題行動が生じるのが特徴である．男女比は1：10で女性に多い．

表1 DSM-5による診断基準（要約）

- ● 神経性やせ症（神経性無食欲症）
- ・低体重（BMI<15） ※ BMI＝体重（kg）÷身長（m）÷身長（m）
- ・肥満恐怖，または体重増加を妨げる持続した行動
- ・自分がやせていると正しく認識できない，体重や体型によって自己評価が影響を受ける，低体重について深刻さを欠く
  - ○摂食制限型：食事制限のみ　○過食・排出型：過食や排出行動（後述）あり
- ● 神経性過食症（神経性大食症）
- ・過食の繰り返し
  - （1）短時間に大量の食物を食べる　（2）食べることをコントロールできない
- ・体重増加を防ぐための不適切な代償行動（自己誘発性嘔吐，緩下剤・利尿薬の乱用，絶食，過剰な運動）
- ・3カ月以上，週1回以上　・体重や体型によって自己評価が影響を受ける
- ● 過食性障害
- ・過食の繰り返し　・3カ月以上，週1回以上
- ・代償行動なし（病的な肥満恐怖なし）

日本精神神経学会（日本語版用語監修）．髙橋三郎，大野裕監訳．DSM-5精神疾患の診断・統計マニュアル．東京，医学書院，2014，332，338-339，343より作成．

B 摂食障害の症状

1 行動上の問題

- ・食行動異常：食事制限，食糧のため込み，隠れ食い，家族への食事の強要．
- ・排出行動（パージング）：体重を減らすために体内のものを外に出そうとする行為．具体的には，自己誘発性(意図的)嘔吐，下剤・浣腸・利尿薬の乱用．これらの排出行動に拒食，過度の運動を加えたものを代償行動と呼ぶ．

2 精神症状

- やせ願望/肥満恐怖：体重減少による達成感で始まり，自分の体が自分でコントロールできなくなる怖さから肥満恐怖に転じる．
- 食へのこだわり：太らない食品を最低限の量のみ摂取しようとし，毎食何を食べるかに神経質になる．
- 「よい」か「悪い」かという二分法思考，数字へのこだわり（体重・カロリー）．明確に判断できる基準にこだわる．
- 対人緊張：元来自己評価が低く，他者による評価への過敏さから，対人緊張が生じる．
- 強迫傾向が拒食症に，抑うつ傾向・自傷行為・自殺企図が過食症に多くみられる．

3 身体症状

拒食にともなう身体症状を表2，嘔吐にともなう身体症状を表3に示す．

表2 拒食にともなう身体症状

原因	血液データ	身体症状
造血機能低下	汎血球減少（貧血，好中球）	ふらつき，易感染性
新陳代謝の抑制	甲状腺機能低下	徐脈，寒がり，便秘
低栄養	低蛋白血症	浮腫
	性ホルモン低下	無月経，骨粗鬆症
		偽性脳萎縮，心筋障害，低血圧，筋力低下，脱毛

表3 嘔吐にともなう身体症状

原因	血液データ	身体症状
胃酸排出	カリウム低下	全身倦怠感，筋肉のつっぱり，けいれん，不整脈
	（エナメル質融解）	虫歯
嘔吐での唾液腺刺激		唾液腺腫脹
意図的嘔吐での物理的刺激		吐きだこ（手甲）

C 摂食障害の要因・経過

1 要因

- 性格傾向：強迫性，完璧主義，情緒的交流が苦手（甘え下手）．
- 生育環境：自信が育まれない環境（親からあまり注目されない，家族間葛藤など）．

※摂食障害そのものが，家族との「歪んだコミュニケーション手段」となっている．
・契機（きっかけ）：ダイエットの頻度は高くない．自信喪失体験や心的外傷体験など．

2 経 過

- 多くは，発病直前に体重が減少する時期がある．発病後の経過はさまざま．
- 神経性やせ症患者の回復期に，一過性に過食傾向が生じることがある．
- 10年後の予後としては，約6割が回復，約3割が症状持続，1割弱が死亡（低栄養，低血糖発作，心不全，自殺など）．

D 摂食障害の治療

1 体重減少時の身体管理

- 極端な低体重，肝機能の悪化，低血糖発作，浮腫，徐脈，低血圧が生じると，入院を含む身体的治療を検討．
- 経鼻腔栄養や中心静脈栄養（IVH）による栄養回復．

2 拒食に対する入院での行動療法

- 「病室内のみ，面会禁止」などから開始，体重が増加するごとに行動範囲を徐々に拡大するような治療計画を立てて，その治療計画に沿って入院治療を行う．

3 過食に対する外来での認知行動療法

- 食事日誌をつけ，過食の誘因や生活状況を振りかえることで食行動の修正を行う．

4 洞察的・深層心理学的精神療法

5 その他

- 作業療法，家族療法も有効．

豆知識

再栄養症候群（リフィーディング・シンドローム）

栄養障害患者に急速に栄養補給を行った際に生じる，代謝異常を中心とする全身性の変調．とくに，急速な糖分の流入に対してインスリン分泌が促進され，糖分といっしょにリンも細胞内へ取り入れられるため低リン血症が生じ，脱力，呼吸不全が生じることがある．そのほか，肝機能障害や高脂血症が生じる．治療は，投与カロリーの減量．

● 産褥期精神障害

2 産褥期精神障害

産褥期精神障害の事例

初診時28歳女性．結婚後，夫の転勤で知人の少ない街へ移り第一子を妊娠，出産．しばらく母親がつきそい経過は順調だったが，母乳があまり出ず夜泣きに悩む日々が続いた．出産1ヵ月後に母親が実家に戻った後に急激に不安が増大し，子育ての不安から終日泣き続け睡眠も取れなくなった．その数日後，困惑状態となり，「みんなに見られている」「私は悪い人……罰が下った」などと訴え出したため夫と精神科を受診，同日緊急入院（医療保護入院）となった．子どもは実家の母親が預かった．

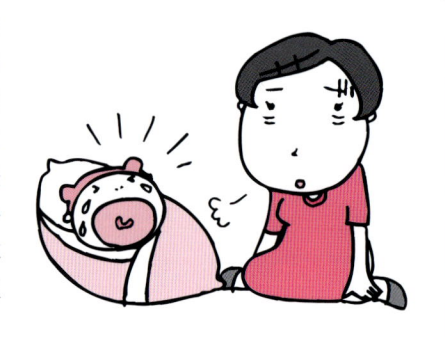

保護室隔離より開始したところ，抗精神病薬の投与により，数日で鎮静が得られた．子育てへの不安が訴えられたが，しばらく実家で母親と過ごすことで安心が得られ，20日後に退院した．

● 産褥期精神障害

A 産褥期精神障害の概念

・出産およびその後の身体的・心理的・社会的変化によって生じる精神障害
・DSM-5では出産後4週以内に発症する「周産期発症の抑うつ障害群」として，ICD-10では出産後6週以内に発症する「産褥に関連した精神および行動の障害」として分類されている．

B 産褥期精神障害の要因

1 内分泌学的因子

妊娠および出産によるホルモンの変動．プロゲステロン，エストロゲン，コルチゾール，甲状腺ホルモンの関与が疑われているがいまだ不明．

2 心理社会的因子

育児不安やストレス．心理的に負担になる最近の出来事が危険因子．年齢（若いほど多い），精神障害の既往，周囲の支援状況にも左右される．

C 産褥期精神障害の症状

● マタニティ・ブルーズ

1 マタニティ・ブルーズ

・出産女性の約半数が経験，予後良好．

- 出産3～5日がピーク，ほとんどが10日頃に自然消退．
- 気分易変性，涙もろさ，不安，焦燥感を主症状とした軽うつ状態．
- 産後うつ病や産褥精神病と連続性があり，それらの準備状態と考えられている．

2 産後うつ病

- 出産後2週間から数ヵ月の間に発症．
- 通常のうつ病と同じ症状（抑うつ気分，不安感，全身倦怠感，意欲低下，不眠，食欲不振）．
- 早期に発症すると，マタニティ・ブルーズと同様に，不安，焦燥，気分易変性が目立つ．

3 産褥精神病

- 出産直後から数ヵ月の間に発症．
- 早期に生じる場合は，躁状態や急性錯乱を示すことが多い．
- 典型的な統合失調症症状（シュナイダーの一級症状）以外に，意識変容（困惑，アメンチア）や情動不安定が目立つ．

D 産褥期精神障害の治療

- 精神疾患の既往のある場合，とくに前回の妊娠中・出産後に精神状態が不安定になった場合は注意が必要．
- マタニティ・ブルーズが10日以上続いた場合には，産後うつ病の可能性を検討．
- 薬物療法：症状に応じて向精神薬（抗うつ薬，抗精神病薬，抗不安薬，気分調整薬）を投与．女性ホルモンや甲状腺ホルモン製剤が有効であることも．母乳での授乳は避けることが望ましい．
- 難治例では電気けいれん療法を施行．
- 育児についての不安を取り除くための環境調整．混乱が大きい場合は一時的に母子分離を検討．

●引用・参考文献●
1) 日本精神神経学会（日本語版用語監修）．髙橋三郎，大野裕監訳．DSM-5精神疾患の診断・統計マニュアル．東京，医学書院，2014，932p．
2) 岡崎祐士．妊娠期および産後の精神障害の病態と予防・治療．身体疾患と精神科障害．島薗安雄ほか編．東京，金原出版，1985．（精神科MOOK11）
3) 森 隆夫ほか．産後うつ病．気分障害．広瀬徹也ほか編．東京，中山書店，1998．（臨床精神医学講座4）

（野間俊一）

食行動障害

看護のポイント

❶ 食行動障害とは
　食行動障害は，摂食行動の亢進と低下，食欲の質的異常を起こすもので，さまざまな疾患に起因する．前者は神経性過食症（神経性大食症）と神経性やせ症（神経性無食欲症）に分けられ，後者は異食症といわれる砂や土，石や大小便，金貨などを食べる食欲の倒錯である．神経性過食症（神経性大食症）は，過食と無茶食い，盗食，嘔吐や行動化（自傷・自殺企図），窃盗，操作，るい痩，無月経などがみられる．神経性やせ症（神経性無食欲症）は，拒食と過食，盗食，過活動，行動化（自傷・自殺企図，暴力的行動），るい痩，脱水と浮腫，貧血，便秘，無月経などがみられる．

❷ その背景を知る
　食行動の障害を起こす患者は，身体的・精神的に発達途上にあり，自我同一性の確立の時期にある．心身ともに不安定で，感情のコントロールがうまくできないために行動化などの不適切行動を起こす．その背景には，強い肥満恐怖，成熟拒否，ボディイメージの障害，自己評価の低下，抑うつ，依存と退行，孤立，両価性，空想化，不安と恐怖，家族関係のゆがみなどが隠されている．

❸ 健康な部分に働きかける
　患者は，自分の状態に対する自覚が乏しく非常に頑固にみえるが，心の奥底には挫折感と空虚感が隠されている．自分に対する無価値観，自己肯定感の欠如，満たされない飢餓状態を摂食行動で満たそうとする患者の気持ちを理解し，現象面にとらわれることなく，辛抱強く患者の健康な部分に焦点をあてて働きかけることが大切である．

❹ 信頼関係の構築
　患者は家族関係，とくに母子関係にゆがみをもっている場合が多く，また他者に対する隠れた敵意が秘められているので，良好な関係は簡単には成立しにくく，強い忍耐力と愛情が必要となる．食行動および日常生活の乱れへの援助，自分の気持ちを言語的に表出させ，ときには無条件的関心，ときには毅然とした態度で接する母親的役割を遂行する．こうしたかかわりのなかで患者は心が癒され，自己洞察と自己成長へと促されることになる．

> 肥満恐怖，自己評価の低下，家族関係のゆがみ……背景に隠れている要因はさまざま．

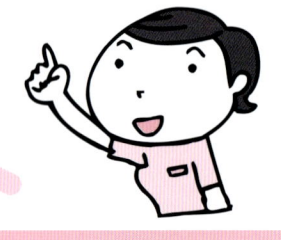

（平澤久一）

6 知的能力障害（知的発達障害，精神遅滞）

●知的能力障害

　知的能力障害とは，幼少期より，発語や言語理解などの言語機能，基本的な生活習慣の確立，対人関係などの社会性，運動機能など知的機能全般の遅れがあり，社会的な適応に困難がある状態をいう．

　乳幼児健診，療育の援助，学校教育，就労など社会生活上の援助など各発達段階において，医療・保健・福祉・教育などさまざまな領域における支援が必要であり，法的な整備とそれに基づく公的支援が行われている．

　医療・保健の分野においては，てんかんなどの身体合併症の治療において日常的なかかわりが求められるため，医師・看護師は知的能力障害の概念を理解することが大切である．

知的能力障害の事例

　30歳代の男性．幼児期より知的能力障害があり，養護学校（当時）の高等部を卒業する．もともと言葉数は少なく，他者と交流する機会も少なかったが，養護学校在籍中に耳を押さえ，ふさぎ込んで涙を流す場面がみられるようになった．

　ストーブに手を突っ込み火傷を負ったことから，精神科にて入院治療を開始した．当初からまったく会話がなく，病室に閉じこもる状態が続いたが，スタッフのかかわりのなかで次第に病棟のレクリエーションにも参加するようになった．

　病状が安定した後に，病院から共同作業所に通所するようになった．数年後グループホームに退院し，共同作業所への通所が続いた．

　これは，知的能力障害に統合失調症を併発したが，地域の社会的資源と連携することによって，社会生活が維持されている事例である．

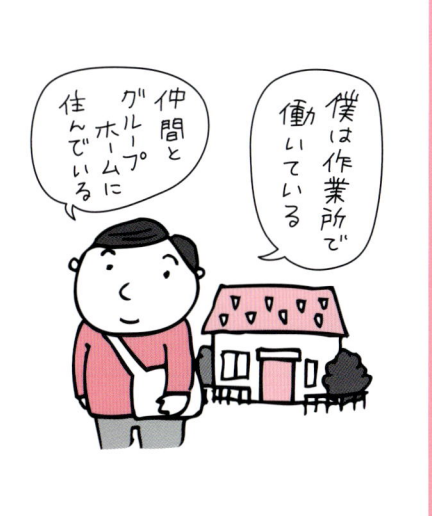

1 知的能力障害とは

知的能力障害は，国際分類において以下のように定義されているが，①知的機能において，有意に発達の遅れがあること，②社会的適応能力に制約があること，③発育期（18歳）までに明らかになることが，共通して示されている．

A DSM-5による知的能力障害（知的発達障害）の定義

知的能力障害は，発達期に発症し，概念的，社会的，および実用的な領域における知的機能と適応機能両面の欠陥を含む障害である．

B 米国精神遅滞学会（AAMR）の定義[1]

- 知的能力障害とは，現在の機能が実質的に制約されていることを言う．
- 知的機能が有意に平均以下である．
- 18歳までに明らかになる．

と定義され，言葉の理解と表現，読み書き，お金の概念，対人関係，身辺処理，日常生活活動，家事，職業などの適応スキルが設定されている．

アメリカ精神遅滞学会（AAMR）は，2007年にアメリカ知的・発達障害学会に名称変更を行っている．

C ICD-10による精神遅滞の定義

「精神の発達停止あるいは発達不全の状態であり，発達期に明らかになる全体的な知能水準に寄与する能力，たとえば認知，言語，運動および社会的能力の障害によって特徴づけられる」とされ，確定診断のためには，①知的機能の水準の遅れ，②通常の社会環境での日常的な要求に

> **知的能力障害（知的発達障害）という用語** 豆知識
>
> 医学，法律，行政においては，長く「精神薄弱」という疾患名が用いられてきた．しかし，知的障がい者への偏見と差別が問題とされ，厚生労働省の法令において，知的障がいという用語が用いられるようになり（1999年），医学用語としては精神遅滞（mental retardationの日本語訳）が用いられるようになった．
>
> しかし，国際分類，国際学会においては，「知的能力障害」「知的発達障害」という用語に改定されてきている．

適応する能力が乏しくなければならないとされる[3]．

ICD-11においては，精神遅滞から知的発達障害に用語変更が予定されている．

2 知的能力障害の原因

知的能力障害の原因については，染色体異常，代謝障害，胎生期の感染や脳の形成障害など特定の疾患によるものがあるが，これらは少数である．発生過程での生理的要因や周生期の障害，あるいは出生後の感染や外傷が原因となることもある．かつてサリドマイドなどの薬害や水銀中毒（水俣病）などの公害が，原因となったことも忘れてはならない．

A 胎生期の原因

1 染色体異常

21トリソミー（ダウン症候群），XO症候群（ターナー症候群），XXY症候群（クラインフェルター症候群）など．

2 神経・皮膚・筋肉の症候群

スタージー・ウェーバー症候群，結節性硬化症，筋ジストロフィーなど．

3 先天性代謝異常

フェニルケトン尿症（アミノ酸），レッシュ・ナイハン症候群（核酸）など．

4 脳形成の発達障害

二分脊椎，ダンディー・ウォーカー症候群，水頭症，孔脳症など．

5 環境の影響

・子宮内栄養失調．
・薬物，毒物，催奇物質(サリドマイド，アルコール，麻薬，コカイン，メチル水銀)．
・母親の疾患（水痘，糖尿病，高血圧，貧血など）．
・妊娠中の放射線照射．

B 周生期の原因

1 子宮内の異常

胎盤早期剝離，前置胎盤，中毒症・子癇（しかん），早期分娩，早期破水，胎位の異常，臍帯の異常．

2 新生児期の障害

低酸素脳症，頭蓋内出血，新生児期けいれん，呼吸の障害，感染症（髄膜炎，脳炎，風疹，梅毒，トキソプラズマ症），出生時の頭部外傷，代謝異常（高ビリルビン血症，先天性代謝異常）．

C 出生後の原因

・頭部損傷：頭蓋内の出血．
・感染症：脳炎，麻疹，髄膜炎．
・てんかん発作：点頭てんかん，ミオクロニーてんかん，レンノックス・ガストー症候群，てんかん重積状態による脳損傷．
・中毒性代謝障害：鉛，水銀．

D 環境剥奪

・心理社会的不利益．
・幼児虐待と養育の怠慢．

> **養育者への問診と告知** ✓check❗
>
> 知的能力障害について問診を行う場合，性急に原因を求めてはならない．とくに原因が母体によると想定される場合には，過剰な質問は養育者の罪責感や心理的負担を招くことに注意しなければならない．同様に，ダウン症のように出生後早期に診断が可能である場合においても，その告知にあたっては十分な配慮が必要である．

●知的能力障害の分類

3 知的能力障害の分類（ICD-10）

知的能力障害は，知能検査によって測定された知能指数によって，軽度，中度，重度および最重度に分けられる（表1）．

知能検査においてはウエクスラー児童用知能検査，ビネー式テストが

表1　知的能力障害の知能指数による分類

	IQ
軽度知的能力障害	50〜69
中度知的能力障害	35〜49
重度知的能力障害	20〜34
最重度知的能力障害	20未満

融道男ほか監訳．ICD-10 精神および行動の障害：臨床記述と診断ガイドライン．新訂版．東京，医学書院，2005，236-241より作成．

汎用されている．知的能力障害にかかわる診断書の作成などにおいては，上記分類が使用されるが，知的能力障害の診断に際しては，他者とのコミュニケーション，身辺面での自立能力，自らの意思決定，社会活動への参加など精神機能全般に対する評価が必要である．

4 知的能力障害の合併症

知的能力障害においては，さまざまな身体的合併症や気分・行動面の障害がみられることがある．医療のかかわりにおいては，これらの合併障害の治療が主体となる．

A 身体的合併症

1 内臓障害
- 中枢神経系の先天性障害（二分脊椎，水頭症など）．
- 心血管系（ダウン症における先天性心疾患など）．
- 消化器系，骨格系，泌尿器系，呼吸器系の先天性障害．

2 運動機能障害
- 脳性麻痺の合併による運動障害．
- 筋疾患（筋ジストロフィー）による運動障害．
- 骨・関節障害による運動障害．

3 てんかんの合併

知的能力障害が重度になるにしたがい，てんかんの合併率は高くなる傾向がある．また，てんかん発作のコントロールが十分にできず，重積状態に陥ることもある．

4 感染症の合併

誤嚥や栄養障害による肺炎の併発に注意が必要である．

B 行動・気分の障害

1 食事の問題

a 摂食の障害
- 咀嚼，嚥下，手や口の運動などに機能障害がある場合．
- 欲動（食欲）の低下や食べることへの拒絶（拒食）が生じた場合．
- 感染（発熱）やてんかん発作後の食欲低下．

b 異食

紙，布，草の葉などが異食の対象となるが，金属やガラスを摂取した

場合には，消化管の損傷や腸閉塞を引き起こすことがある．

2 睡眠障害

睡眠時間の減少，睡眠・覚せいリズムの逆転，周期的な睡眠時間の変動などがみられる．睡眠障害に多動や興奮などの行動障害をともなうこともある．

3 自 傷

自分の頭や顔を自分で叩いたり，皮膚をかきむしったり，爪を剝がしたりする自分の身体を傷つける行為が習慣的・常同的に持続することがある．自傷行為が激しい場合には，出血，裂傷，あるいは視力障害を引き起こす．

4 興奮，不機嫌

興奮や物の破壊などの衝動的行為が出現することがある．意思疎通が困難なことや欲求の制止などが背景にある場合もあるが，脳の器質的障害やてんかんなどの合併症が気分や行動の障害を引き起こすこともある．

C 精神疾患の併発

年長になるにつれて，世代の発症率に相応して，統合失調症や気分障害の発症がみられる．自覚症状の表現が十分でなく，症状の把握や治療に困難が生じることがある．

5 医療・保健・福祉・教育のかかわり

知的能力障害をはじめ，発達障害を有する人たちに対しては，乳幼児期から成人に至るまで，医療・保健・福祉・教育など各分野において包括的な支援が求められる．医師・看護師は以下の機関において，学校医，養護教員，保健師として，健診や相談・援助の業務を行う．

A 保健所（保健福祉センター）：乳幼児健診（健康診査）の実施

- 乳幼児健診（健康診査）

・乳幼児の健康・発育・発達などについて定期的な健康診査を行う．
・乳幼児健診／1歳6ヵ月児健診／3歳児健診として実施される．
・言葉や運動発達の遅れなどがある場合には，児童相談所や医療機関への紹介が行われる．

B 児童相談所

- 児童相談所

・言語発達や知的機能の発達の障害，重症心身障害についての相談と助

言（援助）を行う．
・市町村，保健所，福祉事務所，保育所，学校，医療機関などと連携し援助を行う．

C 学校教育

学校教育法においては，知的能力障害を有する児童・生徒のために特別支援学級（旧養護学級）および特別支援学校（旧養護学校）が制定されている．

D 共同作業所

特別支援学校を卒業した後，地域の共同作業所で働き社会生活を営んだり，介護支援体制の広がりのなかで親から離れ，グループホームで自立の道を歩む生徒たちも増えている（p.101事例参照）．

6 医療機関のかかわり

医療機関のかかわりが必要となるのは，おもにてんかんなどの合併障害の治療である．

A てんかん発作のコントロール

治療を継続しているにもかかわらず，てんかん発作のコントロールが十分にできず，重積状態に陥ったり，栄養障害や感染症を併発したり，あるいは発作時の転倒で受傷することがある．このような場合には，救急医療や入院治療が必要となる．

B 行動障害についてのかかわり

自傷行為が持続し，身体的機能が損なわれる場合，ときには薬物療法を含めた医学的なかかわりが必要となる．しかし，行動障害については，心理的な要因，環境的な要因，身体的要因に対する多重的な考察とかかわりが基本となる．

C 身体的合併症

ダウン症における心疾患，水頭症におけるシャントの作成など医学的な治療や観察が必要な場合がある．また高血圧，糖尿病，悪性腫瘍などの身体疾患の発症に際しては，検査や手術が必要となる．

医療機関への受診に際しては，医師・看護師は知的能力障害の特性を理解し，安心できるようなかかわりをもつことが大切である．

> **行動障害の薬物療法** ✓check❗
>
> 　行動障害がつよく，薬物療法が必要な場合があるが，以下の注意が必要である．
> ・薬物療法開始前に，心理的，身体的，環境的な背景など，多方面からの考察が必要である．
> ・薬物療法は少量から開始し，短期間ごとにその効果を評価する．
> ・向精神薬（とくに抗精神病薬）の使用に際しては，過鎮静や錐体外路症状，悪性症候群，水中毒の発症などに注意しなければならない．

●引用・参考文献●

1) 日本精神神経学会(日本語版用語監修). 髙橋三郎, 大野裕監訳. DSM-5精神疾患の診断・統計マニュアル. 東京, 医学書院, 2014, 932p.
2) アメリカ精神遅滞学会(AAMR)編. 精神遅滞：定義・分類・サポートシステム. 第9版. 茂木俊彦監訳. 東京, 学苑社, 1999, 269p.
3) 融道男ほか監訳. 世界保健機関（WHO）. ICD-10 精神および行動の障害：臨床記述と診断ガイドライン. 東京, 医学書院, 1993, 349p.
4) 上出弘之ほか編. 精神遅滞Ⅰ. 東京, 中山書店, 1979, 367p.（現代精神医学大系16A）

（吉田佳郎）

7 心理的発達の障害

神経発達症，いわゆる発達障害は，発達「過程」における障害ではなく，生得的な要因，つまり，多くは遺伝的な要因によって規定され，胎児期から出生後早期における環境要因も加わって，認知や行動に一定以上の偏りが生じることをいう．われわれ一人ひとりの認知や行動における違いは個性と呼ばれるが，その個性が一定レベルを超えると特性と呼ばれる水準になり，日常生活に支障をきたすことも増える．そのような場合に臨床的介入の対象となる．

発達障害の特性をみると，それ自体では病理的であるとはいえず，程度の相違であることに気づかされる．以前にも増して軽度の発達障害が注目されている背景には，社会構造が複雑になるとともに不適応になる人が増えていることが考えられる．発達障害への介入においては，患者本人が自身の特性について理解を深められるよう援助するとともに，周囲の環境を整え，適応の支援を図ることが求められる．

ICD-10では神経発達症のうち，知的機能の全般的な偏りを知的能力障害〔知的発達症〕，行動面の偏りやチックを「行動および情緒の障害」として分類し，知的機能のなかでの偏り，つまり，特定の領域だけが困難さを抱えている場合（学習症〔学習障害〕）や，優れた領域と困難さのある領域の開きが大きい場合（自閉スペクトラム症〔自閉症スペクトラム障害〕）を「心理的発達の障害」に含めている．

- 神経発達症（発達障害）
- 知的能力障害（知的発達症）
- 学習症（学習障害）
- 自閉スペクトラム症

自閉スペクトラム症（自閉症）の事例

3歳の男児．周産期異常はなく，正期産にて出生した．運動面の発達に遅れはなかったが，初語はまだない．目と目は合いにくく，母親が名前を呼んでも聞こえていないように見える．指さしは弱く，欲しい物があると母親の腕を引っ張ってその場へ連れていき「うーうー」と唸るという．水道の蛇口をひねって激しく水を出したり，いろいろな物を落としてまわる．ブロックを立てて並べて過ごすことが多いが，予期せず倒れたりするとかんしゃくを起こし，母親がもとどおりになおすまで収まらないという．

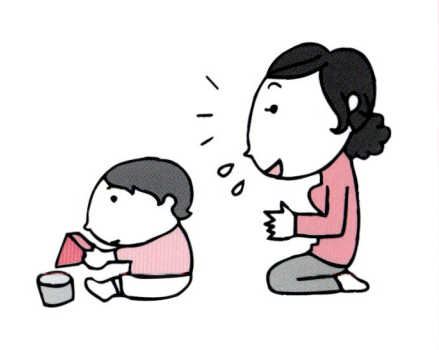

自閉スペクトラム症（アスペルガー障害）の事例

8歳の男児．運動の発達に異常はなかった．2歳近くまで言葉が出なかったが，その後はすぐに二語文も出て，自らの関心事について一方的に話し続けるようになったことから，親も心配していなかったという．小学校入学後も計算などはよくできていたが，感想文や日記は苦手であった．教室が騒がしくなると立ち上がり「みんな静かにしないか」と注意するなど，きまじめだが「浮いているのでは」と，親は心配していた．話し方はどこか回りくどく，「そうですなあ」などと大人びた口調が混じる．また，驚き方がオーバーなのでからかわれることも多いという．小学校3年生になって登校を渋るようになった．友人とうまくいかない，自分の関心のあるカードゲームの話をしても，誰も相手にしてくれないと話している．

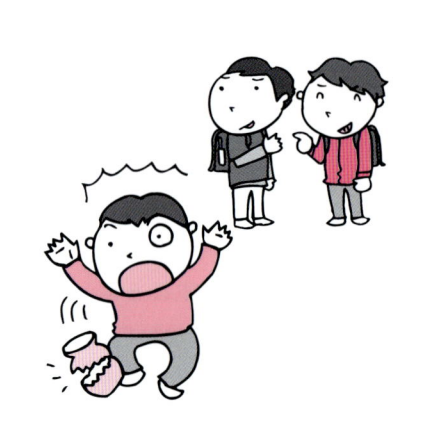

1 自閉スペクトラム症における行動と認知の特性

心理的発達の障害のうち，精神科看護場面で最も遭遇し，有病率も高い（およそ1％）のは，自閉スペクトラム症であり，①言葉やそれ以外の手段（視線，表情，身振りなど）を用いて，相互的にコミュニケーションを行うことが難しい，②関心と活動の幅が限局されていたり，感覚の鈍感さ／過敏さや感覚刺激への強いこだわりがある，ことが幼少期より認められる．

●広汎性発達障害

かつては広汎性発達障害という表現も用いられた．このなかには上記の①，②の特徴が幼少期から一貫して認められる場合（つまり，現在の自閉スペクトラム症）と，一見，正常な発達の後に退行が起こる場合（レット障害，小児期崩壊性障害）が含まれていた．さらに前者のうち，①，②の特徴が顕著に認められる自閉性障害（自閉症），言語発達の遅滞がない，具体的には2歳までの初語，3歳までに二語文が認められる場合にはアスペルガー障害，すべての特性が見いだされるが，その症状が軽いとか，3歳以降に症状が認められた場合には，特定不能の広汎性発達障害（PDDNOS）と呼ばれていた．しかし，これらの下位分類は恣意的で根拠に乏しいとの批判もあり，自閉症あるいは自閉症に連続性を持つ状態という意味で自閉スペクトラム症という表現が用いられている．一方，レット障害はMeCP2遺伝子の異常であることが明らかになった．

●自閉性障害（自閉症）

●アスペルガー障害
●特定不能の広汎性発達障害

レット障害，小児期崩壊性障害は，現在では，精神障害の分類としては用いられず，自閉スペクトラム症の特定用語としてのみ用いられている．

A 対人相互作用の障害

- 目と目が合いにくい，周囲の人が目を合わせようとすると目をそらす．身体の動きから相手の考えを読み取るのが苦手，表情を使って自分の感情を表現したり，相手の心の動きを読み取ることができない．関心のある物を親の元へ持ってきて見せたり，指さしをして相手の関心をその方向に引き寄せることができない．情緒的な相互的やりとりが円滑でない．
- 話し言葉がない，あるいは，話し言葉はあっても，一方的な会話になりがちである．迂遠であったり，理屈っぽい言い回しが多い．本人にしかわからない妙な言い回しがある．言外のニュアンスや皮肉，冗談が伝わらない．見立て遊びやごっこ遊びが少ない．

B 限局した関心と活動

- 興味が通常に比べて小さな対象に限局していたり，その興味のもち方が通常よりも著しい．ある遊びや行動に熱中すると，まったく飽きることもなく没頭している．決まった行動をとり，ものごとの手順など，本人のこだわりが崩されると嫌がったり，パニックになる．
- 感覚刺激に対する過敏あるいは鈍感さ，環境の感覚的側面（たとえば，光やものの動き）に並外れた興味を示す．

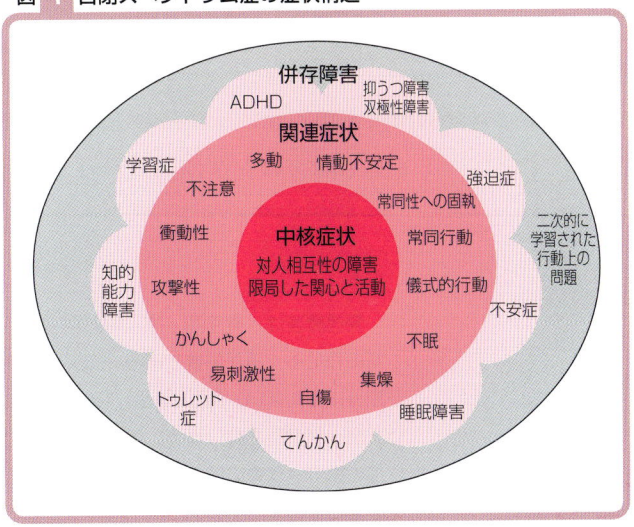

図1 自閉スペクトラム症の症状構造

併存障害：ADHD，抑うつ障害，双極性障害

関連症状：学習症，多動，情動不安定，強迫症，不注意，常同性への固執，衝動性，常同行動，二次的に学習された行動上の問題，知的能力障害，攻撃性，儀式的行動，不安症，かんしゃく，不眠，易刺激性，集燥，トゥレット症，自傷，睡眠障害，てんかん

中核症状：対人相互性の障害，限局した関心と活動

（文献3より引用）

これらの中核症状だけでなく，広汎性発達障害にしばしばみられる症状（関連症状），併存しやすいほかの障害（併存障害）がある（図1）．

2 心理的発達の障害の経過と介入

自閉スペクトラム症がある児童・青年・成人を取り巻く生活環境は，知的能力障害（知的発達症）の有無，自閉スペクトラム症としての特性の強さによって異なり，患者の遭遇する問題にも相違がある．

A コミュニケーションの困難がある児童への対応

話し言葉がみられないなど，重篤なコミュニケーションの障害がある場合には，適応を図るうえで，コミュニケーションの支援が重要になる．短く簡潔で具体的な表現を心がけるとともに，絵カードや図示を用いるなどの視覚的な支援，見通しがもてるようなスケジュールの呈示，その場所でどのような活動をするかがわかりやすい環境整備（構造化）が重要である．

・構造化

B 行動上の問題のある児童への対応

行動上の問題として，かんしゃくやパニック，自傷，常同行動やファンタジーに没入するなどの行動が挙げられることが多い．しかし，これらはコミュニケーションの支援やスキル獲得，構造化された環境の提供などで落ち着くことが多く，「問題」とされた行動よりも本人の不安を高めている状況を理解して調整することが重要になる．

C 高機能自閉スペクトラム症の児童への対応

知的障害を伴わない，いわゆる高機能の自閉スペクトラム症の児童では，そもそも障害の存在に気づかれず，「何度言っても，わかっている

・発達障害者支援法

・発達障害者支援センター

> **豆知識 発達障害者支援法**
> 発達障害は，青年期・成人期になっても持続する障害であり，生涯にわたる支援が重要である．2005年4月の発達障害者支援法の施行にともない，各都道府県，政令指定都市には発達障害者支援センターが設置され，本人，家族に対する相談支援，ソーシャルスキルの獲得や就労に関する支援，発達障害に関する情報提供と啓発活動などを行っている．

のに，やろうとしない」「へ理屈ばかり言う」などと誤解されがちである．実際には，難しい表現を使って話していても本当の意味はわかっていなかったり，周囲の言葉に対してもその意味を取り違えたり，被害的に受け止めていることも多い．応用が利かなかったり，想像力を働かせられなかったり，そそっかしさや手先の不器用さのために，がんばっても課題を達成できずに放り出したり，成績に反映しないこともある．また，きまじめさやからかいをうまくかわせないために，いじめの対象になることもある．不登校のケースのなかに，自閉スペクトラム症に伴う不適応があるケースは少なくない．

　近年，特別支援学校や特別支援学級だけでなく普通学級においても，特性に応じた支援を要する児童が多くいることが明らかになり，文部科学省は，高機能自閉スペクトラム症，注意欠如・多動症，学習症といった知的障害をともなわない発達障害の児童生徒を特別支援教育の対象と位置づけ，従来のスクールカウンセラーに加え，特別支援コーディネーターの任命，特別支援教育支援員やスクールソーシャルワーカーの配置を進めている．児童青年期精神科医療においても，診断的評価を行ったうえで，本人と親に対する面接を行いながら適応を図っていくが，同時に，これらの支援のネットワークを形成していくことも重要である．

D　薬物療法の位置づけ

　自閉スペクトラム症の中核症状に対して明らかな効果を示す薬物療法

豆知識　身体的な検査や処置を行う際の注意点

　身体的な検査や処置を行う場合には，不安が高まりやすい．自動身長計，血圧測定，採血などにあたっては，実際に手順をやって見せるか，絵カードなどを使って理解させるほうがよい．

　「痛くないですからね」「すぐに終わりますから」などと言いながら採血をした場合，定型発達の人は安心させようという医療者の意図を理解するが，自閉スペクトラム症の人は文字通りに痛くない，一瞬で終わると思い，実際に痛みを感じると驚いてしまうかもしれない．

　自閉スペクトラム症の人の記憶には，不快なエピソードが記憶に残りやすい．そのような積み重ねで医療機関に通えなくなることもある．これから行う処置について，あらかじめ手順を理解させることと，待つときにはいつまで待てばよいのかを具体的に呈示することが肝要である．

はなく，薬物療法は補助的であることをまず認識する必要がある．しかし，多動性，不注意－衝動性を呈する児童には中枢神経刺激薬，易刺激性のある場合にはリスペリドンやアリピプラゾールなどの抗精神病薬，強迫，反復的行動のある場合にはセロトニン再取り込み阻害薬（SSRI），過覚醒，多動がある場合には α_2 アゴニスト（クロニジン塩酸塩）の有効性が示されている．抑うつ障害や双極性障害などの併存障害がある場合にも，それらに対する介入を必要とする．

●引用・参考文献●
1) 岡田俊．もしかして，うちの子，発達障害かも⁉．東京，PHP 研究所，2009，255p．
2) 岡田俊ほか．アスペルガー障害とライフステージ：発達障害臨床からみた理解と支援．東京，診断と治療社，2007，248p．
3) 岡田俊ほか．広汎性発達障害の認知と行動特性．作業療法ジャーナル．40 (10)，2006，1032-1046．

（岡田　俊）

8 小児期および青年期に発症する行動および情緒の障害

小児期および青年期から認められる行動面，情緒面の障害には，神経発達症群〔神経発達障害群〕に属する注意欠如・多動症〔注意欠如・多動性障害〕(ADHD)，チック症〔チック障害〕，吃音，不安症群〔不安障害群〕に属する分離不安症〔分離不安障害〕や選択性緘黙，心的外傷およびストレス因関連障害群に属する反応性アタッチメント障害〔反応性愛着障害〕，秩序破壊的・衝動制御・素行症群に属する反抗挑発症〔反抗挑戦性障害〕や素行症〔素行障害〕，排泄症群に属する遺尿症，遺糞症が含まれる．このうち，看護場面で出会うことの多いADHD，チック症を中心に述べる．

- ADHD

1 ADHDの行動特性と脳内基盤

ADHDは，12歳以前から学校，家庭，職場などの複数の場面で認められる発達水準に不相応な，①不注意（不注意な間違いが多い，注意が持続しない，順序立てて行動できない，忍耐力のいる作業を嫌う，ものをなくす，気が散りやすいなど），②多動性－衝動性（いつも身体のど

ADHDの事例

8歳の男児．保育園に通っていた頃から，落ち着きがなく，すぐに高いところに登ったり，関心のあるものを見つけると，車が来ていても気づかずに飛び出すので，母親はいつも目が離せなかったという．小学校に入学後，教師の話を集中して聞けず，ごそごそと机の中のものを触ったり，周囲の子に話しかける．今日の宿題の内容を連絡帳に書けない，忘れ物が多いとのことで，病院の受診を勧められた．家でも，何か一つのことをしていても，別のことが気になると，そのことをやり始めたり，二つのことを頼むとどちらもやり通せない．また，些細なことで怒り出すと，手がつけられないときがあるという（ADHD，混合して存在）．

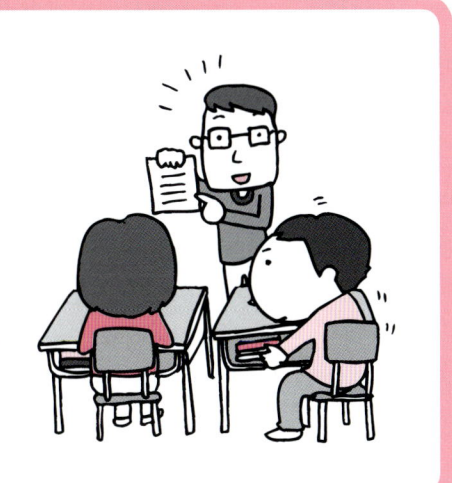

こかを動かしている，じっと座っていられない，高いところに登りたがる，喋りすぎる，質問が終わる前に出し抜けに答える，待てない，ちょっかいを出すなど）のいずれか（不注意優勢に存在，多動－衝動優勢に存在），または両方（混合して存在）によって特徴づけられる．

ADHDの本態は，生まれつき持ち合わせた実行機能と報酬系の機能不全であるとされる．実行機能とは，ある行動を計画し，順序立てて，それを実行しようとする働きであり，実行機能の働きが不十分であると，行動を抑制したり，注意の移動を調整したり，順序立てて行動することができない．報酬系は，最大の報酬を得るために，報酬が少なかったり，リスクが高いなど，待つべき時には待ち，行動すべき時に行動するという働きであるが，この働きが不十分であると，待てなかったり，待つ時間が耐えられずにほかの行動を始めてしまう．これらの機能不全は，多くは遺伝的な要因に由来していて，ドーパミン，一部はノルアドレナリン系の働きが不十分であることで説明される．

2 ADHDの経過と介入

ADHDの症状のうち，多動性は11歳頃，衝動性は13歳頃に落ち着くことが多いが，不注意は成人期まで持続することがある．学童期での有病率は5〜7％であるが，成人期にはおよそ半数がADHDの診断基準を満たさなくなる[1]．しかし，診断基準を満たさないケースであっても，多くは一部の症状を残し，日常生活に支障をきたしていることから，生涯にわたる神経発達症と考えられるようになり，DSM-5では17歳以上における診断基準が緩和された．

ADHDの臨床症状があると，親子関係や仲間関係への影響，周囲からの叱責，学業成績の不振，自己評価の低下などを招きやすい．なかには，反抗挑発症や素行症を併存するケースも認められる．反抗挑発症とは，何かにつけ大人にくってかかったり，いらいらしてかんしゃくを起こしたり，自分の失敗を人のせいにしたり，大人の要求や規則に従うことを拒むなどの行動様式をいう．また，素行症とは，他人を脅迫したりいじめる，故意にものを壊したり，嘘をつく，ものを盗む，無断外泊や怠学などの行動が持続することを言う．また，ADHDの子どもは，育児困難のために親からの虐待を受けることもあるが，虐待の結果としてADHDになるのではない．虐待等の不適切な養育のために愛着の障害などの情緒面の問題を抱える場合には，反応性アタッチメント障害の診

断を用いる．

ADHD の児童に対しては，集中しやすい環境を提供する，短くわかりやすい指示を与える，好ましい行動についてはほめるなどの配慮が必要であり，問題となる行動があっても感情的に叱責するのは避け，落ち着きを取り戻した後で，好ましい行動について支持するほうがよい．学校では，特別支援教育の対象とされ，教育上の配慮が行われている．親が家庭で適切に対応できるようになるためのペアレント・トレーニング，子どもが規範に照らして正しい行動をとる助けとなるサマー・トリートメント・プログラムなどが行われている．薬物療法としては，中枢刺激薬メチルフェニデート塩酸塩の徐放錠（脳内のドパミンの再取り込みを阻害し，前頭前野のドパミンノルアドレナリン系，線条体・側坐核のドパミン系の機能を高め，実行機能と報酬系の機能を高める），ノルアドレナリン再取り込み阻害薬（前頭前野のドパミンとノルアドレナリンの濃度を高め，実行機能を改善する）のアトモキセチン塩酸塩が用いられる．

- 特別支援教育
- メチルフェニデート塩酸塩
- ノルアドレナリン再取り込み阻害薬
- アトモキセチン塩酸塩

3 チック症の臨床症状

本人は意図していないにもかかわらず，素早く動いたり，声が出たりすることをチックという．運動チックのうち，瞬目，顔や口角をゆがめる，首を振る，肩をすくめるなどを単純運動チック，飛び跳ねる，身繕いをする，何かを触るなどの一見，目的のある行動のように見える動きを複雑運動チックという．一方，音声チックのうち，うっという唸り声，舌打ち，のどならし，鼻すすりなどを単純音声チック，卑猥（ひわい）な言葉などをいう（コプロラリア，汚言症），自分の言葉や相手の言葉を繰り返すといったことを複雑音声チックという．

チックは，小学校入学前後の児童にはしばしばみられるものであり，多くは一過性に終わる（暫定的チック症〔暫定的チック障害〕）．「気にしたり，指摘したりせず，経過をみましょう」と言われるのは，この種のチックである．しかし，その後も，複数の音声チックや運動チックが 1 年以上にわたり持続することがあり，このような場合にはトゥレット症〔トゥレット障害〕と呼ばれる．運動チックまたは音声チックが 1 年以上にわたり持続するが，両者がともに見られたことがない場合には，持続性（慢性）運動または音声チック症〔持続性（慢性）運動または音声チック障害〕と呼ばれる．

- チック症の臨床症状
- 暫定的チック症
- トゥレット症

チック障害の事例

10歳の男児．5歳頃から目をぱちぱちと瞬きをすることがあった．しかし，小学校入学後より，顔をしかめる，首を振る，肩をすくめるなどの行動や，うっと唸るような声をあげることから病院を受診した（トゥレット症）．

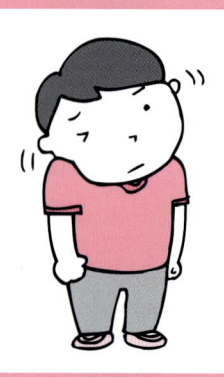

4 トゥレット症の経過と介入

トゥレット症のチック症状の重篤度は，小学校高学年から中学生でピークを迎えることが多いが，**成人になってもチックが持続することもある**．トゥレット症は，遺伝的な要因が強く，なかには猩紅熱の既往などの免疫学的な機序が関与するケースもあるとされる．脳内の皮質−線条体−視床−皮質経路の機能不全があるとされ，脳内のドパミン，ノルアドレナリン系などの機能不全が示唆されている．

治療にはアリピプラゾール，リスペリドン，ハロペリドール，ピモジドなどの抗精神病薬，α₂作動薬のクロニジン塩酸塩，ベンゾジアゼピン系薬剤のクロナゼパムやジアゼパム，漢方薬では抑肝散などが使用される．トゥレット症の子どものチックは，短時間は抑制できても，かなりの心理的疲労を伴うものである．また，チックの症状の強さには変動があるほか，心理的緊張や感情の高まりによっても強まる．**チックの激しいときには休める部屋を作り，そこではチックを気にせず過ごせるようにするなどの配慮が求められる**．

5 その他の小児期および青年期に発症する行動および情緒の障害

A 反応性アタッチメント障害

子どもから発せられる情緒的，身体的欲求を養育者がネグレクトしたり，養育者の交代が繰り返されるなどのために，不安や恐怖を感じる場

- 猩紅熱

- 抗精神病薬
- ベンゾジアゼピン系薬剤
- 抑肝散

- ネグレクト

面であっても養育者に接近して慰めを求めようとしないとか，後ずさりしながら養育者に近づくなど，通常とは異なる慰めの求め方をする（抑制型），あるいは，親しくないはずの大人に対しても，不自然なほど親しげにふるまったり甘える（脱抑制型）ことをいう．

B 分離不安症

愛着の対象である養育者から離れることに不安を感じるという分離不安は，それ自身は正常な発達過程における心理状態であるが，それが3歳を超えても分離不安が過剰に持続し，登校できない，分離が予想されると過剰に不安がったり，泣き，かんしゃくを起こす，悪心，腹痛，頭痛，嘔吐などの身体症状を繰り返す，養育者の死や災難が降りかかることを過剰に心配する，養育者がそばにいないと寝なかったり，夜間もそばにいるか確認するといった特徴が持続することをいう．

C 選択性緘黙

正常，ないし正常に近い言語能力をもっているにもかかわらず，家では話すのに幼稚園ではまったく話さないといったことが長期に持続することをいう．自閉スペクトラム症がないことが診断の要件とされている．なお，選択性緘黙は場面緘黙とも呼ばれる．一方，すべての場面で話さない場合には，全緘黙という．

D 遺尿症・遺糞症

遺尿症とは，身体的な異常がないにもかかわらず，5歳以上になっても，トイレではなく下着の中や床の上など，本来排尿すべきでない場所に週2回以上排尿することが3ヵ月以上にわたり持続する状態をいう．昼間遺尿と夜間遺尿に分けられ，後者はいわゆる夜尿症（おねしょ）である．

一方，遺糞症とは，身体的な異常がないにもかかわらず，4歳以上になっても，トイレではなく下着の中や床の上など，本来排便すべきでない場所に月1回以上排便することが3ヵ月以上持続する状態をいう．

E 吃音

正常な言葉の流暢性や時間的構成に障害があることをいい，たとえば，喋ろうと思ってもなかなか最初のことばが発声できずに詰まってしまったり，吃ってしまったりすることをいう．吃音には遺伝的要因が強く関

与しており，発声発語にかかわる中枢機構に障害があることが示唆されている．

●引用・参考文献●
1) Biederman, J. et al. Age-dependent decline of symptoms of attention deficit hyperactivity disorder : impact of remission definition and symptom type. Am J Psychiatry. 157 (5), 2000, 816-818.
2) 岡田俊. もしかして，うちの子，発達障害かも!?. 東京, PHP研究所, 2009, 255p.

(岡田 俊)

対人恐怖

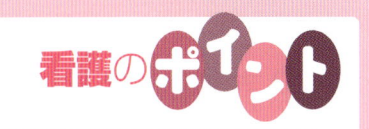

看護のポイント

❶ 対人恐怖とは

　対人恐怖は，普通は危険でない状況や対象との接触によって「軽蔑されるのではないか」「不快な感じを与えるのではないか」などの強い不安と緊張が誘発され，そうした状況や対象，対人関係を回避し絶望的になるものである．その背景には，他者と接触したいという対人希求性と，そのためには「こうあらなければ」とする自我理想と現実の自己との落差に悩む患者の気持ちがある．青年前期に発症し，赤面恐怖，視線恐怖，正視恐怖，体臭恐怖，醜形恐怖などがある．

❷ 対人不安への共感と受容

　他者との交流を断ち自室に引きこもりがちになる．人と相対した時の患者の気持ちがどうなのかじっくりと聴き，その時の不安や羞恥心，恐怖の感情に共感し，受け止める必要がある．対人不安は自然な感情であり，誰もが逃れられない当たり前のことと患者が自己洞察し，適応できるよう援助することである．

❸ 安全の確保

　自我理想と現実の自己との落差に悩み，その絶望の淵から逃れられない自分を知り，そうした苦痛に耐えきれず引きこもりや自傷・自殺企図，家庭内暴力や薬物乱用，性的逸脱行動などの自己破壊的行動に走る場合がある．そうした行動に走らないよう十分な観察と安全の確保に努め，また患者との深いかかわりを通して患者の気持ちや行動，他者との対人関係などを理解し援助する必要がある．

❹ グループ活動への参加

　不安や恐怖を言語的に表出するよう促すとともに，1対1の関係から複数の関係へと徐々に対象を広げていく．まず，同室患者との関係をもてるよう調整し，その後徐々に他者との接触を試み，患者が興味をもてる小集団での活動や作業，レクリエーション，院外散歩などへの参加を促し，対人恐怖の軽減に努める．

> 人と相対した時の患者の気持ちをじっくり聴き，受け止め共感する！

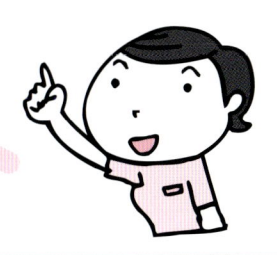

（平澤久一）

思春期の逸脱行動

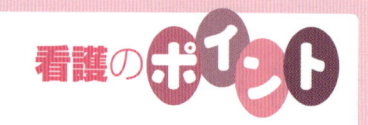

❶ 逸脱行動とは

逸脱行動は，内面の苦悩や混乱，不安や葛藤が存在し，言語的に表現できないままに身体症状や行動によってのみ自己表現しようとするもので，極端な落ち着きのなさ，注意散漫，衝動性に加え，反社会的，攻撃的，反抗的な行動パターンの反復と持続などによって特徴づけられる．依存欲求と支配欲求の両価的側面を有し，一方では親や社会からの心理的分離と反抗であり，内に潜む甘え心への決別であると解釈できる．

❷ 発達的・心理社会的・家庭的背景の理解

逸脱行動に至る過程の背景として，患者の心理的発達プロセスや発達課題，学校・地域社会における環境や対人関係，家庭における両親・同胞との関係性や生活状況，そして社会環境が思春期心性に及ぼす影響や患者自身の価値観なども考える必要がある．こうした総合的な評価・理解を前提にしたかかわりのなかで，患者は自己の問題と直面し勇気を奮い起こし，精神的な挫折や苦悩を乗り越え，行動の変容と成長が促される．

❸ 共感的態度で接する

色々な問題行動を有する患者といえども人間として独立した一個の存在である．問題行動の現象面だけを見るのではなく，長いスパンで捉えることが重要である．思春期は成長過程において身体的にも精神的にも発達する時期であり，多くの人との交流やさまざまな行動，体験を通して自らの成長を実感できるようになる．じっくりと患者の心に耳を傾け，共感的態度で接し受容することが求められる．

❹ ストレス回避と成長への援助

患者は，成人のように内面の苦悩や混乱について言語的に表現できないため行動化することが多い．とりわけ対人関係のあり方による影響が大きいため，できるだけ刺激の少ない環境のもとで患者の気持ちや行動を観察し，対応することが大切である．問題への直面と克服が患者自身の成長をもたらすチャンスと捉え，適切に援助することを忘れてはならない．

> 問題行動の現象面だけを見るのではなく，長いスパンで捉えること．

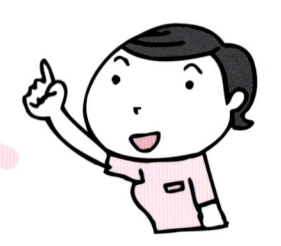

（平澤久一）

9 症状性精神障害

- 外因性精神障害

身体的原因や薬物に基づく脳の機能不全による精神障害を外因性精神障害と呼ぶ．外因性精神障害には，器質性精神障害，症状性精神障害，薬物による精神障害が含まれる（アルコールなど薬物による精神障害は別項に記載する）．

原因が脳を直接侵襲する疾患や脳の外傷または損傷のように脳への一次的侵襲による場合は器質性精神障害と呼び，脳以外の全身の疾患ないし障害に続発して二次性に脳の機能不全が生じる場合を症状性精神障害と呼ぶ．

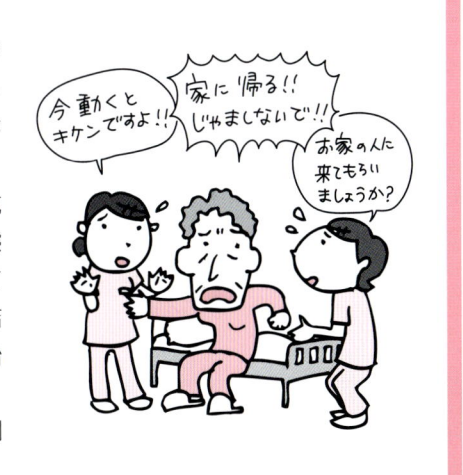

症状性精神障害の事例

70歳女性．高血圧症と慢性C型肝炎の既往があり，かかりつけ医にて治療を続けていた．最近やや物忘れが目立ってきたが，日常生活において支障はみられなかった．このたび肝障害が進行し，放射線検査にて肝細胞がんの発症がみられ，入院治療を行うことになった．

入院2日目，腹部血管造影検査を実施し，あわせて抗がん薬の血管内投与を行った．同日夜間，急に興奮状態が出現して点滴を自己抜去し，さらにスタッフに対して「今から家に帰る．邪魔しないでください」と激しく詰め寄った．睡眠薬投与により入眠し，翌日には興奮は治まりその後は治療も穏やかに受けられるようになった．

この事例は抗がん薬が症状性精神障害を誘発した事例である．

- 症状性精神障害の症状

1 症状性精神障害の症状

- 症状性精神障害とは，身体疾患を基礎にもつ精神障害であり，感染症，内分泌疾患，代謝障害，電解質異常などさまざまな身体疾患や身体的条件が誘因となる．また手術後や妊娠，ICU入室等の特殊な条件やある種の薬物の投与が症状性精神障害を誘発する．
- 症状性精神障害の基礎疾患や身体症状は多彩であるが，基礎疾患の

いかんにかかわらず共通の精神症状が認められる．
- 一つはボネファー（Bonhoeffer, K）が外因反応型と記載し，せん妄，アメンチア，もうろうなど意識混濁に加えて，幻覚　妄想などの精神症状をともなう（意識の変容）型である．
- また認知機能の障害は比較的少なく，統合失調症によく似た病像や抑うつ状態あるいは躁状態を呈する型もある．
- 症状性精神障害の症状の経過は，基礎となる身体症状の経過と並行し，身体症状の回復とともに回復するが，記憶障害（健忘）や見当識障害が残遺したままに症状が固定することがある（健忘症候群）．
- また急性期の意識障害は改善されているが，健忘や感情障害あるいは幻覚・妄想状態が可逆性に出現することがある．これを通過症候群と呼び意識混濁からの回復過程と考えられている．
- 症状性精神障害の中心症状はせん妄であり，一般病院（総合病院）におけるリエゾン・コンサルテーション医学の中心対象となっている．
- がん治療などを担う高次機能病院や高度救急医療の現場においては，疾病の重症度とともに化学療法や薬物療法の経過中に症状性精神障害を発症する頻度が高く，精神医学的なかかわりがいっそう必要となっている．
- また高齢社会のなかで，老年期の症状性精神障害と器質性精神障害は増加しており，その治療と対応がますます大切となっている．

・意識の変容

・通過症候群

・症状性精神障害の分類

表1　症状性精神障害の分類

1. 幻覚，錯覚，妄想などの精神症状をともなう意識障害（せん妄）
2. 意識障害をともなわない精神病状態
   幻覚妄想状態（統合失調症様状態），抑うつ状態，躁状態
3. 心理的不安の関与
   不安の持続による神経症様状態と抑うつ状態
4. 薬剤の影響

・せん妄

2 せん妄（症状性精神障害の中心症状）

- せん妄とは，JCSの3-3-9度方式で測定される静かな意識障害（意識混濁）とは異なり，比較的軽度の意識障害に加えて，幻覚・錯覚，見当識障害，精神興奮などの精神症状をともなう意識障害であり意識変容と表現される（表2）．

- せん妄の定義 (DSM-5)

表 2　せん妄の定義（DSM-5）

せん妄はDSM-5では神経認知障害群に分類され，おおよそ以下のように定義される．
A. 注意の障害（注意の方向づけ，集中，維持，転換する能力の低下）および意識の障害（環境に対する見当識の低下）
B. その障害は短期間のうちに出現し（通常数時間～数日），もととなる注意および意識水準からの変化を示し，さらに1日の経過のうちで重症度が変動する．
C. さらに認知の障害を伴う（記憶欠損，失見当識，言語，視空間認知，知覚）．
D. AおよびCに示す障害は他の既存の神経認知障害では説明できないし，昏睡のような覚醒水準の著しい低下という状況下で起こるものではない．
E. 病歴，身体診察，臨床検査所見から，その障害が他の医学的疾患，物質中毒または離脱（乱用薬物や医薬品による），毒物への曝露，または複数の病因によって引き起こされたという証拠がある．

日本精神神経学会（日本語版用語監修），髙橋三郎，大野裕監訳．DSM-5精神疾患の診断・統計マニュアル．東京，医学書院，2014, 588.

・せん妄が発症すると，その精神症状と行動障害のために，身体疾患の治療の継続が困難になったり，一層の身体症状の悪化を招くために，早期の対応が必要である（表3, 4）．

- せん妄の症状と行動障害

表 3　せん妄の症状と行動障害

1. 意識と注意の障害
2. 錯覚と幻覚（とくに幻視），見当識障害
3. 睡眠覚醒リズムの障害（睡眠の昼夜逆転，症状の夜間増悪）
4. 精神運動興奮（反対に寡動・不活発で，うつ状態と判別困難なせん妄もある）
5. 点滴ルートなどの自己抜去，脱衣，徘徊などの行動障害

- せん妄発症の誘因

表 4　せん妄発症の誘因

1. 加齢による脳の器質性変化
2. 手術（対象疾患の重症度，手術の侵襲，麻酔薬，術後管理）
3. アルコール（飲酒歴）
4. 電解質異常・脱水・低栄養・貧血
5. 脳の低酸素状態・血流障害
6. 脳血管障害，糖尿病などの既往歴

3 症状性精神障害の基礎となる身体疾患 (表5)

以下の身体疾患あるいは身体状態において，症状性精神障害の誘発がみられるので十分な注意が必要である．

•症状性精神障害の基礎となる身体疾患

表5 症状性精神障害の基礎となる身体疾患

a．感染症：インフルエンザ，麻疹，ヘルペス，ウイルス性髄膜炎
b．内分泌疾患
　下垂体機能障害：下垂体機能亢進症（巨人症，末端肥大症），汎下垂体低下症，水代謝異常（抗利尿ホルモン ADH 不適合分泌症候群：SIADH，水中毒）
　甲状腺機能障害：甲状腺機能亢進症，甲状腺機能低下症
　副甲状腺機能障害：副甲状腺機能亢進症，副甲状腺機能低下症（テタニー，血清 Ca 低下），副腎皮質機能亢進症（クッシング症候群），副腎皮質機能低下症（アジソン病），副腎皮質ホルモン（ステロイド）による精神障害（ステロイド精神病）p.128豆知識参照
　月経，妊娠・産褥期における精神障害（産褥期精神障害 p.98参照）
c．代謝障害
　肝疾患：ウイルソン病（肝レンズ核変性症），肝性脳症
　電解質異常：低ナトリウム血症（水中毒）豆知識参照，低カリウム血症（四肢麻痺，致死性不整脈），酸化マグネシウム（下剤）による死亡例
d．尿毒症および人工透析にともなう精神障害
e．栄養障害：低栄養，ビタミン欠乏（ペラグラ，ビタミン B_1 欠乏〈ウェルニッケ脳症〉），ビタミン B_{12} および葉酸欠乏（悪性貧血），糖尿病，低血糖
f．膠原病：全身性エリテマトーデス（SLE）
g．ベーチェット病（神経ベーチェット）
h．血液疾患：貧血（悪性貧血，鉄欠乏性貧血，再生不良性貧血），白血病
i．心・肺疾患：心疾患における心理的不安，低酸素症（心不全，呼吸不全，強度の貧血），肺炎，肺がん，気管支喘息，肺結核
j．手術後の精神障害（術後せん妄）
k．ICU・CCU 入室中の精神障害，重度の火傷
l．薬物中断時の離脱症状：アルコール，バルビツール酸，鎮痛薬，睡眠薬・抗不安薬

- 水中毒

> **豆知識**
>
> **水中毒**
>
> 精神疾患治療中の患者において，過度の飲水行動により，体内の水分過剰と低ナトリウム血症が出現する．症状は急激に発症し，意識障害や種々の神経・精神症状を呈する．
>
> 頭痛，脱力，嘔吐，多尿，尿失禁，見当識障害から始まり，重症例においては昏睡，せん妄，けいれん，肺水腫，横紋筋融解などの症状が出現し，予後不良例も多いため発症の予防に努め，発症に際しては生理食塩水の点滴などによる低ナトリウム血症の補正など早期の対応が必要である．

- 薬物による症状性精神障害

4 薬物による症状性精神障害（表6）

長期にわたり使用していた向精神薬（睡眠薬・抗不安薬など）を急に中止したときに，離脱症状としてせん妄が出現する．また身体疾患の治療目的で使用する薬物がせん妄を誘発することがある．

先に症状精神病の基礎になる身体疾患として，悪性腫瘍，手術後，膠原病，ウイルス感染などを挙げたが，これらの疾患の治療において，使用される抗がん薬，免疫抑制薬，鎮痛薬，麻酔薬，副腎皮質ステロイド，抗ウイルス薬自体が副作用として，せん妄などの精神神経症状を誘発す

表 6 精神・神経症状を誘発する可能性のある薬物

1. 抗パーキンソン薬：アマンタジン塩酸塩，レボドパ，ブロモクリプチンメシル酸塩，抗コリン薬（トリヘキシフェニジル塩酸塩，ビペリデン，プロフェナミン）
2. 鎮痛薬：ペンタゾシン
3. 麻薬：アヘンアルカロイド塩酸塩，モルヒネ
4. 抗ウイルス薬：アシクロビル，ガンシクロビル，ビダラビン
5. 抗不整脈薬：リドカイン，ジソピラミド，メキシレチン塩酸塩
6. 強心薬：ジギタリス（中毒症状として），キサンチン系薬剤（アミノフィリン）
7. 抗圧薬：プロプラノロール，クロニジン塩酸塩
8. 睡眠薬・抗不安薬：ベンゾジアゼピン誘導体，バルビタール
9. 三環系抗うつ薬
10. 消化性潰瘍治療薬：シメチジン，ラニチジン塩酸塩，ファモチジン
11. 抗生物質：カルバペネム系
12. 抗がん薬（p.123事例参照）
13. 免疫抑制剤
14. 副腎皮質ステロイド
15. 抗結核薬

る可能性がある．症状性精神障害の発症に際しては，治療目的で使用されている薬物に対しての検討が必要である．

> **副腎皮質ステロイドによる精神障害（ステロイド精神病）** 豆知識
>
> 副腎皮質ステロイドは，重症感染や自己免疫疾患などほとんどすべての内科系疾患やショックなどの救急医療において汎用されている．副作用としては，感染症の増悪，消化性潰瘍，糖尿病，肥満とともに精神症状の発症（ステロイド精神病）が知られている．
> 精神症状については，気分の変化（多幸気分，躁状態，うつ状態），あるいは幻覚妄想状態を呈する統合失調症様状態，せん妄などの意識障害が出現する．
> ステロイド中止後も精神症状は遷延することがある．

- ステロイド精神病
- 症状性精神障害の治療

5 症状性精神障害の治療

A 基礎疾患の治療（図1）

- 症状性精神障害は，身体疾患の回復とともに意識障害や精神症状は消失していくので，発症の基礎となる身体疾患の治療が第一に必要である．
- しかし精神症状の悪化により，身体疾患の治療の継続が困難となる場合には，精神科へのコンサルテーションと精神科的治療が必要となる．
- 精神科医は依頼のあった診療科と対診を実施し，身体症状と精神症状の改善に協力する．
- 各診療科においては，精神症状を発症しやすい疾患・個人の条件・誘発因子について普段より関心をもつことが，発症の予防・早期治療に役立つ．

- 症状性精神障害の発症過程

図1 症状性精神障害の発症過程

精神症状
- ①せん妄（不眠，幻覚〈幻視〉，見当識障害，興奮）
- ②うつ状態
- ③幻覚妄想状態

誘因：加齢性変化，手術，アルコール，電解質異常，脱水，低栄養，貧血，脳の低酸素状態・血流低下，ICU入室，睡眠障害，心理的不安

身体疾患：感染症，内分泌疾患，代謝障害，悪性腫瘍，心不全，呼吸不全，肝不全，腎不全

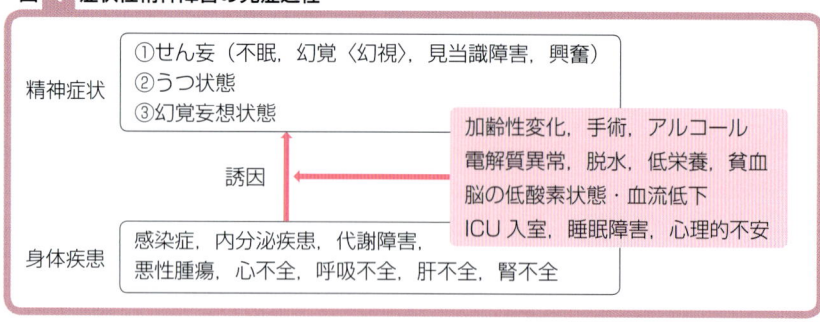

B 症状性精神障害（せん妄）の薬物療法

1 内服ができない場合

- ハロペリドールの静脈内投与（心電図においてQT延長や心室性不整脈に注意が必要）
- ベンゾジアゼピン系薬剤を投与せざるをえない場合においては，せん妄の増悪・遷延化を避けるために最小限の投与にとどめる．

2 拒薬のため内服が困難な場合

リスペリドン，ハロペリドール，バルプロ酸ナトリウムの液剤投与

3 内服可能で興奮を伴う場合

- 抗精神病薬：ハロペリドール，さらにリスペリドン，ペロスピロン塩酸塩水和物，クエチアピンフマル酸塩，オランザピンなどの非定型抗精神病薬が使用されるが，糖尿病性ケトアシドーシス，糖尿病性昏睡に注意が必要である．
- 気分安定薬の併用：バルプロ酸ナトリウム，カルバマゼピン

●引用・参考文献●

1) 日本総合病院精神医学会 薬物療法検討小委員会編. せん妄の治療指針. 東京, 星和書店, 2005, 57p.（日本総合病院精神医学会治療指針1）．
2) 日本精神神経学会（日本語版用語監修）. 髙橋三郎, 大野裕監訳. DSM-5精神疾患の診断・統計マニュアル. 東京, 医学書院, 2014, 932p.
3) 世界保健機関（WHO）. ICD-10精神および行動の障害：臨床記述と診断ガイドライン. 融 道男ほか監訳. 東京, 医学書院, 1993, 349p.
4) 吉田佳郎ほか編. 精神疾患・身体疾患の併発と看護. 東京, 医学書院, 2001. 197p.
5) 猪瀬正ほか編. 症状精神病. 東京, 中山書店, 1976, 479p.（現代精神医学大系 14）．

（吉田佳郎）

せん妄状態

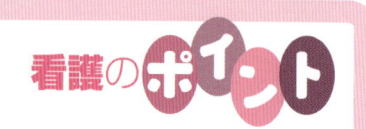

❶ せん妄状態とは

　せん妄状態は，軽い意識障害がともない，昆虫やネズミなどの小動物が見える幻視や壁のシミが人の顔に見える錯覚などの知覚異常や，激しい不安や恐怖感，精神運動興奮などが加わった状態である．不眠，意欲減退，うつ状態，徘徊などの症状も出現する．話しかけには応答したりするが，外界にはまったく関心を示さない場合や幻覚や不安，被害的念慮にともない衝動行為が出現する場合がある．

❷ 安全の保障

　意識混濁の存在に加え意識の清明度が著しく変化，動揺し，幻視や錯覚，激しい不安と恐怖のために精神運動興奮が起こる．とりわけ日没から夜間にかけて多動・徘徊，不安定な感情，泣きわめいたり怒りっぽく攻撃的になり（夕暮れ症候群），他者とのトラブルの原因となる．安全への配慮の低下が起こるので，ふらつきや転倒に十分配慮する．刺激を避け静かな環境を保証し，状況によっては隔離・拘束が必要となる．

❸ 不用意なタッチングと不意の声かけは避ける

　不用意なタッチングは，患者にとって他者からの身体への侵襲あるいは脅威と映り，激しい怒りを呼ぶことがある．タッチングのもつ作用をよく理解し，精神的な癒しとなる，患者が優しさと尊重，安心を感じ取れるタッチングを試みることが大切である．一方，低いまたは甲高い不意の声かけは，患者にとって幻の声となって聞こえ，突然手を振り上げ反撃してくる場合があるので注意しなければならない．

❹ 日常生活動作への援助

　失行や失認による食事動作の問題行動やマナーの低下，排泄障害，着衣失行，奇妙な収集癖，他者とのトラブルなどがみられるが，日常生活動作を維持できる可能性と能力に依拠し，時間がかかっても自分で行うよう根気よく援助する．急がせたり否定的な声かけを避け，自尊心を傷つけないよう配慮し，平易な言葉で短く簡潔に伝え，日常生活動作の観察，環境の整備，便秘や脱水などの身体管理を怠ってはならない．

（平澤久一）

10 認知症

•認知症

認知症は，大脳の機能障害のために<u>いったん獲得した知的能力が低下した状態</u>と定義されるが，現在使われているDSM-5の診断基準ではさらに，「自立した日常生活が妨げられ介助が必要なほどの知的機能の低下がある場合」をいう(表1)．認知症に達しない知的機能低下は軽度認知障害とよばれる．臨床の場では「豆知識p.140」に示した「認知症テスト」を参考にして診断するが，同時にうつ病，せん妄と区別することが重要である．

認知症を生じる病気には多くのものがある．わが国の認知症疾患の頻度はアルツハイマー病，血管性認知症，レビー小体型認知症が多いが，複数の要因が合併している例も少なくない．ここでは代表的な5つの疾病をあげるが，それぞれ症候を異にし，治療・看護の方法も変わることに注目する必要がある．

表1 認知症の診断基準（DSM-5, 抜粋, 意訳）

A. 「複雑性注意，実行機能，学習・記憶，言語，知覚－運動，社会的認知」の6つの認知領域のうち1つ以上の領域で認知水準が以前より低下する．これを本人・周囲が気づき，また神経心理検査で確認される．
B. 認知低下のため日常生活の自立が妨げられる．
C. 認知低下はせん妄のときだけ起こるわけではない．
D. 認知低下は他の精神疾患ではうまく説明できない．

日本精神神経学会（日本語版用語監修）．髙橋三郎，大野裕監訳．DSM-5精神疾患の診断・統計マニュアル．東京，医学書院，2014, 594.

•アルツハイマー病による認知症

1 アルツハイマー病による認知症（DSM-5）

DSM-5によるアルツハイマー病の診断基準を表2に示す．

表 2 アルツハイマー病による認知症の診断基準（DSM-5，抜粋，意訳）

A. 表1の「認知症」の診断基準をみたす（表1参照）．
B. 2つ以上の認知領域で低下があり，これは知らぬ間に発症し，ゆっくり進行する．
C. (1) 家族歴・遺伝子検査からアルツハイマー病遺伝子変異が原因であるといえる．
　 (2) 以下の3つが存在する．
　　　(a) 記憶・学習の低下と，少なくとももう一つの領域での認知低下．
　　　(b) 止まることのない進行性の認知機能低下．
　　　(c) 他の原因がない．
(1)，(2)のいずれかを満たせば確実例，そうでなければ疑い例

日本精神神経学会（日本語版用語監修）．髙橋三郎，大野裕監訳．DSM-5精神疾患の診断・統計マニュアル．東京，医学書院，2014, 602.

アルツハイマー病の事例

63歳男性．2年前から仕事の約束を忘れる，メモをとるがメモ帳の置き場所を忘れる，図面を描く作業がうまくできない，経理で計算まちがいをするなどの症状が現れた．長谷川式テスト（HDS-R）16点．時計描画テストを行うと数字を一直線上に描く．頭部MRIで両側の海馬と頭頂葉に萎縮あり．ドネペジルの投与にてHDS-Rは17点まで改善するが，2年後の成績は11点と悪化した．

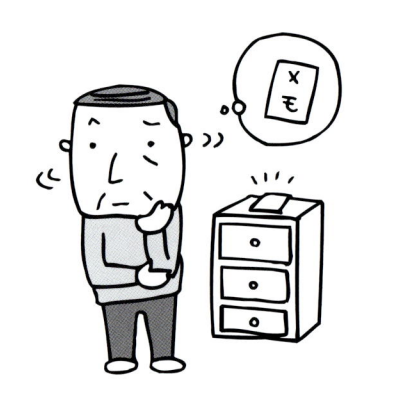

A 症 状

初老期ないし老年期に発症し，海馬と頭頂葉の萎縮を生じ，一定のパターンで進行する．

a 初期（海馬症状）

近時記憶障害（すこし前に見聞きしたことを忘れる）で始まるが，古い記憶・社交性は保たれるため，あいさつは人並みに行える．人前で物忘れが明らかになると取り繕う（曜日を忘れたのは「新聞を見なかったから」などの言い訳）．

b 中期（頭頂葉・側頭葉症状）

失語，失計算，失行，視空間認知障害，地理的見当識障害が現れる．語彙が減少し会話が困難になる，着衣・ガスの火をつけるなどのADL

が失われる，道に迷う．

c 晩期（前頭葉症状）

意欲低下，無関心になり，取り繕うこともなくなる．

d 末期（全大脳の症状）

最終的に植物状態，寝たきりになる．

B 病理

　ミクロの病理像は大脳の老人斑や神経原線維変化，神経細胞消失が特徴的で，神経伝達系ではアセチルコリン神経の変性が強い．診断は上記の進行性の症状経過，MRI・SPECT所見を参考にする（図1，2）．

　MRI画像のVSRADは早期診断，経過観察に使われる（豆知識p.143）．

図1　アルツハイマー病の頭部MRI（水平断）

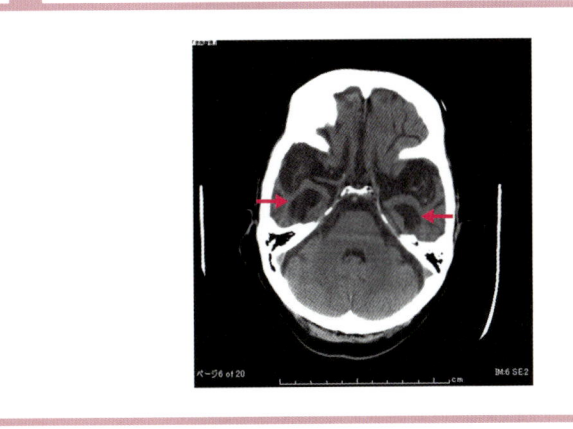

両側の海馬の萎縮（↑）を示す．

図2　アルツハイマー病の脳SPECT（脳血流シンチグラム）

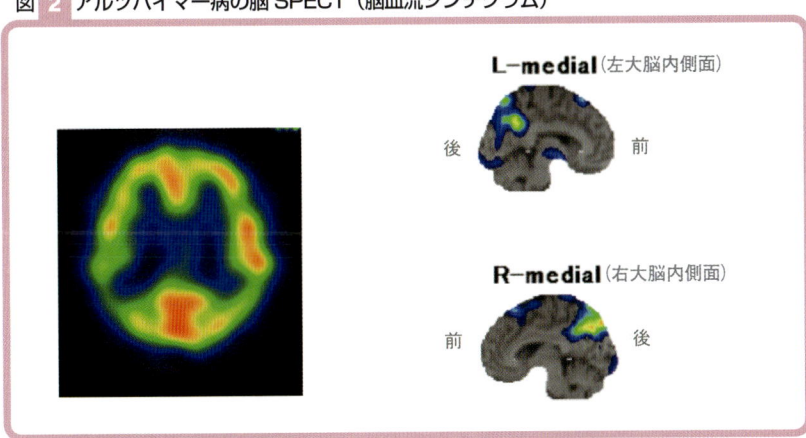

（右）両側内側面の低灌流部位（黄緑色）：両側後部帯状回・楔前部の灌流低下を示す．
（左）血流分布図，水平断（赤黄：良好，緑青：低下）：両側頭頂葉の血流低下を示す．

- コリンエステラーゼ（ChE）阻害薬
    ドネペジル
    ガランタミン臭化水素酸塩
    リバスチグミン
- NMDA型グルタミン酸受容体拮抗薬
    メマンチン塩酸塩

C 治療

治療はコリンエステラーゼ（ChE）阻害薬でアセチルコリン補充を行い神経伝達を促すが，これには神経変性の進行を抑える効果はない．またメマンチン塩酸塩も使われる．病理的変化の強さは実際の認知症の程度と必ずしも比例しないことがあり（Snowdonの「尼僧研究」による），仕事，趣味など脳の活動を続けることで脳の可塑性に期待することができる．

D 鑑別

高齢発症タウオパチー（嗜銀顆粒性認知症，神経原線維変化型老年期認知症）は画像で側頭葉内側萎縮がみられアルツハイマー病と混同される．ともに高齢期に発症し健忘症状を呈するが進行は遅くADLは比較的良好である．

2 前頭側頭型認知症（DSM-5）

- 前頭側頭型認知症
- ピック病
- 意味性認知症

大脳の前頭葉と側頭葉に限局した萎縮を呈する．行動障害型（ピック病）と言語障害型が含まれ，後者は意味型（意味性認知症）と失文法／非流暢型，ロゴペニック型の3型に分けられる．

行動障害型・前頭側頭型認知症（ピック病）の事例

66歳女性．6年前から食事の好みが変わり，寿司や饅頭だけを食べるようになった．毎日同じ時刻にパチンコ店に通い，4年前には年甲斐もなく派手な服装をしていることがあった．2年前から同じ単語の繰り返しで会話にならない．部屋を落ち着きなく歩き回り，人が話かけると出て行こうとする．

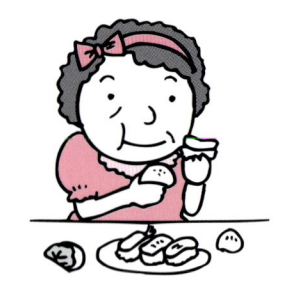

A 症状

行動障害型（ピック病）は50〜60歳代に発症することが多く，「いわゆる若年性認知症」を呈する．アルツハイマー病が海馬，頭頂葉の障害から始まり初期には前頭葉機能が保たれるのに対し，ピック病では前頭葉から病態が進行するため，病初期の両者の症状は対照的である．

a 初　期

周囲への気遣いを欠く行動（場違いに大声で笑いはしゃぐ），**性格変化**（不相応な化粧や衣服の選択），**行動の脱抑制**（スーパーで万引き），**常同的行為**（ある食品のみを食べる，毎日同じ時刻に同じ場所に行く，同じ話の繰り返し）などの症状から始まる．実行機能がおかされ，計画を立てられず注意散漫になり，ときに無気力になる．

b 中　期

初期にみられた症状が単純化し，発語量は減少し，発語内容は状況にそぐわず，同じ単語の繰り返しになる（常同言語，たとえば「たばこ欲しい」「弁当買って」など）．

c 後　期

無口，無表情，コミュニケーションの喪失に至る．

d 晩　期

寝たきり，無言になる．

認知症テストや画像検査は本人の協力を得にくいことがある．診断は特徴的な症状と，画像での両側前頭葉・側頭葉の限局性萎縮所見が参考になる（図3）．認知症状を改善する薬物療法はない．時に運動ニューロン病を合併する．

一方，言語障害型の一つ，意味性認知症では，左側頭葉障害により語句の意味記憶が失われるため，物品呼称・理解が困難になり言語による意思疎通が障害される．画像所見は側頭葉の内側・外側の限局性萎縮が特徴的である（図4）（アルツハイマー病の初期では側頭葉「内側のみ」の萎縮を示す点に注意）．

図3 前頭側頭型認知症行動障害型（ピック病）の頭部CT（水平断）

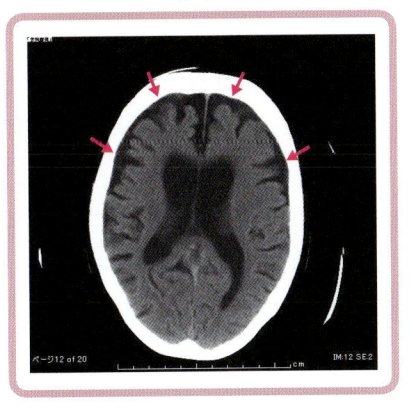

両側前頭葉，側頭葉の萎縮（↑）を示す．

図4 前頭側頭型認知症（意味性認知症）のMRI（冠状断）

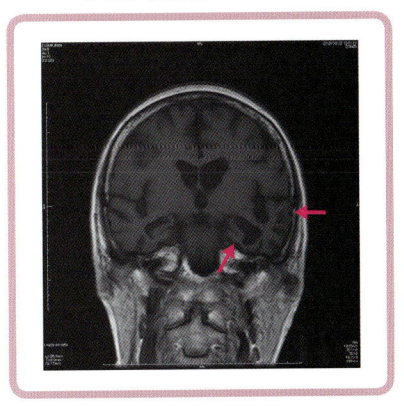

左側頭葉内外側の萎縮（↑）を示す．

- 血管性認知症

3 血管性認知症（DSM-5）

大脳が血管性病変によって虚血・梗塞，出血におかされ，認知機能障害を呈したものをいう．

血管性認知症の事例

【事例1】66歳男性．食道がんの治療中に左片麻痺，その1週間後に右片麻痺をきたし，全失語，反応性や表情の低下，意思疎通を欠く全介助の状態となる．長谷川式テスト0点．頭部MRIで両側の中大脳動脈領域に新しい梗塞巣がある（図5）．がんに合併する凝固異常が脳梗塞を生じた（Trousseau症候群）．

【事例2】88歳男性．74歳時に心筋梗塞に罹患，77歳からだんだんと他人に対しては好々爺になり無口でニコニコしているが，妻には暴力的に怒る．長谷川式テスト18点．5年後に脳梗塞で構音障害を発症し認知症状は悪化，MRIで両大脳白質に広範な高信号域がある（図6）．

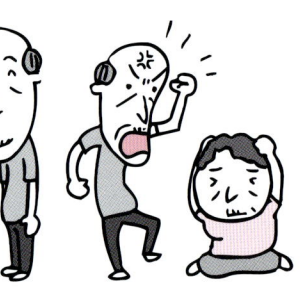

病態・病変部位によりいくつかのタイプがある．

- ビンスワンガー病

a ビンスワンガー病（皮質下血管性認知症）

大脳白質の虚血病変が進行し，認知症が徐々に出現するもの，ときに梗塞による急激な悪化もある（事例2：図6）．

b 多発性大梗塞型

一側大脳皮質に大梗塞病変があり，その後，反対側大脳半球にも大梗塞が生じて急激に認知症となるもの（事例1：図5）．

c 単一小病変型

視床，尾状核などの小病変で，大脳（とくに前頭葉）との神経線維連絡が絶たれた場合は急激に認知症を生じる．

A 症状

病型にもよるが多くは直接的・間接的な前頭葉病変を反映して，精神活動が鈍化，反応や口数が減少，注意力・判断力・思考力が減退し実行機能が障害される．障害部位により近時記憶障害や失語・失行・失認，強制泣き・笑いをともなうこともある．錐体路系，錐体外路系が病変に巻き込まれると，歩行，構音，嚥下など生活動作が障害される．

B 診断

症状に対応する脳血管病変の画像所見が必須であるが，アルツハイマー病を合併することもある．

C 治療

脳循環の是正，脳虚血の再発予防を目的として，生活改善とともに必要に応じて薬物による血圧・脂質・血糖値の管理を行う．大血管狭窄では抗血小板薬，心房細動や Trousseau 症候群では抗凝固薬投与を行う．

図 5 多発性大梗塞型・血管性認知症の MRI（DWI）

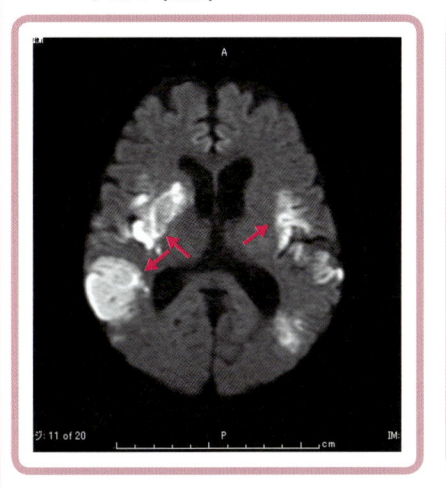

左右の中大脳動脈領域の新鮮梗塞（↑）を示す．

図 6 皮質下血管性認知症の MRI（FLAIR 画像）

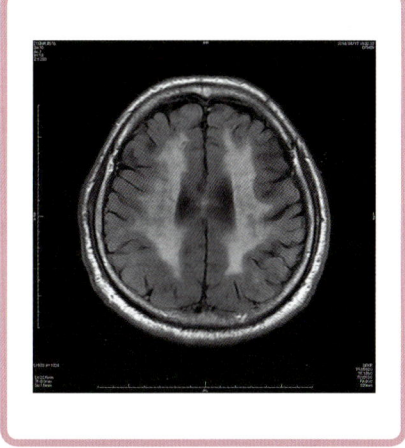

広範な大脳白質の高信号域を示す．

- レビー小体病を伴う認知症

4 レビー小体病を伴う認知症（レビー小体型認知症）（DSM-5）

レビー小体病を伴う認知症の事例

79歳女性．赤や黄の糸が部屋の中に見えたり，ごま粒大の虫が布団の上に見えるために寝ることができない．また，自宅の庭に人がいると言う．診察では前屈姿勢，四肢の筋固縮を認めるも歩行は正常．MMSE25点．ドネペジル塩酸塩1.5mg＋クエチアピンフマル酸塩25mg/日の投与で幻視は消失した．2年後から記銘力が徐々に低下した．

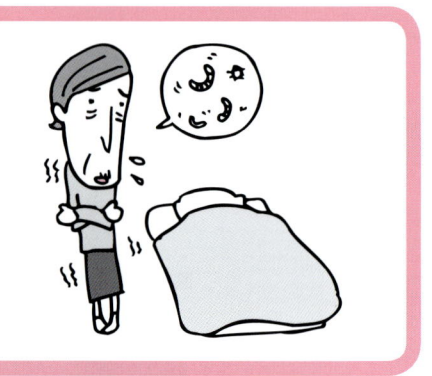

- クエチアピンフマル酸塩

- REM睡眠行動障害

A 症状

レビー小体病を伴う認知症は，診断基準（表3）に示した症状のほか，失神発作・転倒・妄想・うつ症状・起立性低血圧など多彩な症状を呈するが，どの症状から始まるかは症例により異なる．視空間障害，注意障害，記憶障害などの症状は日によって変化し，動揺性である．幻視は人間，動物，虫，線条が反復性に現れ，本人は明瞭に記憶している．REM睡眠行動障害（夢の内容を行動で表わす現象，睡眠中起き上がり隣人を殴るなど）も見られる．また，向精神薬の使用に敏感に反応し強いパーキンソン症状を生じるので，使用にあたっては注意が必要である．

B 診断

診断は診断基準を参考にして行うが，MIBGシンチグラム，脳SPECTでの後頭葉での取り込み低下，DATScanの線条体取り込み低下（図7）は他の疾患との鑑別に有用である．

C 治療

コリンエステラーゼ阻害薬（ドネペジル塩酸塩）が認知機能，幻視，妄想に有効で，アルツハイマー病の場合より効果が大きくHDS-Rで10点以上の著明な改善を示すこともある．少量で有効な例もある．幻視，妄想が消失しないときはパーキンソン症状を悪化させにくいクエチアピンフマル酸塩を追加するが，糖尿病のあるときは使えない．

表 3 レビー小体型認知症の診断基準（DSM-5，抜粋，意訳）

A. 表1の「認知症」の診断基準を満たす（表1参照）．
B. 知らぬ間に発症しゆっくり進行する．
C. (1) 中核症状
    (a) 認知機能の動揺性（注意力や機敏さの著明な変動）
    (b) 反復の幻視（形があり，くわしい内容をもつ）
    (c) 自然発症のパーキンソン症状
   (2) 示唆的症状
    (a) REM 睡眠行動障害
    (b) 向精神薬への過度の敏感性
確実例：中核症状2つ，または，中核症状1つ以上＋示唆的症状1つ
疑い例：中核症状1つ，または，1つ以上の示唆的症状

日本精神神経学会（日本語版用語監修）．髙橋三郎，大野裕監訳．DSM-5精神疾患の診断・統計マニュアル．東京，医学書院，2014，609．

図 7 レビー小体型認知症の DATScan

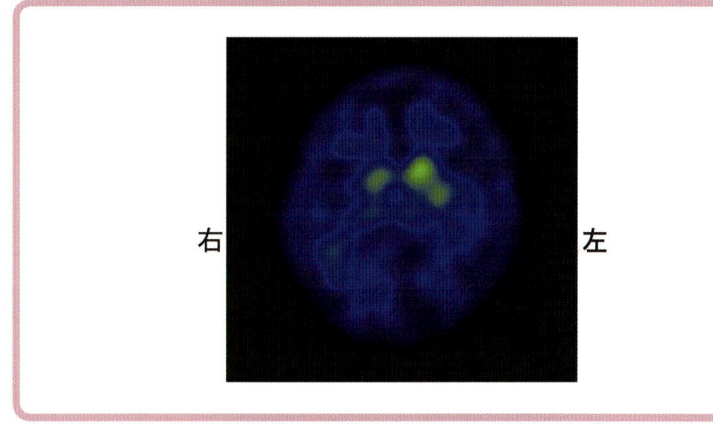

右線条体の取り込みが低下している．

- ハンチントン病による認知症
- 舞踏運動

5 ハンチントン病による認知症（DSM-5）

舞踏運動，認知症，精神症状がゆっくり進行する常染色体優性遺伝の疾患で，第4染色体短腕にある原因遺伝子のCAGリピートの延長が原因である．好発年齢は30歳代である．

ハンチントン病による認知症の事例

54歳女性．35歳の時から手や足が勝手に動く．53歳から「舅に襲われる」「盗まれた」と訴え興奮する．家事を順序だてて行うことができない．診察上全身の舞踏運動を認め，長谷川式テスト25点．家族歴と原因遺伝子のCAGリピート異常延長からハンチントン病と診断．チアプリド塩酸塩の定期的服用で舞踏運動と精神症状は軽減，焦燥感時にリスペリドンを頓用で使用．

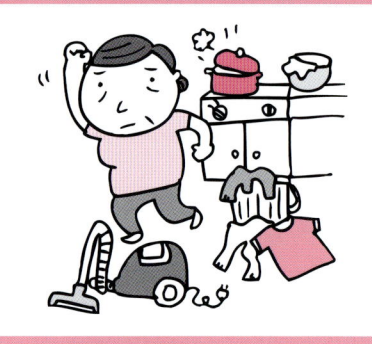

A 症状

早期から実行機能が障害され，集中力，注意力の低下，感情の爆発，攻撃性，無頓着などの性格変化が目立つ．初期には記銘力は保たれ，記憶を主とする認知テストでは正常に近いことがある．

B 治療

ドーパミン受容体拮抗薬やテトラベナジンが用いられ，精神症状や舞踏運動に対して有効である．

豆知識 認知症の診断テスト

①長谷川式簡易知能評価スケール（HDS-R）（図8）：失点パターンは疾病によって異なり，たとえばアルツハイマー病初期では，項目2，7，8から失点が始まることに注目する．
②MMSE（mini-mental state examination）（図9）：HDS-Rにはない視空間認知機能検査項目を含む．
③時計描画テスト：紙に円と中心を描いておく．被検者に文字盤の数字，ある時刻の長短針をかくよう指示する．実行・数字処理・視空間認知の諸機能を調べる．

図 8 改訂長谷川式簡易知能評価スケール（HDS-R）

No.	質問内容		配 点	記 入
1．	お歳はいくつですか？（2年までの誤差は正解）		0　1	
2．	今日は何年の何月何日ですか？何曜日ですか？ （年月日，曜日が正解でそれぞれ1点ずつ）	年	0　1	
		月	0　1	
		日	0　1	
		曜日	0　1	
3．	私達が今いるところはどこですか？ 　自発的に出れば2点，5秒おいて，家ですか？　病院ですか？ 　施設ですか？　の中から正しい選択をすれば1点		0　1　2	
4．	これから言う3つの言葉を言ってみてください．あとでまた聞きますのでよく覚えておいてください． 　（以下の系列のいずれか1つで，採用した系列に〇印をつけておく） 　1：a) 桜　b) 猫　c) 電車　2：a) 梅　b) 犬　c) 自動車		0　1 0　1 0　1	
5．	100から7を順番に引いてください． 　（100－7は？　それからまた7を引くと？　と 　質問する．最初の答が不正解の場合，打ち切る）	（93）	0　1	
		（86）	0　1	
6．	私がこれから言う数字を逆から言ってください． 　（6-8-2，3-5-2-9） 　（3桁逆唱に失敗したら打ち切る）	2-8-6	0　1	
		9-2-5-3	0　1	
7．	先ほど覚えてもらった言葉をもう一度言ってみてください． 　（自発的に回答があれば各2点，もし回答がない場合，以下のヒントを与え正解であれば1点） 　a) 植物　b) 動物　c) 乗り物		a：0　1　2 b：0　1　2 c：0　1　2	
8．	これから5つの品物を見せます．それを隠しますので何があったか言ってください． 　（時計，鍵，タバコ，ペン，硬貨など必ず相互に無関係なもの）		0　1　2 3　4　5	
9．	知っている野菜の名前をできるだけ多く言ってください． 　答えた野菜の名前を右欄に記入する．途中詰まり，約10秒待ってもでない場合にはそこで打ち切る． 　5個までは0点，6個＝1点，7個＝2点， 　8個＝3点，9個＝4点，10個＝5点		0　1　2 3　4　5	
			合計得点	

満点：30

カットオフポイント：20/21（20以下は認知症の疑いあり）

・改訂長谷川式簡易知能評価スケール（HDS-R）

- Mini-mental state examination (MMSE)

図 9 Mini-mental state examination (MMSE)

	質問内容	回答	得点
1 (5点)	今年は何年ですか.	年	
	いまの季節は何ですか.		
	今日は何曜日ですか.	曜日	
	今日は何月何日ですか.	月	
		日	
2 (5点)	ここはなに県ですか.	県	
	ここはなに市ですか.	市	
	ここはなに病院ですか.		
	ここは何階ですか.	階	
	ここはなに地方ですか.（例：関東地方）		
3 (3点)	物品名3個（相互に無関係） 検者は物の名前を1秒間に1個ずつ言う．その後，被検者に繰り返させる． 正答1個につき1点を与える．3個すべて言うまで繰り返す（6回まで）． 何回繰り返したかを記せ―回		
4 (5点)	100から順に7を引く（5回まで）．		
5 (3点)	3で提示した物品名を再度復唱させる．		
6 (2点)	（時計を見せながら）これは何ですか． （鉛筆を見せながら）これは何ですか．		
7 (1点)	次の文章を繰り返す． 「みんなで，力を合わせて綱を引きます」		
8 (3点)	（3段階の命令） 「右手にこの紙を持ってください」 「それを半分に折りたたんでください」 「机の上に置いてください」		
9 (1点)	（次の文章を読んで，その指示に従ってください） 「眼を閉じなさい」		
10 (1点)	（なにか文章を書いてください）		
11 (1点)	（次の図形を書いてください）		
		合計得点	

30点満点
21点以下で認知症が疑われる

- 軽度認知障害
- MCI

軽度認知障害（DSM-5）（MCI） 🫘知識

本人や周囲の人が認知機能低下に気づき，認知機能検査で低下を示すが，認知症域には達しておらず，自立した生活は保たれている状態．将来認知症に移行する可能性があるため定期的な観察の必要がある．日常生活の継続が重要であり，これを促す．

VSRAD：アルツハイマー病診断における有用性 🫘知識

MRI 画像で側頭葉内側部の萎縮を自動的客観的に評価するのに，正常人平均値からの偏位をZスコアで表す画像統計解析のこと．
アルツハイマー病では早期からこの部位が萎縮するため，アルツハイマー病らしさを示すZスコアは早期診断や経過観察に役立つ．一方，高齢発症タウオパチーや意味性認知症でも陽性を示すため，診断は総合的に行う．

- BPSD

BPSD ✓check❗

認知症患者に出現する焦燥・妄想・幻覚・不安・抑うつなどの心理状態と，暴言・暴力・徘徊・落ち着きのなさなどの行動異常は，BPSD（behavioral and psychological symptoms of dementia）と呼ばれる．①身体合併症（脱水，骨折，感染など），②薬物（抗パーキンソン病薬，ベンゾジアゼピン，抗コリン作用薬，H2ブロッカー，ドネペジル塩酸塩など），③環境要因（家族，入院など）などが原因となる．
治療は原因をできるだけ早く取り除くことである．原因を取り除いても症状が続く場合，リスペリドン，クエチアピンフマル酸塩などの投与を行うが，過鎮静やパーキンソニズムに注意する．

実行機能 ✓check❗

目的に応じ予測し，目標を設定し，企画し，実行し，結果を評価し利用する機能をいう（池田）．行動障害型の前頭側頭型認知症やハンチントン病では認知領域でこの機能がとくに障害される．

●参考文献●
1) 日本認知症学会編．認知症テキストブック．東京，中外医学社，2010．
2) Diagnostic and statistical manual of mental disorders（DSM-5）. fifth edition. American Psychiatric Association, 2013.
3) 日本精神神経学会（日本語版用語監修）．髙橋三郎，大野裕監訳．DSM-5精神疾患の診断・統計マニュアル．東京，医学書院，2014，932p.

（加藤智信）

11 物質関連障害および嗜癖性障害

本項の「物質関連障害および嗜癖性障害」は，アルコール使用障害（アルコール依存症／乱用）をはじめとする物質使用障害（物質依存症／乱用）および物質誘発性障害（中毒・離脱など）とギャンブル障害（病的賭博）から構成される．本項で挙げる依存性物質は脳の報酬系に作用して依存を形成することが知られており，賭博行動にも報酬系が関わることが知られている．このため患者は報酬系などに異常をきたす．いずれの場合も，本人の生活の中で何事においても依存対象が最優先となってしまい，進行すると日常生活に著しく支障をきたす．治療においては同じ悩みを持つ者が集い，体験談を分かち合う自助グループ（相互援助グループという呼び名が海外では一般的）へ定期的に参加し，自分の体験を語り他人の体験に耳を傾けて内省を深めることが柱となる．ここでは主に物質使用障害について取り上げていく．

- 報酬系

- 自助グループ

- 物質使用障害
- 薬物依存症

1 症状

A 物質使用障害（薬物依存症）の症状総論

表1に物質使用障害の症状をまとめた．(1), (2), (3), (4)では物質摂取を抑制することが難しくなっていることが現れている．

(5), (6), (7)は物質摂取が生活の中心になって，他のことがおろそかになっていることを示している．

(8), (9)は危険な使用と呼ばれるもので，物質が引き起こす困難にもかかわらず，物質を用いることをやめることができない様子が現れている．

(10)の耐性は，望むような効果を得るために必要な物質の量が著しく増えたり，通常量を摂取した時の効果が著しく減少したりすることを言う．

(11)の離脱は物質を大量に長期間摂取していた人が，物質摂取を急に減らしたり中断したりした際に起こる症状である．かつては禁断症状と呼ばれていた．

表1 物質使用障害の症状

DSM-5における物質使用障害の基準を簡略化したもの．以下の2～3項目で軽度，4～5項目で中等度，6項目以上で重度

(1) 物質を意図していたよりも大量に，または長期間使用する．
(2) 物質の使用を減らしたいと継続して思っている，もしくは減らそうとして失敗が続いている．
(3) 物質を得ること，使用すること，または物質の作用からの回復に多くの時間を取られる．
(4) 渇望，つまり物質使用への強い欲求，または衝動．
(5) 物質の繰り返す使用のため，職場，学校，または家庭生活に支障をきたす．
(6) 物質の作用により，社会的，対人的問題が起こり，悪化しているにもかかわらず，その使用を続ける．
(7) 物質の使用のために，重要な社会的，職業的，または娯楽的活動を放棄，または縮小している．
(8) 運転や機械の操作などの身体的に危険となりうる状況においても物質の使用を反復する．
(9) 身体的または精神的問題にもかかわらず，物質の使用を続ける．
(10) 耐性
(11) 離脱

日本精神神経学会（日本語版用語監修）．髙橋三郎，大野裕監訳．DSM-5精神疾患の診断・統計マニュアル．東京，医学書院，2014，483より作成．

B 物質使用障害（薬物依存症）の症状各論

依存性のある物質を表2にまとめた．

これらの物質は次の3つに大別される．

① 鎮静系の薬物（アルコール，大麻，吸入剤，オピオイド，鎮静薬，睡眠薬または抗不安薬）
② 興奮系の薬物（カフェイン，幻覚薬，精神刺激薬，タバコ）
③ その他（危険ドラッグなど）

以下，この順序に従いそれぞれの症状について述べていく．

表2 依存性のある物質

- アルコール
- カフェイン
- 大麻
- 幻覚薬
- 吸入剤
- オピオイド
- 鎮静薬，睡眠薬または抗不安薬
- 精神刺激薬
- タバコ
- その他（危険ドラッグなど）

1 鎮静系の薬物

a アルコール使用障害（アルコール依存症）／アルコール誘発性障害

アルコール使用障害

　2013年の厚生労働省の調査によるとわが国には約109万人のアルコール使用障害患者がいると推計されているが，専門治療に繋がっているのは2万人程度と言われている．これはアルコールが合法であることや飲酒に寛容な文化背景が影響しているであろう．内科で肝疾患・膵疾患などの治療のみを受け，身体状態の改善とともに飲酒を繰り返しているケースをいかに専門治療に繋げていくかも重要な課題である．2013年にはアルコール健康障害対策基本法も可決され，さまざまな切り口から予防や早期介入を含めた取り組みが進むことが期待されている．

　アルコール使用障害においては，総論で挙げたすべての症状がみられうる．離脱症状としては発汗，頻脈などの自律神経系過活動，振戦，不眠，嘔気や嘔吐，けいれん発作，不安，幻覚，興奮などがみられる．アルコールの離脱症状は通常断酒後2日目がひどく，4〜5日までには改善してくることが多い．場合によっては3〜6ヵ月ほど弱い離脱症状が続くこともある．離脱症状の中で重篤なものとして振戦せん妄が挙げられる．これは全身状態の悪い例などで断酒後3日から1週間程度の時期にみられることが多い．体全体が震えるような大きな振戦とせん妄状態（意識レベルが低下しており，場所や日時がわからなくなる失見当識や幻覚・妄想がみられる）が特徴である．虫や小動物などの幻視や触覚性の幻覚がみられることが多く，被害的幻聴もまれにみられることがある．普段やり慣れた仕事や家事などの動作を延々と繰り返す，作業せん妄がみられることもある．

　また，アルコール使用障害においては，食物を十分に摂取できていないため栄養状態が不良であることも多く，さらに大量のアルコールを代謝するためにビタミンB_1をはじめとするビタミンB群が消費される．このためウェルニッケ-コルサコフ症候群というアルコール誘発性持続性健忘障害を来すことがある．ウェルニッケ-コルサコフ症候群では新しいことを記憶する能力が著明に障害され，見当識障害，作話なども見られる．

　一方，アルコール使用障害から二次的にうつ病を発症することも多く，自殺に至ることも少なくない．このような場合はうつ病の治療だけでは改善せず，アルコール使用障害の存在を見落とさずに治療していくことが必要である．

　アルコールは肝障害，膵障害，神経障害をはじめとしてさまざまな身

体への影響を及ぼす．アルコールの代謝産物であるアセトアルデヒドは発がん性物質であることから，食道がん，肝臓がん，膵がんなども引き起こす．日本人は欧米人と比べて遺伝的にアセトアルデヒドの代謝能力が低いため，発がんリスクがより高い．

b 大麻使用障害（大麻依存症）/大麻誘発性障害

●大麻使用障害

大麻使用障害においても，総論で挙げたすべての症状がみられうる．

大麻中毒においては使用者の状況によってハイになる，不快な幻覚妄想が出現する，知覚が歪むなど多彩な症状が出現する．

大麻の離脱症状については過去に否定的な意見もみられ，このため他の薬物より依存性が低いなどと不正確な情報が流布している．しかし，治療に繋がった大麻使用者の50〜95％は離脱症状を経験しているとのデータもあり，大麻の危険性は過小評価されていると言わざるを得ないであろう．具体的な離脱症状としては攻撃性，不安，睡眠障害などに加えて発汗，振戦，腹痛，頭痛などの身体症状もみられる．断薬後3日以内に発生し，1週間以内にピークを迎え，約1〜2週間持続する．

c 吸入剤使用障害（有機溶剤依存症）/吸入剤誘発性障害（有機溶剤誘発性障害）

●吸入剤使用障害

吸入剤としてはトルエン，キシレンなどの混合液であるシンナー，他にガソリン，ブタンなどが有名である．離脱症状は軽度であり診断基準からも除外されている．中毒時にはアルコール中毒と似たような症状を示すが，通常使用量でも幻覚を生じることが特徴である．幻覚は幻視が多く，変形視や錯視などの視覚異常が多くみられる．長期連用後には認知機能障害，無気力，集中力の低下，情動の障害などが残存することが多い．

d オピオイド使用障害（オピオイド依存症）/オピオイド誘発性障害

●オピオイド使用障害

オピオイドはモルヒネ，ヘロイン，コデインなどの麻薬性鎮痛薬とペンタゾシンなどの非麻薬性鎮痛薬からなる．適切な医学管理下でのみ処方されている群は使用障害には含まれない．

オピオイド使用障害においても，総論で挙げたすべての症状がみられうる．

オピオイド中毒においては多幸症とそれに引き続くアパシー，不快気分，精神運動興奮または制止，判断の低下などに加えて，縮瞳（非常に使用量が多い場合は散瞳）や呼吸抑制が起こることが特徴である．

オピオイド離脱においては，焦燥，痛み，不安などがみられる．

e 鎮静薬，睡眠薬または抗不安薬使用障害（鎮静薬，睡眠薬または抗不安薬依存症）/鎮静薬，睡眠薬または抗不安薬誘発性障害

ここで挙げる薬剤はいわゆる安定剤（抗不安薬）と睡眠薬である．わが国における，これらの患者数はアルコールを除くと危険ドラッグ，覚せい剤に次いで多くなっている．

鎮静薬，睡眠薬または抗不安薬使用障害においても，総論で挙げたすべての症状がみられうる．アルコールと同様に中枢神経を抑制しているため，併用すると致死的となることもある．短時間作用型の薬剤を連用していると，慢性的に離脱症状に苦しむこととなる．この離脱症状は原発性の不安症状と誤診され，改善せずに慢性化しているケースが少なくないため注意が必要である．

2 興奮系の薬物

a カフェイン誘発性障害

カフェイン使用障害（カフェイン依存症）についての報告は相当蓄積されているが，問題のないカフェイン使用との区別が現時点では困難であるため，DSM-5においては今後の研究のための病態として，本項目で取り上げる疾患群とは別項目に分類されている．

カフェイン中毒では，落ち着きのなさ，興奮，不眠，散漫な思考，頻脈などがみられる．

カフェイン離脱では，頭痛，疲労感，易怒性，集中困難，感冒様症状などがみられる．

b 幻覚薬使用障害（幻覚薬依存症）/幻覚薬誘発性障害

幻覚薬にはPCP（フェンシクリジン，エンジェルダスト）やケタミン塩酸塩などの麻酔薬やLSD，MDMA（エクスタシー）などが含まれる．離脱症状はヒトにおいては報告が一貫しておらず診断基準からも除外されているが，MDMAでは離脱症状が報告されている．

幻覚薬中毒においては幻覚，妄想や精神運動興奮がみられる．PCPやケタミンなどの麻酔薬では知覚麻痺や昏睡，LSDやMDMAなどでは共感覚などがみられることが知られている．LSDなどでは幻覚薬を使用していなくてもストレス負荷やアルコールなどの使用時に幻覚などの知覚の変化が出現する，幻覚薬持続性知覚障害がみられることが知られている．

c 精神刺激薬使用障害（アンフェタミン依存症，コカイン依存症）/精神刺激薬誘発性障害（アンフェタミン誘発性障害，コカイン誘発性障害）

精神刺激薬とはアンフェタミンやメタンフェタミン（ヒロポン）など

の覚せい剤やコカインなどが含まれる．精神刺激薬使用障害においても，総論で挙げたすべての症状がみられうる．

精神刺激薬中毒においてはハイとなり，過活動や過覚せいが生じ落ち着きがなくなったり，不安や緊張が高まり警戒心が高まったり易怒的となることもある．幻聴や妄想を伴うことも多い．

精神刺激薬離脱においては疲労感や鮮明な悪夢，食欲亢進，睡眠障害（不眠または過眠）などがみられ，興奮するケースも逆に精神運動静止となるケースもみられる．強い抑うつ状態がみられることも多い．

わが国においては覚せい剤の使用が多いため，断薬後も継続する統合失調症様の幻覚や妄想を主体とする病態を覚せい剤精神病と呼ぶことが多い．このような患者ではストレスなどから症状が再燃することもある．

d タバコ使用障害（ニコチン依存症）／タバコ誘発性障害（ニコチン誘発性障害）

●タバコ使用障害

タバコ使用障害においても，総論で挙げたすべての症状がみられうる．しかし，タバコは合法であり中毒もまれであるため，タバコの確保や効果からの回復に多大な時間を費やしたり，職場や家庭での義務を果たせなくなったりすることはまれである．

タバコ離脱においては，易怒性，不安，集中困難，食欲増進，落ち着きのなさ，抑うつ気分，不眠などが生じうる．

3 その他の薬物

上記に挙げた薬物に分類されない危険ドラッグなどがここに含まれる．2014年に行われた調査では，わが国のアルコールを除く物質使用障害において，危険ドラッグの患者数が首位となった．長年最多数を占めていた覚せい剤を抜いたことにも表れているとおり，これまでとは異なる層への急速な広がりが懸念されるところである．危険ドラッグには鎮静系の物質と興奮系の物質の両方が含まれていることも多く，また依存性物質の精製度が低く不純物質も多い．このためか死亡に至る例も少なくない．さらに法規制を逃れるために含まれる物質構造も変化していくために多様な症状を示す．

●ギャンブル障害

C ギャンブル障害の症状

表3にギャンブル障害の症状をまとめた．賭博（とばく）を依存性物質に置き換えると，ほとんどが物質使用障害でもみられるような症状であるが，(6)はギャンブル障害特有のものである．物質を使用する代わりに金銭を直接やり取りするため金銭的問題が顕在化しやすい．賭博で借金がみられ

るようになるとギャンブル障害を発症している可能性が高い．進行すると周囲に借金を返済してもらったにもかかわらず再び借金して賭博をしたり，診断基準からは外れたが金策のために違法行為に手を染めたりしてしまうことも少なくない．実際に毎年のように賭博の金策が目的と思われる大きな事件が発生している．

表 3 ギャンブル障害の症状

DSM-5におけるギャンブル障害の基準を簡略化したもの．以下の4～5項目で軽度，6～7項目で中等度，8項目以上で重度
(1) 興奮を得たいがために，賭け金の額が増えていく
(2) 賭博をするのを中断・中止しようとすると落ち着かなくなったりイライラしたりする
(3) 賭博を控えたり止めたりしようと何度もしてきたが失敗した
(4) 賭博のことばかり考えていて心を奪われている
(5) イヤな気分（例：無気力，罪悪感，不安，抑うつ）のときに，賭博をする
(6) 賭博で負けたお金を，後日賭博で取り戻しに行く
(7) 賭博へののめりこみを隠すために，嘘をつく
(8) 賭博のために，重要な人間関係，仕事，教育または職業上の機会を犠牲にする
(9) 賭博で作った借金などのために，他人の金を頼る

日本精神神経学会（日本語版用語監修），髙橋三郎，大野裕監訳．DSM-5精神疾患の診断・統計マニュアル．東京，医学書院，2014，578より作成．

2 治　療

A 患者へのアプローチ

1 治療導入期

治療導入期には患者の動機付けの程度が問題となる．多くの場合は「家族や周囲の人に連れられて」「身体疾患のために」「警察・司法ルート経由で」といった非自発的な形で受診に至ることが多い．以前は「底つき」といって患者がすべてを失って本当に困ってからでないと継続的な治療に繋がらないと考えられていたが，それでは多くの患者は死に至り，周囲への影響も甚大である．

患者の受診形態が非自発的であったとしても，受診に至る時点で心のどこかで状況を改善したいと思っているものである．そこで動機づけ面接法などを用いて患者の治療意欲を高めていく必要がある．その過程で「意思の問題ではなく病気である」ことや「少しでも物質を再摂取した

り賭博を再開したりするとエスカレートしていくので完全に止めることがベストである」ことを説明していく必要がある．

　完全に依存物質摂取や依存行動を止められない患者に対しても，自主的に目標を設定してもらうなどして少しでも減らしていくことで病状を改善させていき，ゆくゆくは完全に止めることを目指していくという手法も，軽症例を中心に近年注目を集めている．

　離脱症状が激しい場合や身体状態が不良の場合，または生活が破たんしているために立て直しが必要な場合，そして精神症状が強い場合などは外来での加療が困難であり入院加療の適応となる．

2 離脱期

　いざ依存性物質の摂取を中止すると離脱症状が出現する．これを予防もしくは軽減するために依存性が少ない（作用時間が長く離脱が起きにくい）薬物に置き換えていく方法が取られることが多い．アルコールや鎮静薬，睡眠薬または抗不安薬の場合にはジアゼパムに置き換えることが一般的である．オピオイドの場合はメサドン塩酸塩に置き換えていく方法が欧米では一般的である．

　精神刺激薬使用障害においては，被刺激性亢進，幻覚・妄想などがみられるため，統合失調症に準じて抗精神病薬を投与する．

　依存性物質中心の生活になっていると，食事や飲水が不十分で全身状態が悪化していることも多く，十分な補液や栄養補給，なかでもアルコール使用障害の場合はウェルニッケ-コルサコフ症候群予防のためにもビタミン剤（特にビタミンB_1）や場合によってはニコチン酸などを十分に補充する必要がある．

3 リハビリテーション期

　この時期の中心となるのは自助グループ（相互援助グループ）のミーティングへの参加である．自助グループとは，同じ悩みを抱えた者が集まり，それぞれの体験を語り合う中で自己を振り返り，内省を深めていくことによって，依存性物質や賭博などに依存しなくて済むような新しい生き方を身に付けていく場である．理解のある自治体の公共施設や教会等の一角を借りて患者が自主的に運営している場である．物質関連障害および嗜癖性障害の患者は疾患が進行していく中で周囲とのトラブルを繰り返し，より一層依存性物質や賭博に逃げ込むようになり孤独になっていく．このため，自分と同じ悩みを持ち回復していこうとしている自助グループのメンバーの存在だけでも勇気づけられるし，同じ疾患からしっかりと回復の歩みを続けているメンバーは自身の回復のモデルと

なる．また，回復の進んだ者が，これから回復していく者を手助けしていく中で過去を振り返って気を引き締めたり，さらに自分をより深く振り返ったりするきっかけとなることも稀ではない．このように上手く機能すれば自助グループは強力なツールとなりうる．

自助グループにはアルコール使用障害の場合はAA（Alcoholics Anonymous）や断酒会，アルコール以外の物質使用障害の場合はNA（Narcotics Anonymous），ギャンブル使用障害の場合はGA（Gamblers Anonymous）が一般的である．まだまだ日本では知名度が高くないが，欧米の映画などには自助グループの場面がよく登場する．

さらに集中的に回復を目指す場としてMAC（Maryknoll Alcohol Center，マック），DARC（Drug Addiction Rehabilitation Center，ダルク），セレニティーパークジャパンなどのリハビリテーション施設がある．これらも患者によって運営されており，ミーティングを重点的に行うことをはじめとして，回復に役立つ充実したプログラムを行っている．

リハビリテーション施設や専門病院においては，認知行動療法などの心理療法も行われている．

薬物療法としては，アルコール使用障害においてアルコールの代謝産物であるアルデヒドを分解する酵素を阻害するシアナミドやジスルフィラム，アルコール渇望を抑えるとされるアカンプロサートカルシウムが使用されている．海外ではさまざまな物質使用障害やギャンブル障害にオピオイド阻害剤であるナルトレキソンやナルメフェンなどが用いられることもある．

B　家族へのアプローチ

物質使用障害やギャンブル障害治療においては，自覚のない患者本人よりも，困った家族がまず相談に訪れることが多い．家族はその時点で疲弊しきっていることが多く，受容と共感を持って接し，ねぎらいの言葉をかけることが大切である．その上で物質使用障害やギャンブル障害が病気であるということを含めた，疾患に関する正しい知識を伝えることや，家族がよかれと思って行ってきたことが逆効果になり悪循環になっていることの説明と，そこから抜け出す指針の提示が必要である．

物質使用障害やギャンブル障害は病気であるにもかかわらず，意志や性格の問題と取られてしまうことがいまだに多いため，家族が患者を監視，叱責，哀願するなどして管理しようとしたり，社会からも家族が管

理責任を問われたりすることが多い．しかし，そのような努力は上手くはいかず，より患者の行動をエスカレートさせてしまう．このため家族は不安，怒り，抑うつ，無力感などに苦しむこととなる．しかも患者は自らの物質使用や賭博行動を家族の対応のせいにしてしまい，自身の問題に直面することが妨げられてしまう．このような悪循環の一翼を担っている家族のことを **イネイブラー（enabler）**，そのような状態を **共依存** という．

そのような状態から抜け出すために，家族のための自助グループが重要である．アルコール使用障害の場合はアラノン，アルコール以外の物質使用障害においてはナラノン，ギャンブル障害においてはギャマノンが代表的である．このような自助グループおよび精神保健福祉センターやクリニックで行われる家族教室に繋がることで家族自身の孤独感も和らぐ．そういった所で体験談を話し合ったり具体例を聞いたりする中で，家族自身がこれまでの対応や生き方を振り返り，癒され，成長していくことができる．このようなプロセスを経て患者本人が自助グループに繋がるなどすることも多い．家族はこのような中で，患者の尻拭いをしないことや，暴力には警察を呼んだり逃げたりして，されるがままにならないこと，患者に対して心配だから受診をして欲しいというメッセージを感情的にならずに冷静に出していくことなどを学んでいく．

3 まとめ

物質関連障害および嗜癖性障害のわが国における有病率は高く，本人のみならず家族や社会に与える影響も大きい．それにもかかわらず意志や性格の問題と片付けられてきた時期が長かったためか受診率も低く，十分な対策がなされていないのが現状である．

物質関連障害および嗜癖性障害の治療は精神科医療機関だけでは完結せず，身体管理を行う内科や救急外来，地域の自助グループやリハビリテーション施設，司法機関や警察，保健所や精神保健福祉センターなどさまざまな機関と連携を取って行う必要がある．治療の道のりも再発やさまざまな問題を繰り返すなど平坦でないことも多く，**長期的な視点に立ち臨機応変に援助を組み立てていく必要がある**．

また，医療従事者自体が自助グループのセミナーなどに参加し，しっかりと回復の歩みを進めている患者の様子を目の当たりにすることで回復を信じられるようになることが，実際に仕事場で接する患者や家族に

- イネイブラー
- 共依存

疾患や回復の見通しについて説明したり援助を行ったりしていく際に，大いに役立つことを強調したい．

●参考文献●
1) 日本精神神経学会（日本語版用語監修）．髙橋三郎，大野裕監訳．DSM-5 精神疾患の診断・統計マニュアル．東京，医学書院，2014，473-582．
2) 神庭重信ほか．DSM-5を読み解く 2 統合失調症スペクトラム障害および他の精神病性障害群，物質関連障害および嗜癖性障害群．東京，中山書店，2014，91-217．
3) 白倉克之ほか．アルコール・薬物関連障害の診断・治療ガイドライン．東京，じほう，2003，25-31．

（鶴身孝介）

薬物依存状態

看護のポイント

❶ 薬物依存状態とは

　麻薬や覚せい剤，大麻や有機溶剤などの薬物を繰り返し摂取しているうちに，抑えがたい欲求（精神依存）が生じ，そのために薬物を手に入れようと行動（探索行動）を起こし，それらに圧倒され健康な生活パターンが崩れた状態である．その心理的背景には，現実逃避と快楽追求，葛藤の行動化，特定集団への同一化の希求などが考えられ，犯罪や非行に追随することが多い．

❷ 身体管理と精神の安定

　薬物耐性の形成と用量増加にともない，不眠や発汗，動悸と頻脈，けいれんなどの身体症状に加え，栄養状態の低下，脱水状態など心身の消耗状態が顕著になる．対症的な処置を施行するとともに，不安や苦悶，焦燥，集中困難，せん妄などの離脱症状の出現には十分な栄養摂取と睡眠，落ち着ける環境の確保など全般的に対応することが重要である．

❸ 心のサポートとリハビリテーションの取り組み

　治療・看護側は，ややもすれば薬物依存の反社会的行動のみを捉え，一方的に患者を非難しがちである．病歴や生活歴，家族関係や就労および対人関係などから薬物依存に至った患者の心理社会的背景を理解し，相互に信頼関係を築き，患者自身が率直に自己評価できるよう忍耐強く関与する必要がある．そして，患者が薬物依存を自分自身の問題として受けとめられるよう援助し，他職種と連携しDARCなど治療・教育プログラムへの参加を促し，薬物依存からの脱却を図ることが不可欠である．

❹ 家族への支援

　薬物依存にともなうさまざまな問題行動に巻き込まれ，家族は心身ともに疲弊してしまう．薬物依存患者を抱える家族の肉体的・精神的負担を理解し，その軽減を図る必要がある．家族と一体になって患者の薬物依存の解決にあたり，場合によっては家族システムの機能的側面について査定し，家族療法的なアプローチのもとに深くかかわりを展開し支援することが重要である．

> 患者との信頼関係は，患者の病歴や生活歴，家族関係などの背景を理解するところから築かれる．

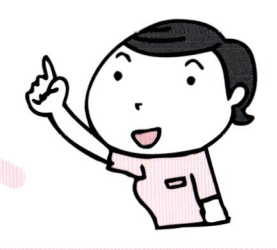

（平澤久一）

12 てんかん

　てんかんは大脳の神経細胞の過剰放電による発作を繰り返す慢性疾患と定義される（表1）．その病因は遺伝素因から脳腫瘍，頭部外傷まできわめてさまざまである．多くの場合に意識消失・全身けいれんをともなうが，発作症状にはそのほかにもさまざまなものがあり，必ずしも意識消失・全身けいれんがあるとは限らない．脳の疾患として医学的理解が比較的進んでいるので，最近では精神科で診療されることが減って神経内科で診療されるようになってきているが，精神病症状や激しい異常行動をともなうことがあり，精神科病棟での入院治療が必要になる患者が一定数いる．てんかん発作についての理解とともに，てんかん患者に特有の精神症状について知っておくことがぜひとも必要である．

てんかんの事例

　32歳女性．軽度精神遅滞があるが，高校までは問題なく卒業している．小学校高学年頃からときどき数分間ぼーっとして反応がなくなることがあったため，てんかんとして治療されているが，全身けいれん発作は1回も出現したことがない．20歳代の半ばから，ときどき様子がおかしくなり，奇声を発して飛び跳ねたり，制止を振り切って家を出て行こうとするなどの行動がみられるようになったが，本人はそれらの異常行動のことを覚えていない．
　今回は家族から「錯乱状態で家族の手に負えない」とのことで救急要請があり，緊急入院となった．来院時，本人はぼんやりして問いかけに反応せず，突然「アー，アー」と奇声を上げて飛び跳ねる動作を数回繰り返した．スタッフに抑えられてジアゼパム10mgの静脈注射を受けたところ，徐々に奇声と飛び跳ねる動作の間隔が空いて強さも減じていき，30分後には入眠した．一晩入院したが，翌日の朝には覚せいし，意識清明となって，異常な言動もなかったため，退院となった．本人は入院前後のことをまったく覚えていなかった．
　複雑部分発作重積状態と考えられた事例である．

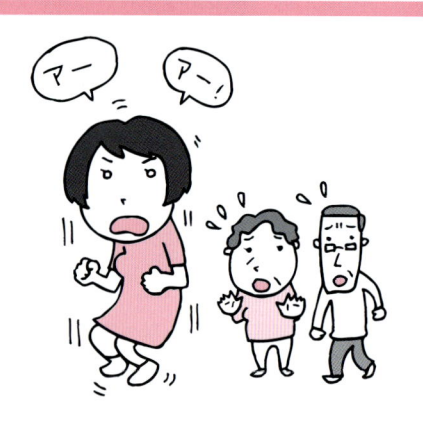

表1 てんかんの定義（WHOによる）

てんかんは大脳の神経細胞の過剰放電による発作を繰り返す慢性疾患である．
- てんかんはさまざまな病因をもつ．
- 慢性に経過し，反復性の発作が主症状である．
- 発作の焦点に対応して，多彩な発作症状（意識・精神・身体症状）をもたらす．
- 脳波検査によって発作放電（脳波異常）が証明される．

1 てんかんの症状

てんかんにはてんかん発作症状とそれ以外のさまざまな症状がある．

- 発作症状は大脳の神経細胞の過剰放電による症状で，ある程度以上強くなると意識消失して全身けいれんに至ることは共通しているが，そこまでに至らない場合は，大脳のどの部位から発作が起こってくるか（焦点部位がどこか）によって，発作症状はさまざまに異なる．
- てんかん発作の出現は一般的には感情的興奮などの精神状態には関係ない．最も関係するのは睡眠不足と疲労である．また飲酒や一部の向精神薬の服用も発作を出現しやすくする．
- 精神科臨床で問題になるのは，発作症状のなかではとくに全身けいれん発作と複雑部分発作だが，むしろてんかん発作症状以外の精神病状態や異常行動のために入院適応になることが多い．

2 てんかん発作症状

てんかん発作には表2に掲げたような国際的に使われている分類がある．これは発作の臨床的症状とそれに対応する脳波所見を基準とした分類であるが，抗てんかん薬の選択にも役立つ．てんかん発作型は大きく「全般発作」と「部分発作」に分けられ，部分発作はさらに意識障害をともなわない「単純部分発作」と意識障害をともなう「複雑部分発作」に分けられる．全般発作には持続時間の長いものと短いものがあるが，すべて意識障害をともなう．

A 全身けいれん発作

全身けいれん発作（大発作；フランス語で「グラン・マル」と表現されることも多い）は，正確には「全般化強直間代けいれん発作（強直間

- てんかん発作型の分類

表 2 てんかん発作型の分類（国際抗てんかん連盟 ILEA，1981）

部分発作（脳の一側半球の病変部から始まる発作，焦点性）
　単純部分発作（意識障害はともなわない発作，「前兆」）
　　・運動発作（焦点性運動発作，ジャクソン発作）
　　・感覚発作（視覚・聴覚・嗅覚・めまいなどの発作）
　　・自律神経発作（自律神経症状を呈する発作）
　　・精神発作（幻覚・錯覚・既視感・恐怖感などの発作）
　複雑部分発作（意識障害をともなう発作，「精神運動発作」とほぼ同義）
　　・単純部分発作に，意識障害をともなう
　　・単純部分発作に，意識障害と自動症をともなう
　二次性全般化発作（単純部分発作から複雑部分発作を経て，全身けいれん発作に至るもの）
全般発作（左右対称性の発作）
　・欠神発作
　・ミオクロニー発作
　・強直発作
　・脱力発作
　・間代発作
　・強直間代発作

- 強直相
- 間代相

代発作）」と呼ばれ，意識を失って倒れた後，数秒間の強直相（四肢が強直・伸展する）に続いて10〜30秒間くらいの間代相（四肢が周期的に屈曲する）があり，その後次第に筋緊張が解けて静止する．

- 換気

1 換 気

けいれん発作の間は正常な換気ができないが，重積状態でない限り，けいれん終了直後から換気が再開するので，酸素吸入は必要ない．強直相の間に口腔内に唾液がたまり，間代相でそれを吹き出したり（いわゆる「泡を吹く」状態）誤嚥するため，けいれん終了時にむせることが多い．したがって発作中には頭部を横に向けて，口腔内から唾液が流れ出るようにするのがよい．また発作が食事中に起こった場合には，後遺症としての誤嚥性肺炎に注意が必要である．

- 咬舌

2 咬 舌

けいれん発作中に舌を噛むこと（咬舌）はそれほど多くはなく，噛むとしても奥歯で舌の両側や頬の内側を噛むだけなので，大出血することはまずない．

- 後遺症
- 後睡眠

3 後遺症

全身けいれん発作は重積状態でない限り，1〜2分間で収まる．けいれんが収まった後，いびきをともなう深い睡眠（「後睡眠」と呼ばれる）

に移行する場合と，すぐに意識回復する場合がある．発作からの回復直後は全身の筋肉痛と全身倦怠感，および健忘をともなうことが多い．また発作後に数分間から数時間にわたって意識水準が低下した状態が持続することもあり，「発作後もうろう状態」と呼ばれる．

4 重積状態

全身けいれん発作が長時間持続する「けいれん発作重積状態」は生命にかかわる重篤な病態であり，迅速な対応が必要である．

> **豆知識　もうろう状態**
>
> もうろう状態とは，意識水準が低下し，認知機能が不十分な状態で，しかも感情的に不安定で，騒いだり動き回ったりする状態をいう．アルコールや向精神薬による酩酊によっても起こり，脳震盪による意識障害によっても起こるが，てんかんの「発作後もうろう状態」にはいくつかの特徴がある．見当識が障害されたままで，恐怖に駆られるようにその場から逃げ出そうとすることが多く（「てんかん性遁走」と呼ばれる），遠くに行ってしまってから意識が回復し，「どうしてこんな所にいるのか」と自分で不思議がることがある．また攻撃的になり，まわりの人が触ると振り払うことも多い．「発作後もうろう状態」の長さは患者によって大きく異なり，ほとんどない人もいれば，数時間続く人もいる．

B 複雑部分発作

脳全体から起こる発作を全般発作と呼ぶのに対して，脳の一部から起こってくる発作を部分発作と呼ぶ．部分発作のうち，意識が障害されるものを複雑部分発作という．複雑部分発作における意識の障害の程度はさまざまで，倒れる場合もあれば，じっと立っている場合もある．脳波で確認される狭い意味での複雑部分発作は全身けいれん発作と同じく1分間程度だが，発作終了直後は意識が曇ったままであること（「発作後もうろう状態」）が多く，意識が回復するまでには数分から数十分かかる．

1 前兆

脳の一部から起こってくる発作なので，まだ発作が脳の小さな部分だけで起こっていて，意識がはっきりしている間に，そのことを感じる場合がある．これが単純部分発作で，患者本人がそれを感じて訴える症状を「前兆」（発作の前触れという意味）という．「前兆」にはさまざまな症状があるが，患者によって決まっており（発作の焦点部位によって決まる），比較的多いのは「吐き気のような胃の辺りの不快感」「何となく

怖いような落ち着かない感じ」「気が遠くなるような感じ」「チカチカと光が見える」「キーンと耳鳴りがする」などである．

2 自動症

複雑部分発作で特徴的なのは「自動症」と呼ばれるさまざまな体の動きである．物を噛んでいるように口を動かす（咀嚼自動症），自分の服や近くにあるものをまさぐるように手を動かす（まさぐり自動症），どこかに行こうとするかのように歩き出す（歩行自動症）など．飛び跳ねたり，全身でもがくような動きをしたり，意味のない発声を繰り返すこともある．これらの動きは本人の意思と関係なく起こっているもので，記憶に残らない．「自動症」も患者ごとにいつも同じ動きが出現する．

3 二次性全般化

部分発作から全身けいれん発作に移行する場合があり，これを「二次性全般化」と呼ぶ．最終的には同じ「全般化強直間代けいれん発作」となるが，その過程で右または左の半身のけいれんがみられる．また全身にけいれんが広がる前に，頭部が右または左（発作焦点の反対側）に向いて回っていく場合があり，「向反運動」と呼ばれる．これらの症状の観察はてんかん症候群の診断にとって重要である．

4 重積状態

まれに複雑部分発作が群発し，意識がはっきりしない状態が長時間続くことがあり，複雑部分発作重積状態と呼ばれる．先に挙げた事例のように，一見感情的に興奮しているように見える奇妙な動作が繰り返し出現している場合にこれを疑うべきである（原理的には脳波検査によって確定診断ができるが，患者が動き回っている状態での脳波検査は現実的ではない）．

複雑部分発作重積状態にある患者については，抗てんかん薬の点滴を施行するが，その際，意識障害のために点滴を抜いてしまう危険があるのと，自動症による突発的な動きがあるため，身体拘束が必要になる場合が多い．重積状態でなくても複雑部分発作が頻繁に出現している患者については，意識が障害された状態で病棟を出て行って事故にあう危険があるため，行動制限をしなければならない．

> **豆知識　てんかん発作重積状態とは**
>
> てんかん発作はどの種類でも通常数分以内に終息する．これは脳の中に発作を止める仕組みがあるからであり，何らかの理由によってその仕組みがうまく働かないと，発作は繰り返し出現して群発し，さらには持続的に出現して「重積状態」となることがある．「てんかん発作重積状態」（ドイツ語で「スタートゥス」と表現されることも多い）は長時間（30分間以上）にわたって発作が持続的に出現する状態と定義される．
>
> てんかん発作重積状態には「けいれん発作重積状態」と「非けいれん発作重積状態」があり，後者はさらに欠神発作重積状態と複雑部分発作重積状態に分けられるが，医療上より重大なのは前者である．「けいれん発作重積状態」は生命にかかわる重篤な病態であり，1時間以内に収まらなければICUで呼吸循環管理する必要が生じるため，迅速な対応が必要である．救急治療によって回復しても，後遺症として麻痺や認知症を残すことがある．重積状態出現の原因として最も多いのは，急激な抗てんかん薬の中断である．

- 重積状態
- スタートゥス
- けいれん発作重積状態
- 非けいれん発作重積状態

C 欠神発作・ミオクロニー発作

1 欠神発作

　欠神発作（小発作；フランス語で「プチ・マル」と表現されることもある）は脳波上の「棘徐波複合」に対応して意識が障害される発作で，ふつう数秒間しか持続せず，倒れることもない．ただし小児の場合はかなり長時間にわたって続くことがあり，「ぼんやりしている」と誤解されることも多い（「小児欠神てんかん（ピクノレプシー）」）．長く続く場合は，眼瞼がピクピクけいれんしたり，複雑部分発作と同じ咀嚼自動症がともなうこともある．バルプロ酸ナトリウムやエトスクシミドという薬剤がよく効く．

- 欠神発作
- 小児欠神てんかん
- ピクノレプシー
- バルプロ酸ナトリウム
- エトスクシミド
- ミオクロニー発作

2 ミオクロニー発作

　ミオクロニー発作は一瞬の全身けいれん発作で，上半身がビクッと動くことが多い．1回だけで終わる場合と群発する場合があり，まれに群発から全身けいれん発作に移行することもある．とくに起床後まもなく，ぼんやりしている時に出現することが多く，右上肢がビクッと動いて歯ブラシや箸が飛んでいくことがある．またカメラのフラッシュのような眩しい光によって誘発されることも多い．

D 強直発作・脱力発作

強直発作と脱力発作（失立発作）は脳幹から起こってくると考えられる全般発作で，出現の仕方はほとんど突然で瞬間的だが，出現後は数秒から数分間ぼーっとしていることが多い．

- 強直発作は全身の筋肉が硬くなり棒倒しに倒れる発作で，頭部や下顎に外傷を負いやすいため，ヘッドギアの着用が必要になる場合もある．
- 脱力発作は全身の筋肉から力が抜けてふにゃりと倒れる発作である．強直発作ほどではないが，やはり受傷の危険が大きい．
- これらの発作を持っている患者は大部分が精神遅滞をともなっており，てんかん症候群分類では「レノックス・ガストー症候群」と診断される患者が多い．

E てんかん発作と鑑別されるべき疾患

けいれんや意識消失を症状とし，てんかん発作との鑑別が必要な疾患は数多い．ここで代表的なものを挙げておく．

- 3歳以下の乳幼児では熱性けいれんがある．熱性けいれんを繰り返す子どもが後にてんかんを発症する場合もあるが，それは10％程度にすぎないとされている．
- 幼小児期にもうろう状態を呈する疾患として，夢中遊行や夜驚症がある．
- 顔面や体の一部がけいれんのように動く疾患として，チックや不随意運動がある．
- 意識の消失や減損（曇り）を症状とし，複雑部分発作との鑑別が必要な疾患としては，失神，一過性脳虚血，低血糖発作などがある．
- 単純部分発作との鑑別が必要な疾患としては，片頭痛や発作性のめまいがある．
- 心因性偽発作（解離性けいれん）については次節で述べるが，真のてんかん発作を合併しているものと，そうでないものがある．

3 てんかん発作以外の症状

A 心因性偽発作

てんかん患者が「真のてんかん発作」以外にそれと紛らわしい心因性

の発作症状をもっている場合，「心因性偽発作」と呼ぶ．

- 心因性偽発作には精神医学的には解離症状とみなされるものが多く，脳波上にてんかん発作のような所見はない．しかし患者が動き回っている状態での脳波検査は現実的ではないので，臨床的な鑑別はそれほど容易ではない．
- 真のてんかん発作に比べて，①怪我をすることが少ない，②眼を閉じていることが多い，③長時間持続することが多い，④症状が毎回同じでなく変化が多い，などが鑑別の要点である．
- 心因性偽発作の診断が確定している患者でも，心因性偽発作が繰り返される間に真のてんかん発作が出現することもあるので，できるだけ真のてんかん発作として看護にあたるのが望ましい．

B 性格・行動の異常

昔からてんかん患者には特有の性格障害があるといわれてきた．その特徴は「粘着性」「爆発性」あるいは「些事拘泥」「迂遠」と表現されることが多い．

- **粘着性**とは，些細なこと，とくに医療スタッフの言葉の端々などにこだわり，しつこくそのことで相手を責め続け，相手が謝るまで引き下

●心因性偽発作

●粘着性
●爆発性
●些事拘泥
●迂遠

✓ check❗ てんかん大発作時の処置

- てんかん大発作（強直間代発作）は一定の症状が一定の順序で出現する．大発作がいったん始まると，ほとんどの場合一通りの経過（強直相・間代相）が終わるまで収まらないが，通常発作は数分以内に収まり，大発作で命を失うことはない．
- 大発作中は全身が大きく動くので，外傷や火傷を負わせないように周囲の物を遠ざける．大発作の全身けいれんの最中に手足を押さえつけることは，かえって骨折や捻挫の危険を増やすのですべきでない．
- 顔を横に向けて唾液が流れ出やすいようにする．呼吸しやすいように襟元やベルトを緩める．
- 舌を噛まないように割り箸を噛ませたり，口の中にタオルなどを詰め込む必要はなく，むしろ誤嚥・窒息・歯を折るなどの危険を増やすのでしないほうがよい．
- 発作が終わった直後の患者は，脳の疲労のために気が弱くなっており，また自分に何が起きたのかわからず困惑していることが多いので，騒ぎ立てたりして患者の気持ちを傷つけないよう，配慮が必要である．

がらないような行動特性である．
- **爆発性**とは爆発的に怒り，見境のない攻撃・暴力が出る性質で，しばしば粘着的に相手を責め続けても相手が謝らない場合に怒りがエスカレートして爆発する．とくに男性の場合，後先を考えない暴力が出ることも少なくないので，この爆発性のために措置入院を繰り返している例もある．
- **些事拘泥**とは細かいことにこだわること，**迂遠**とは回りくどいことである．患者本人から訴えがあって話を聴いても，何を言いたいのかわからない話が延々と続くことが多い．しかしこれは認知症患者のように自分の言いたいことを途中で忘れてしまったり，統合失調症患者のように思考障害によって自分の言いたいことがわからなくなっているのではなく，自分の言いたいことにかかわるすべてのことを言わなければ気がすまないという一種の強迫症状と理解すべきものであり，話の途中で「結局何が言いたいんですか？」などと結論を促すと，機嫌が悪くなることが多い．
- 単に細かいことにこだわるだけでなく，道徳的な事柄について強くこだわり，説教臭くなる傾向がある（**過道徳性**）．
- ただし，以上のような性格・行動障害については，決しててんかん患者のすべてにみられるものではないので，てんかんという病名のみによって偏見をもつべきではない．これらの性格・行動障害は，てんかんを患っている期間が長いほど，またてんかん発作の頻度が高いほど強く現れる傾向があるために，てんかんそのものが原因と考えられているのであるが，てんかんそのものだけではなく，抗てんかん薬の大量使用による認知機能障害，てんかんの病因となっている脳器質障害の影響，あるいは周囲の環境（家庭・学校）からのストレスなどの複合的な要因が関与していることも確かである．
- さらに，てんかん患者は精神遅滞や広汎性発達障害を合併していることが多いため，特定の物へのこだわりや強迫症状など，それら合併疾患から理解されるべき異常行動もよくみられる．

C 精神病状態

てんかん患者に幻覚・妄想が出現して精神病状態になることがあり，発作との関係から，以下の4通りに分けられる．

1 発作時精神病

てんかん発作症状そのものによって精神病状態になるもので，比較的

珍しい．複雑部分発作重積状態で意識の曇りが長引いた場合に起こることがある．また「前兆」症状が恐怖感である場合や幻視である場合には，その「前兆」が長く続くと意識が清明でも「前兆」の症状に反応して妄想状態になることがある．

2 発作後精神病

複雑部分発作の群発や全身けいれん発作の出現の直後から3日後に急性に精神病状態になるが，数日間で収まるもので，発作の出現から精神病状態の出現までの間の1～3日間は意識清明で正常にみえることも多い（「清明期」と呼ばれる）．

3 発作間欠時急性精神病

発作の出現とは関係なく急性・一過性に幻覚・妄想が出現するもので，一般の急性一過性精神病状態と同様に扱ってよい．

4 慢性精神病状態

いわゆる「てんかん性精神病」のことで，てんかん発作の出現・抑制とは関係なく慢性的に幻覚・妄想があり，見かけ上統合失調症との区別が難しい．

4 てんかんの治療

A 抗てんかん薬の調整

複雑部分発作などのてんかん発作のコントロールについては抗てんかん薬（カルバマゼピン，バルプロ酸ナトリウム，フェニトインなど）の調整を行う．主要な抗てんかん薬については薬物血中濃度の測定が保険適用になっているので，抗てんかん作用が十分あり，しかも副作用が出にくい至適濃度範囲に入っていることを確認すべきである．

B 重積状態の治療

全身けいれん発作重積状態や複雑部分発作重積状態にある患者については，まずジアゼパムなどベンゾジアゼピン系薬剤を経静脈投与する．それで発作が止まらない場合，フェニトインなどの抗てんかん薬を点滴投与する．この際，一時的に至適濃度範囲を大きく超える投与が必要になることもある．それでも発作が止まらない場合は麻酔薬による全身麻酔を行うが，呼吸循環管理が必要になるため，ICUなど設備と人員の揃った施設に移すほうがよい．

C 精神病状態の治療

てんかん患者の精神病状態に対する治療は統合失調症やほかの器質性・症状性精神障害に準ずる．ただし発作を起こしやすくする薬剤（抗精神病薬の一部，三環系抗うつ薬など）の投与を避けるよう注意する．

D 薬剤性精神障害

抗てんかん薬の中には双極性障害にも有効な薬剤（カルバマゼピン，バルプロ酸ナトリウムなど）がある一方，抑うつや精神病状態を引き起こすことが少なくない薬剤（ゾニサミド，トピラマートなど）もあるので，薬剤性の精神障害にも十分注意すべきである．

・ゾニサミド

E 交代性精神病

頻繁に起こっていたてんかん発作（とくに複雑部分発作）が抗てんかん薬の調整によって止まると，それと交代して抑うつや精神病状態が出現することがある（「交代性精神病」と呼ばれる）．この病態にも注意が必要である．

・交代性精神病

F 心因性偽発作の治療

心因性偽発作の治療は解離性障害の治療に準ずるが，患者が真のてんかん発作をもっており，家族など周囲が保護的であることが多いため，入院精神療法による治療は難しいのが一般的である．

G 異常行動の治療

てんかん患者にみられる異常行動については，抗てんかん薬によるてんかん発作の抑制と抗精神病薬や抗うつ薬による「爆発性」のコントロールが主体で，精神療法は効果を上げにくい．

5 てんかんの疫学

A 発現頻度（有病率）

てんかんの有病率は0.5％前後とされているが，診断されていない患者も相当数いると考えられるため，実際は1％程度と推定される．

B　てんかんの病因

あきらかに遺伝素因によると考えられる例もあるが，てんかんにかかわる遺伝子は非常に種類が多いことがわかってきているので，単純に遺伝病と考えるのは誤りである．半数以上の例では後天的な原因によると考えられており，おもな後天的病因としては周産期障害，脳炎，頭部外傷（脳外科手術の後遺症を含む），脳腫瘍，脳血管障害，変性型認知症（アルツハイマー病など），アルコール・薬物依存などである．

近年では画像診断の発達により，MRIなどの脳画像上で「てんかん原性病変」がみつかることも多くなっており，胎生期における脳の発生異常（皮質形成異常）や良性腫瘍が指摘されて，外科的治療の対象となることも増えてきている．側頭葉てんかんでは海馬硬化がみられることが多い．

- てんかん原性病変
- 皮質形成異常
- 海馬硬化

C　発病年齢

てんかんは子どもの病気と考えられがちであるが，それは病因が遺伝素因であるてんかん（「特発性てんかん」）にしか当てはまらない．「特発性てんかん」に限れば，小児期から20歳代前半までに発病する人がほとんどである．

- 特発性てんかん

しかし，てんかんには上に挙げたようなさまざまな後天的病因があり，それら後天的な疾患や外傷によって発病するてんかん（「症候性てんかん」）は，病因によって発病年齢はさまざまに異なる．「症候性てんかん」のうち，「レノックス・ガストー症候群」を含む「症候性全般てんかん」は小児期に発病することが多く，ほとんど必ず精神遅滞をともなう．

一方，「症候性部分てんかん」は，さまざまな病因によるものが合計されると，60歳代以下のどの年齢層でもほとんど同じ割合で発病する．成人発症のてんかんで最も多いのは，「症候性部分てんかん」のなかでも「側頭葉てんかん」である．そして70歳代以降は，アルツハイマー病や脳血管障害による発病が急激に増加する．高齢発症のてんかんは，認知症の症状と紛らわしいこともあって，見逃されていることが多い．

- 症候性てんかん
- 症候性全般てんかん
- 症候性部分てんかん
- 側頭葉てんかん

●引用・参考文献●
1) 清野昌一ほか編. てんかん症候群. 東京, 医学書院, 1998, 440p.
2) ブラウン, トーマス・Rほか. てんかんハンドブック. 松浦雅人監訳. 東京, メディカル・サイエンス・インターナショナル, 1998, 316p.
3) 兼本浩祐. てんかん学ハンドブック. 第3版. 東京, 医学書院, 2012, 348p.

4)「てんかんの精神症状と行動」研究会編. てんかん：その精神症状と行動. 東京, 新興医学出版社, 2004, 275p.

（深尾憲二朗）

3

精神科疾患の治療・検査の理解と看護

1 治療の実際と看護

統合失調症をはじめ精神疾患の治療においては，①薬物療法，②精神療法，③社会復帰療法が中心となる．とくに薬物療法の開発は，精神症状の改善に飛躍的な効果を生み出し，入院患者の退院の促進と地域における生活を可能とし，患者のQOLを向上することに役立ってきた．

日本において向精神薬が本格的に使用されてから40年以上が経過するが，その間に悪性症候群，水中毒などの重大な副作用が問題となり，薬物による過剰な鎮静や錐体外路症状は，患者のADLを低下させるのみでなく，服薬中断の原因ともなってきた．

また，抗精神病薬においては，急性期における幻覚・妄想や精神運動興奮に有効であるが，その後に続く意欲の低下や感情の平板化などの陰性症状に対しては，効果が乏しいことも知られている．

このように薬物療法の限界が明らかになる一方で，治療者と患者の信頼関係，家族の理解とサポート，共同作業所など地域における支援と生活の場の確保は，治療の効果を高め，症状の再発を防ぐことに役立つことが広く知られてきた．

精神疾患の治療においては，薬物療法，精神療法，社会復帰療法などの治療方法の一つだけを選択するのではなく，さまざまな治療方法を組み合わせながら包括的な治療を行うことが求められる．

看護スタッフには，患者と密接なかかわりを作ることから始まり，その中で患者の理解を深め，ほかの職種と協力しながら患者の生活場面で適切な看護の援助を提供することが求められる（表1）．精神疾患の治療においては，医師，看護師，精神科ソーシャルワーカー（PSW），臨床

- 精神疾患の治療と看護

表1 精神疾患の治療と看護

薬物療法：服薬の管理，服薬指導，情報提供，副作用の発見
精神療法：病棟での支持的精神療法が主体となる．身辺介助や生活場面における声かけや援助も精神療法的な側面がある．
社会復帰療法：病院においては以下のような方法がとられる．
　　　　　　①作業療法，②生活指導とレクリエーション，③デイケア，ナイトホスピタル

心理士（CP），作業療法士（OT），薬剤師の協力が必要であり，さらには地域の医療・保健・福祉との連携が必要である．

1 精神療法と看護

精神科疾患の発症に際しては，その生物学的要因のみでなく心理的，社会的・環境的要因の考察が必要であるが，治療においても対象としての精神症状に対する治療のみならず，患者のいだく心理的問題に対してもかかわらなければならない．すべての精神科疾患において，専門的な精神療法に限らず精神療法的なかかわりが必要である．

また精神科疾患の発症とその後の生活の過程で，患者は教育・就労・社会生活の場でさまざまな喪失体験を蒙（こうむ）ることがある．病気のために失われたものへの悲しみ，孤独による寂しさなどは治療経過にも大きな影響を与える．このような側面からも心理的・社会的なかかわりが大切である．

A 精神療法とは

精神療法（psychotherapy）とは，治療者と患者相互の交流を通して，患者の悩みを理解し，患者のかかえる悩みや苦痛を共同で解決していく作業である．

精神科医療においては精神療法，臨床心理士による実施については心理療法という用語が用いられる．

B 精神療法の技法

精神療法（表2）は，以下の要素から構成される．

表2 精神療法一覧

支持療法：支持的精神療法
表現療法：心理劇（サイコドラマ），絵画療法，児童における遊戯療法，箱庭療法
洞察療法：来談者（クライエント）中心療法，精神分析療法，力動的精神療法
指示的精神療法：行動療法，認知行動療法，自律訓練法，集団精神療法
日本で始まった精神療法：森田療法，内観療法

1 支持療法

患者の訴えを傾聴し，その悩みを理解し，かかわりのなかで信頼と安心をもたらし，問題の解決のための助言を行う方法である．治療の最初の段階から行われ，多くの精神科疾患の治療に適応される．

2 表現療法

患者が内面に抱いている不満や葛藤を自由に表現してもらい，その感情を治療者が共有し，次第に患者の言葉で言語化されていくなかで，心理的な緊張を和らげていく方法である．言語化が困難な児童においては，描画，箱庭，遊戯などの非言語的表現方法がとられる．

3 洞察療法

過去の体験や，周囲との関係，行動のあり方，精神疾患における症状を患者の言葉で見直していく過程である．精神分析療法や力動的精神療法において用いられる．

4 訓練法（指示的精神療法）

問題となる行動を再体験させながら，適応性を獲得していく方法である．行動療法，認知行動療法，自律訓練法，森田療法などがある．

C 精神療法の実際

1 支持的精神療法

治療者は患者の心の深層に踏み込まずにその苦悩を受容し，症状の改善と患者の苦痛の軽減を目的とする．また患者の自我機能の健康な側面を評価し，患者自身の自己評価を高めるようにする．支持的精神療法は神経症のみならず，統合失調症などすべての精神障害に有用である．

●支持的精神療法

支持的精神療法の要点 check!

- 看護師は患者の話に十分耳を傾け，患者の苦悩を理解することが大切である．
- その際に指示や指導めいたかかわりは避け，患者が心理的問題を整理するのを助けるという態度が必要である．
- 患者の心の世界には不用意に立ち入らず，心理的背景の究明を急いではならない．
- 治療者は中立的な態度が必要であり，治療者−患者関係に注意し，患者の治療者への転移感情や行動化（アクティングアウト）に十分注意しなければならない．

精神分析療法

2 精神分析療法

精神分析はジグムント・フロイト（Freud. S）が創出した理論で，人間の無意識の世界を理解し，治療に応用していく理論である．

フロイトは，人間の心には意識されている世界の外に，無意識の世界が存在し，人間の思考や行動が，その無意識的な力によって突き動かされることにあるとした．過去の恐怖に満ちた体験や心の葛藤，欲動などが，無意識のなかに抑圧されることによって精神症状が引き起こされるとし，とくに幼児期体験を問題にした．

精神分析療法は，この抑圧された感情を自由に表現させることで，症状の緩和を図る．精神分析においては，精神の構造（イド，自我，超自我），防衛機制，精神・性的発達論（口唇期，肛門期，男根期，性器期），転移・逆転移など特有の概念が使われる．手技としては自由連想法が用いられる．

3 力動的精神療法

フロイトの精神分析学をもとにアメリカで発展した．患者の心理・行動を自我防衛機制から理解し，治療者－患者との間に生じる感情関係に注目した．

4 来談者（クライエント）中心療法

アメリカの心理学者，カール・ロジャーズによって提唱された．来談者の主体性と能力を尊重し，来談者の訴えに耳を傾け共感を示すなかで，来談者の成長への力を引き出し，治療に結びつけていく方法である．

治療者の介入を極力避け，来談者の自己実現を図ることから，非指示的療法と呼ばれ，カウンセリングの場面で広く用いられている．

5 認知療法

外界の出来事に対する認知の仕方によって，感情・思考・行動が異なってくるという考え方を前提に，患者は自らの認知の歪みを認識し修正していくことで，症状の改善を図る技法である．

6 行動療法

行動療法は心理療法の一つで，学習理論を基礎とし，問題となる行動（不適応行動）は誤った学習から生じるものとみなす．問題となる行動を減らし，望ましい行動（適応行動）を増やしていくために，さまざまな介入を行う．

条件付け技法，曝露法，脱感作技法，消去技法，オペラント技法などがある．

認知行動療法

7 認知行動療法

現在学習理論に基づく行動療法と認知の歪みを認識し修正していく認知療法は不可分と考えられ，認知療法に行動療法的な技法が取り込まれ，認知行動療法に発展した．

うつ病をはじめとし，強迫性障害，不安障害，摂食障害，さらにPTSDなどに対して幅広く応用されている．

自律訓練法

8 自律訓練法

静かなベッドや椅子に仰臥し，軽く目を閉じ，公式となる言葉を繰り返し心のなかで唱え，毎日行うことによって心身の緊張を和らげていく技法であり，心身症，神経症，ストレスの緩和に効果がある．

集団精神療法

9 集団精神療法

集団（6名位）のなかで，自分の心の問題を話したり，他人の抱える心の問題に耳を傾けることで，自分の心の問題を客観的に認識し，新たな発見ができることで症状の改善に役立てることができる．

神経症，うつ病，統合失調症，摂食障害，あるいはアルコール依存症や薬物依存の治療にも広く用いられている．デイケアにおいても集団精神療法はプログラムに組み入れられている．

心理劇（サイコドラマ）や児童の遊戯療法も集団精神療法に含まれる．

家族療法

10 家族療法

問題を抱えた個人のみでなく，個人を取り巻く家族にも治療の場に参加してもらい，家族が話し合っていくなかで，家族の力で問題を解決していく治療法である．摂食障害などの治療に用いられる．

生活技能訓練
SST

11 生活技能訓練（social skills training：SST）

生活技能訓練は，認知行動療法の一つで，患者の社会生活のコミュニケーション技能の訓練と社会生活技能の改善を目的とする．統合失調症などの患者の生活の質向上のために，多くの施設で実施されている．

課題としては，①会話技能（会話や意思伝達の方法），②食事の用意，③金銭管理，④交通機関の利用，などが挙げられる．

（吉田佳郎）

薬物療法

2 薬物療法と看護

中枢神経系に作用し，おもに精神疾患の治療に用いられる薬物を向精神薬と呼ぶ．向精神薬は，適応となる対象疾患によって，おおよそ表3のように分類される．向精神薬の使用に際しては，その効果のみでなく

副作用の出現に十分注意が必要である．

表 3 向精神薬一覧

- ・抗精神病薬
- ・抗不安薬
- ・抗うつ薬
- ・精神刺激薬
- ・抗躁薬
- ・睡眠薬
- ・抗てんかん薬
- ・抗酒薬
- ・抗パーキンソン薬（薬物性パーキンソニズムの治療薬）
- ・認知症治療薬（アルツハイマー型認知症治療薬）
- ・悪性症候群治療薬
- ・ベンゾジアゼピン受容体拮抗薬

A 抗精神病薬 (表4)

1 フェノチアジン誘導体

クロルプロマジン塩酸塩，レボメプロマジンマレイン酸塩，プロペリシアジン，フルフェナジンマレイン酸塩，ペルフェナジンマレイン酸塩，プロクロルペラジン，フルフェナジンデカン酸エステル（注射）．

2 ブチロフェノン誘導体

ハロペリドール，ブロムペリドール，ピパンペロン塩酸塩，スピペロン，チミペロン，ハロペリドールデカン酸エステル（注射）．

3 ベンザミド誘導体

スルピリド，スルトプリド塩酸塩，ネモナプリド，チアプリド塩酸塩．

4 その他の抗精神病薬

ピモジド，クロカプラミン塩酸塩，モサプラミン塩酸塩，オキシペルチン，ゾテピン．

5 非定型抗精神病薬

a セロトニン・ドパミン遮断薬（SDA）

リスペリドン，パリペリドン，パリペリドンパルミチン酸エステル（注射），ペロスピロン塩酸塩水和物，ブロナンセリン．

b 多元受容体作用抗精神病薬（MARTA）

オランザピン，クエチアピンフマル酸塩，クロザピン．

c ドパミン受容体部分作動薬（DPA）

アリピプラゾール．

- 抗精神病薬の適応
- 抗精神病薬の副作用

表 4 抗精神病薬の適応と副作用

抗精神病薬の適応
- 統合失調症をはじめとする精神病状態において，幻覚・妄想・思考障害などの症状を改善する．
- 躁病などの興奮の鎮静，せん妄の治療にも使用される．

抗精神病薬の副作用
- 治療早期の副作用
  錐体外路症状（パーキンソニズム，急性ジストニア，アカシジア），アレルギー（肝障害，薬疹）．
- 長期投与の副作用
  遅発性ジスキネジア，体重増加（肥満），慢性便秘，多量飲水，月経異常．
- 重大な副作用
  悪性症候群，麻痺性イレウス，心室頻拍（突然死），遅発性ジスキネジア，抗利尿ホルモン不適合分泌症候群（水中毒），再生不良性貧血，無顆粒球症．

- 非定型抗精神病薬

非定型抗精神病薬　豆知識

- 従来型（定型）抗精神病薬では，過鎮静や錐体外路症状が大きな問題であった．
- 非定型抗精神病薬は，これらの副作用や陰性症状の改善を目的とし，日本では1996年から使用され，統合失調症の治療においては，第一選択薬剤として使用されることも多くなってきた．
- しかし，重大な副作用として高血糖・糖尿病性アシドーシス・昏睡が警告されている．

- 錐体外路症状

錐体外路症状（extrapyramidal symptom：EPS）　豆知識

おもに抗精神病薬の副作用として出現する神経学的症状であり，筋緊張と運動機能の異常をもたらす．抗精神病薬による錐体外路症状には以下の症状がある．
- パーキンソン症状：筋強剛，振戦，寡動，仮面様表情，小刻み歩行，流涎など．
- アカシジア（静座不能）：下肢のムズムズした異常感であり，強い焦燥を伴う．
- 急性ジストニア：頸部や体幹の捻転，舌突出，眼球上転など．
- 遅発性ジスキネジア：口部（舌・口唇）の不随意運動や回転，吸引運動，痙性顔面歪曲など．

錐体外路症状は患者に苦痛を与え，ADLの低下をもたらし，さらに悪性症候群など重大な副作用を伴うことがある．

> **豆知識　悪性症候群**
>
> 向精神薬の最も重篤な副作用であり，抗精神病薬，抗うつ薬，炭酸リチウムなどの投与中に出現し，以下の症状と検査所見が認められる．
> ・38℃以上の高熱．
> ・筋強剛，振戦，嚥下困難などの錐体外路症状．
> ・著明な発汗と頻脈，流涎などの自律神経症状．
> ・無言・無動（昏迷状態）およびせん妄などの意識障害．
> ・CPK上昇，血中ミオグロビン上昇，尿中ミオグロビン上昇（ミオグロビン尿）．悪性症候群においては，急性腎不全，DIC，肺炎などの重大な合併症を引き起こす．

B 抗不安薬（表5）

1 ベンゾジアゼピン誘導体

クロルジアゼポキシド，ジアゼパム，クロキサゾラム，オキサゾラム，メダゼパム，ブロマゼパム，ロラゼパム，フルジアゼパム，クロラゼプ酸二カリウム，メキサゾラム，アルプラゾラム，フルトプラゼパム，ロフラゼプ酸エチル．

2 チエノジアゼピン誘導体

クロチアゼパム，エチゾラム，フルタゾラム．

3 その他

ヒドロキシジン塩酸塩，タンドスピロンクエン酸塩．

表5　抗不安薬の適応と副作用

抗不安薬の適応
・神経症をはじめとする不安症状を和らげる．社会恐怖，全般性不安障害，パニック障害，強迫性障害を含む．
・うつ病，統合失調症などの精神疾患の不安に対しても使用される．

抗不安薬の副作用
・重症筋無力症，急性狭隅角緑内障には禁忌である．
・眠気，ふらつき，めまい，注意・集中力低下，複視，構音障害，健忘．
・重大な副作用として依存性（中止時の離脱症状），呼吸抑制に注意が必要である．

• 抗うつ薬

C 抗うつ薬（表6）

1 三環系抗うつ薬

イミプラミン塩酸塩，クロミプラミン塩酸塩，トリミプラミンマレイン酸塩，アミトリプチリン塩酸塩，ノルトリプチリン塩酸塩，ロフェプラミン塩酸塩，アモキサピン，ドスレピン塩酸塩．

2 四環系抗うつ薬

マプロチリン塩酸塩，ミアンセリン塩酸塩，セチプチリンマレイン酸塩．

3 選択的セロトニン再取り込み阻害薬（SSRI）

フルボキサミンマレイン酸塩，パロキセチン塩酸塩水和物，塩酸セルトラリン，エスシタロプラムシュウ酸塩．

4 セロトニン・ノルアドレナリン再取り込み阻害薬（SNRI）

ミルナシプラン塩酸塩，デュロキセチン塩酸塩．

5 ノルアドレナリン作動性・特異的セロトニン作動性薬（NaSSA）

ミルタザピン．

6 その他

トラゾドン塩酸塩，スルピリド．

• 抗うつ薬の適応
• 抗うつ薬の副作用

表6 抗うつ薬の適応と副作用

抗うつ薬の適応
・うつ病をはじめとして，精神疾患のうつ状態に使用される．
・選択的セロトニン再取り込み阻害薬（SSRI）では，パニック障害や強迫性障害も適応とされている．

抗うつ薬の副作用
・緑内障，前立腺肥大（尿閉），心伝導障害では禁忌である．
・抗コリン作用（口渇，便秘，尿閉），眠気，めまい，低血圧，発疹，体重増加
・重大な副作用：けいれん，せん妄，悪性症候群，麻痺性イレウス，顆粒球減少症，水中毒，SSRI，SNRIにおいては，セロトニン症候群に注意．

D 精神刺激薬

メチルフェニデート塩酸塩，ペモリン，モダフィニル．
精神刺激薬は，乱用と依存について，警告が出されている．

E 気分安定薬(双極性障害治療薬)

炭酸リチウム,カルバマゼピン,バルプロ酸ナトリウム,ラモトリギン.
炭酸リチウムは,高濃度でリチウム中毒,悪性症候群が出現するため,血中濃度の測定が必要である.ラモトリギンは重篤な皮膚障害に厳重な注意が必要である.

F 睡眠薬(表7)

1 ベンゾジアゼピン系睡眠薬

トリアゾラム,ブロチゾラム,ロルメタゼパム,リルマザホン塩酸塩水和物,ニトラゼパム,エスタゾラム,ニメタゼパム,フルニトラゼパム,フルラゼパム塩酸塩,ハロキサゾラム,クアゼパム.

2 非ベンゾジアゼピン系睡眠薬

ゾピクロン,エスゾピクロン,ゾルピデム酒石酸塩.

3 バルビツール酸系睡眠薬

バルビタール,アモバルビタール,フェノバルビタール,セコバルビタールナトリウム,ペントバルビタールカルシウム.

4 その他

フェノバルビタール含有配合薬,トリクロホスナトリウム,抱水クロラール,ブロモバレリル尿素,ラメルテオン,スボレキサント.

表7 睡眠薬の副作用

- 重症筋無力症,急性狭隅角緑内障においては禁忌(ベンゾジアゼピン誘導体).
- 依存性と離脱症状,精神症状の誘発,呼吸抑制など.
- 皮膚粘膜眼症候群(Stevens-Johnson症候群)など(バルビツール酸誘導体).

G 抗てんかん薬(表8)

1 ヒダントイン誘導体

フェニトイン,エトトイン,ホスフェニトインナトリウム水和物.

2 バルビツール酸誘導体

フェノバルビタール,フェノバルビタールナトリウム,プリミドン.

3 フェニトインとフェノバルビタールの配合薬

4 ベンゾジアゼピン誘導体

クロナゼパム,ジアゼパム,クロバザム,ニトラゼパム,ミダゾラム.

・抗てんかん薬の副作用

表 8 抗てんかん薬の副作用

- 神経症状：眠気，ふらつき，運動失調，複視
- 皮膚症状：薬疹，皮膚粘膜眼症候群
- 血液障害：白血球減少，再生不良性貧血
- 肝障害，高アンモニア血症（バルプロ酸投与時）：発作の抑制と副作用の予防のため，血中濃度の測定が必要である．

5 その他

バルプロ酸ナトリウム，カルバマゼピン，ゾニサミド，ガバペンチン，アセチルフェネトライド，トリメタジオン，エトスクシミド，スルチアム，アセタゾラミド，トピラマート，ラモトリギン，レベチラセタム，ルフィナミド，スチリペントール，ベメグリド（てんかん診断，異常脳波の賦活）．

ラモトリギンは重篤な皮膚障害に厳重な注意が必要である．

H その他

1 抗酒薬

シアナミド，ジスルフィラム．

2 抗パーキンソン薬（薬物性パーキンソニズムの治療薬）

a 抗コリン薬

ビペリデン塩酸塩，トリヘキシフェニジル塩酸塩，プロフェナミン塩酸塩，ピロヘプチン塩酸塩，マザチコール塩酸塩水和物．

b フェノチアジン誘導体

プロメタジン塩酸塩．

3 認知症治療薬（アルツハイマー型認知症治療薬）

ドネペジル塩酸塩，ガランタミン臭化水素酸塩，リバスチグミン，メマンチン塩酸塩．

4 悪性症候群治療薬

ダントロレンナトリウム．

5 ベンゾジアゼピン受容体拮抗薬

フルマゼニル．

6 選択的ノルアドレナリン再取り込み阻害薬

アトモキセチン塩酸塩（適応：注意欠如・多動性障害 ADHD）

- 電気けいれん療法
- ECT

> **豆知識**
>
> **電気けいれん療法（electroconvulsive therapy：ECT）**
>
> ・前頭部に電流を通電することで，人為的にけいれん発作を誘発し，精神症状の改善を図る治療法である．
> ・うつ病で自殺の危険が高い場合，躁状態の興奮状態，統合失調症の緊張症候群などいずれも緊急の場合に使用されることが多い．また薬物療法が効果せず，重大な副作用が出現した場合にも，薬物療法に代わり実施される．
> ・けいれん発作を誘発する従来の電気けいれん療法では，骨折や心血管系の副作用の危険があるため，麻酔科医の管理のもとで，けいれんを誘発しない修正型電気けいれん療法が行われている．

（吉田佳郎）

3 精神科救急と看護

A 精神科救急

- 精神科救急

　精神科救急とは，精神疾患によって自他への不利益が差し迫っている当事者に対して，緊急的に精神医療サービスを提供する医療行為を指す．

　ひとくちに精神科救急といっても，誰にとっての緊急事態であるのかによって，介入の方法は異なる．当事者自身が精神症状に悩み精神科救急医療を求めて受診することもあれば，本人ではなく家族が困り果てて当事者を精神科救急病院に連れてくることもある．また全くの他人が被害を被り，当事者が警察に保護された後に，強制的に精神科救急医療が導入されることもある．

- 精神科救急医療システム

　わが国では1995年に精神科救急医療システムが稼働し始めて以降，各都道府県で中核病院をもとに，各地域の実状に合わせた精神科救急サービスが整備されてきた．

B 精神科救急の分類

　一般的な救急医療と同様，精神科救急も一次救急，二次救急，三次救急に分類される．

- 一次救急

1 一次救急

　当事者は自ら精神科治療を求めて受診する．当事者の話を共感的に傾聴しながら心理教育・精神療法を実施し，適切な薬物療法を提供するこ

とで，外来診療のみで治療的対応を行うことが可能である．ソフトな救急と呼ばれる．

自ら受診した事例

19歳女性．高校を卒業し大学に進学．地元を離れて一人暮らしを始めた．大学の雰囲気に馴染めず，同級生に話しかけることがなかなかできない．講義の内容も急に難しくなり，ついていけないのではと心配になる．休日も図書館に通い，一人で勉強をしている．夜遅く，寝ようと横になっても，大学を続けていけるのだろうかと考えて不安になる．心臓がドキドキして，息苦しい．手足もしびれてきた．このままでは死んでしまうのではないかと恐くなり，自ら救急車を呼んで，病院に搬送してもらった．病院に着いた頃には息苦しさは治まっていた．検査をしてもらったが，とくに問題はないと言われた．救急医の勧めで，救急外来で精神科医師の診察を受けたところ，パニック発作と診断された．

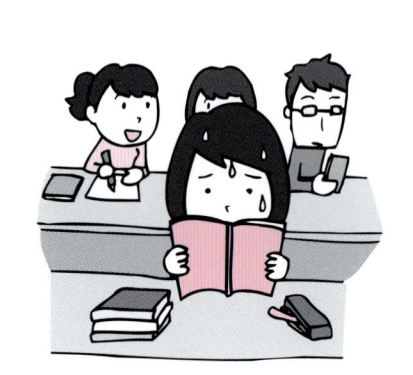

● 二次救急

2 二次救急

当事者が治療を求めて自ら受診することもあれば，当事者の意思に反して家族が当事者を受診させることもある．任意入院，医療保護入院もしくは一般病棟への入院が必要となるケースを指す．

医療保護入院の事例

20歳男性，大学生．最近，元気がなく，口数も減った．そして，部屋に引きこもる．部屋では，ぶつぶつと独り言を言ったり，にやにやと笑ったりしている．そばに誰もいないのに，誰かと話をしている．「見張られている」と言って，窓を閉め切り，さらに窓に目張りをしている．「エアコンから催眠ガスが流れてくるので体調が悪い」と奇異なことを言う．ある晩，「盗聴されている」と憤り，電話機や部屋の壁を壊すため，家族が何とか本人を説得して，精神科救急病院を受診させた．精神保健指定医の診察の結果，統合失調症の診断で医療保護入院となった．

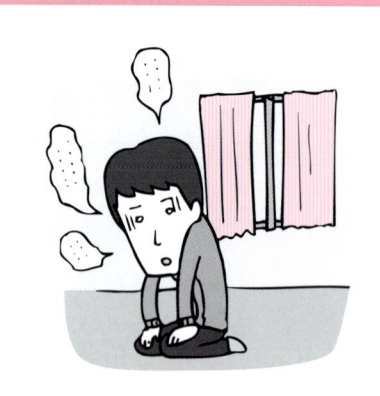

● 三次救急

3 三次救急

精神疾患が原因で自傷他害の恐れが著しい場合，当事者に精神医療を導入するためには行政による介入が必要となることがある．例えば，統

合失調症や躁病の急性期においては，自分自身が精神疾患に罹患していると思わないため，精神科治療を受けることなく経過し，病状増悪の結果，社会的な問題を引き起こして初めて精神科医療が導入されることも稀ではない．

警察による受診援助もしくは警察官通報（23条通報），検察官通報（24条通報）などの結果，措置入院，緊急措置入院もしくは応急入院が必要となるケースである．ハードな救急と呼ばれる．

措置入院の事例

40歳男性，会社員．1ヶ月前から気分が高揚し，夜も遊び歩くようになった．ほとんど寝ていない．唐突に新車を購入したりと，浪費が著しい．職場でも上司と衝突することが多い．飲酒量も増えた．ある日，通行人と喧嘩になり，警察に保護された．「相手がぶつかってきたので殴っただけ」と憤り，駆けつけた警察官に対しても威嚇し，殴りかかろうとした．精神保健福祉法第23条通報が出され，精神保健指定医による措置診察ののち，躁病エピソードの診断で措置入院となった．

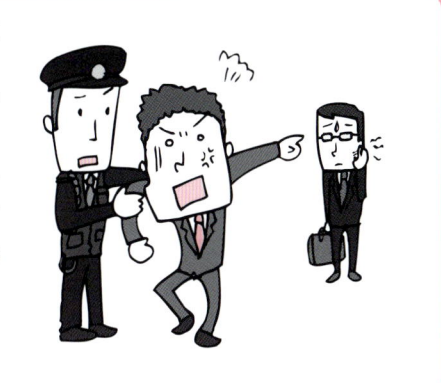

C 精神科救急場面における看護の実際

1 精神科救急来院前の対応

精神科救急受診の電話相談に対応する時から，精神科救急医療が始まる．精神科救急来院前の対応のポイントを以下に挙げる．

・精神科救急の当事者・その家族は，突然生じた精神的問題にどう対応したらよいかわからず，戸惑っていることが多い．電話対応の際には，落ち着いた口調で優しく話しかけ，共感的な傾聴を心掛けることで，まずは不安の軽減を図る．

・現在の当事者の状態，当事者をとりまく状況について，情報を収集し，緊急性を判断する．情報収集に漏れがないように，予め聴取する事項をまとめたインテークカードを準備しておくと便利である．一般に，未治療の統合失調症圏・気分障害圏の病態が疑われるケース，自傷他害がみられるケース，当事者の近くに家族がおらずサポートが十分でないケースなどでは，精神科救急医療の緊急性が高くなる．既に精神科医療を受けている当事者であれば，通院先の医療機関から診療情報を入手することも有用である．

- 収集した情報をもとに，各機関において精神科救急の受け入れが可能かどうか検討する．一般にアルコール酩酊状態にある当事者や，覚せい剤などの薬物使用直後の当事者は精神科救急医療の対象外である．また薬物過量服薬のケースでは身体的治療が優先されるため，精神科単科病院では，まずは身体科救急の受診を勧める．糖尿病の低血糖症，肝硬変の高アンモニア血症，甲状腺機能障害，膠原病など，意識障害や興奮を呈する身体疾患は精神科救急に紛れ込みやすいので注意を要する．

- 各精神科救急病院において，どのような病態に対応することが可能か，予め守備範囲を明確にしておくことが望ましい．当事者・家族にとって緊急事態であったとしても，治療上意味のない入院や治療上マイナスになる入院は避けるべきである．認知症患者の入院やパーソナリティ障害圏の患者を緊急的に入院させる際には，治療の枠組みを明確にしておくことが必要である．受診の前に当事者・家族のニーズを聴取するとともに，各医療機関で提供できる医療とその限界について事前に家族・当事者に説明しておくことが望ましい．

2 精神科救急来院時の対応

●救急来院時の対応

精神科救急外来を受診した当事者は，精神科を緊急的に受診することへの不安を抱いている．当事者が落ち着いて話をできるようであれば，安心して話すことができる雰囲気作りを心がけ，不安の軽減に努める．

著しい精神運動興奮状態にある当事者，攻撃性が著しい当事者の診察の際には，事前に十分な数の治療スタッフを確保した上で診察に臨み，お互いの危険防止を第一とする．警察官が同行している場合は，保護室に入院するまで警察官の援助をお願いすることもある．

精神科救急の場面でも，初診にはなるべく多くの診察時間を割いて，丁寧な診療を心掛ける．急性錯乱状態の当事者においても，救急受診時の記憶はその後も保たれていることが多いことを念頭に置いて，丁寧に心理教育を実施することが大切である．

精神運動興奮が著しく，鎮静を要するケースでも，十分な情報収集・診察を行い，治療方針を決定した後に，鎮静を図る．鎮静の際に使用する薬物により呼吸抑制をきたすこともあり，循環・呼吸動態のモニタリングが必要である．

●精神保健指定医の診察

精神保健指定医の診察の結果，①他の患者との人間関係を著しく損なうおそれがある等，その言動が患者の病状の経過や予後に著しく悪く影響する場合，②自殺企図または自傷行為が切迫している場合，③他の患

- 隔離

- 自殺企図ケースへの対応

- 身体的拘束

者に対する暴力行為や著しい迷惑行為，器物破損行為が認められ，他の方法ではこれを防ぎきれない場合，④急性精神運動興奮等のため，不穏・多動・爆発性などが目立ち，一般の精神病室では医療または保護を図ることが著しく困難な場合などに該当するケースでは，対象者を保護室などの閉鎖的環境の病室に隔離することが必要となる．切迫した自殺企図を訴える当事者の診察では，常に誰かが当事者のそばに付き添い，自殺予防に努める．保護室や観察室に入院直後に，さらに絶望を深めて自殺を図るケースもあるため，慎重な対応を要する．

精神保健指定医の診察の結果，自殺企図または自傷行為が著しく切迫している場合，多動または不穏が顕著である場合，精神障害のためにそのまま放置すれば患者の生命にまで危険が及ぶおそれがある場合などに該当するケースでは，他に良い代替方法がなければ身体的拘束が必要となる．身体的拘束を実施する場合でも，その必要性について当事者に繰り返し説明し，できる限り早期に身体的拘束を解除するように努める．身体的拘束により，下肢深部静脈血栓症のリスクが高まることに留意し，弾性ストッキングの着用などの予防措置を講じる．

対象者の行動を制限する場合でも，対象者の個人としての尊厳を尊重し，人権に配慮し，治療上必要な最低限度の制限に努める．どのような場合であっても，信書の発受の制限や，人権擁護の職員・弁護士との電話・面会の制限を行うことはできない．過去の行動に対する制裁として行動の制限を行うことは絶対に許されるものでないことは言うまでもない．

- 家族への対応

3 家族への対応

精神疾患が重篤であるほど，当事者は自らが精神疾患に罹患していると認識できなくなる．重症の統合失調症や躁状態の患者が精神科治療を自ら求めて精神科を受診することは稀である．家族は当事者の精神的変調にいちはやく気づき，精神科治療が必要だと思っていても，当事者が受診を拒否すると，どうしようもなくなる．本人を医療機関に受診させるまでに，家族は長期間，さまざまな苦労を経験している．

当事者が初回入院となった場合，精神科病院に本人を入院させる不安を抱え，「これで良かったのだろうか」という疑問や戸惑い，自責感などに家族は苛まれることも多い．家族から入院前の経緯を聴取する際には，支持的傾聴を第一とし，単なる情報の収集にとどまらず，不安の軽減に積極的に努める．一般に家族が治療に協力的であるほど，患者自身の治療経過も良好となる．精神科救急受診時の医療スタッフによる家族

への対応の良し悪しが，将来にわたる家族と当事者，あるいは家族と医療スタッフとの関係を左右することも少なくないため，丁寧な対応を心掛けることが大切である．

　当事者が入院中，当事者のことを心配するあまり，毎日でも面会に行かないといけないと思っている家族も多い．入院中，家族は休息の時間を大切にすることも，今後の長期的な治療を継続する上で必要であることをきちんと伝え，家族の負担軽減に努める．退院する際には，訪問看護の導入などで，家族をサポートすることも大切である．

- 家族の負担軽減

D　精神科救急病棟における看護の実際

　精神科救急医療の任務は，急性期にある当事者を迅速に医療へ導入し，短期間で病状の改善を図り，社会での生活に戻すことにある．しかし当事者に「きつい病院だった」「二度と入院はいやだ」などという印象を持たれてしまうと，次に病状が再燃したときに再入院を予感してどうしても病院から足が遠のいてしまう．これが治療中断を生み，治療中断が再び救急患者を生み出す悪循環に陥る．精神科救急病棟における看護では当事者との信頼関係を重視し，納得してもらえる入院治療を心がけなくてはならない．

　たとえば次のように試みる．

①急性錯乱状態・精神運動興奮状態・幻覚妄想状態の患者においても，丁寧な対応を行い，支持的傾聴を通じてラポールの形成を図るようにする．
②最終的に隔離や身体的拘束を要するケースでも，十分な説明を行い，行動制限の最小化を図る．
③急性期の心理教育はできるだけ早期に導入する．心理教育を行う際には，簡潔でわかりやすい表現を用いる．
④向精神薬を初めて内服する場合はとくに恐怖心が強いこともあり，薬剤に関する説明を丁寧に行い，しばらく患者に付き添う．

　これらの意識は，看護する上でのさまざまな工夫を生み，患者と意思疎通を図る努力に粘りを持たせる．この積み重ねが看護の質を向上させる基礎となる．

- ラポールの形成

- 行動制限の最小化
- 心理教育

a　精神科救急病棟で看護をする上でのポイント

・患者の早期の病状安定を図るため，看護師も積極的に支持的精神療法を行う．そのためには，看護師自身も精神療法のトレーニングを続けていくことが大切である．

- 精神科救急看護のポイント
- 支持的精神療法

- 薬物療法を受ける患者の気持ちに寄り添い，薬に対する患者の評価を意識的に聴き出す．看護師によるそれらのかかわりを通して患者が自ら主体的に治療に参加できるように支援する．

● 心理教育プログラム
- 統合失調症や薬物依存症に対する心理教育プログラムなどを整備し，専門的な治療を提供していく．
- 日々のミーティングを通じて，治療スタッフ皆が治療方針を共有し，チーム医療を推進していく．とくに入院中，問題となる行動を起こす患者の場合，治療スタッフに陰性感情を持たれやすく，結果として治療が進まないことがある．症例カンファレンスを設けて，患者に対するアセスメント・治療方針を治療スタッフ全員が共有し，対応に臨むことが大切である．
- 精神科救急では，入院時に保護室を使用することがほとんどである．各施設とも保護室の数には一定の制限があるため，早期に患者の病状を安定させて早期に隔離解除を実施するなどのベッドコントロールが日々必要である．
- 日々の診療で余裕のある対応をするためには，看護師自身も心身ともに健康でなければならない．管理者は業務負担についても個別に配慮する必要がある．
- 入院中，行動の制限は最小限に努める．患者の自由度を高める病棟運営を心掛ける．

● 人権への配慮

E 人権への配慮

　精神科救急では当事者の意思に反して精神科入院治療を導入し，行動の制限を要することが多い．そのため精神科救急では，当事者の人権に対する配慮とともに，当事者の権利を最大限に尊重することが必要である．精神科救急病棟の看護師にとって当たり前の処置が，当事者やその家族にとっては不自然に映ることもある．精神保健福祉法の正しい理解

● 精神保健福祉法

が不可欠である．

● 精神科救急看護の魅力

F 精神科救急看護の魅力

　精神科救急病棟での実習後，精神看護に興味を持つ学生が多くいる．将来の看護師像を具体的に「精神科救急病棟のあの看護師さんのようになりたい」と希望を抱く学生もいた．精神科救急の看護は心身両面で大変ではあるが，精神科看護のスキルを身につけていく上では，この上ない臨床現場である．何より，看護の直接的な働きかけを通じて，患者の

病状が日に日に落ち着いていく姿を見ることができるのは，精神看護の醍醐味と言えるのではないだろうか．精神科救急医療を志す看護師が増えることを期待する．

> **災害時精神医療における看護師の役割** 豆知識
>
> 　2011年3月11日の東日本大震災の直後，全国から多くの精神医療スタッフが被災者の支援活動を行った．この経験をもとに，厚生労働省は災害派遣精神医療チーム（DPAT: Disaster Psychiatric Assistance Team）の体制の整備を進めている．災害派遣精神医療チームは精神科医師，看護師，業務調整員（後方支援全般を担当）などで構成され，災害時には，被災地域の精神保健医療ニーズの把握，他の保健医療体制との連携，各種関係機関等とのマネージメント，専門性の高い精神科医療の提供と精神保健活動の支援を行う．
>
> 　精神科救急医療の経験は災害派遣精神医療にも通ずる．実際の活動では，例えば，被災者の血圧を測り体調面に気を配りながら，同時に心のケアを行うなど，看護師の役割は大きい．災害時における心のケアは長期的な活動が必要となることが多く，現地スタッフとの信頼関係の構築を心がけることが大切である．

・災害派遣精神医療チーム（DPAT）

（内谷浩一，山崎信幸）

4 社会復帰支援と看護

　社会復帰という言葉について考え始めると，社会という言葉の定義にまで遡ってたいへんなことになってしまう．しかし「社会」を「人とのつながり」と言い換えてみると「社会復帰」は「人とのつながりを取り戻すこと」となって，すっと腑に落ちてくる．一方，精神科領域においては，昨今，リカバリー[8]という概念が導入されて盛んに使われるようになってきた．リカバリーという言葉の日本語訳はないが，おおよそ「自分らしい生き方を主体的に求めるプロセス」とされている．「人とのつながり」はその人の生活や生き方の根本的な在りようを支えるものである．人とのつながりを紡いで，自分らしい生活をしていく夢や希望を育んでいく支援が，今，私達に求められている．

　そのことを念頭に置きつつ，ここでは主に長期入院患者さんの退院支援について述べたい．長期入院患者数が増えてしまったことは，過去の精神科医療における国の方針と診療報酬の影響が大きく，この数十年で患者さん達は病院以外の生活の場を失ってきた．厚生労働省は長期入院の期間を「精神病棟における入院期間が5年を超える」と定めているが，

入院してから5年という時期は，患者さん達にとって，退院に対する希望よりも不安の方がずっと大きくなってくる時期でもある．長期入院の患者さん達は，ホスピタリズムが大きな問題となる年月を病院で過ごしてきた人達である．入院生活では，個人の生活が管理され，過度に保護された集団生活に組み込まれているために，「自分らしい生活」がもち難く，「人とのつながり」も集団生活に組み込まれてしまっている．よって，長期入院からの退院は，自分らしい生活や自分らしい人とのつながりを取り戻していく過程における，大きなステップといえるだろう．

　長期入院からの退院については，各々の患者さんによって状況が大きく異なっているためにマニュアルは作れない．ここでは事例を通して，患者さんが自分らしい生活を取り戻していく過程について考えてみたい．

A　事例1

1　退院生活がイメージできる支援

　事例1（p.190）のAさんのように「退院は不安です．一生病院においてください」と話していた患者さん達も，いったん退院してしまうと，退院前の不安はどこにいったのか「もう入院はしたくない」と一様に話される．退院するときに「すぐに戻ってきてもいいからね」とみんなに送り出されたことが嘘のようである．長期入院の患者さんが退院を恐れるのは，退院後の生活がイメージできないことや，未知の生活への不安，病院での管理・保護された環境から離れる不安などによるところが大きい．退院支援は患者さんが「退院したい」という希望を抱ける支援であり，そのためには退院生活がイメージできるような支援を提供することが必要になる．そういう意味で開放病棟の患者さんには底力があるし，退院していく患者さんが多い病棟では自然と退院を促す流れが生まれてくる．退院した患者さんが近所に住んで，入院患者さんと自由に行き来ができ，外からの風がたくさん入ってくる病棟ならばなおさらそうだろう．

事例1　友人に誘われたことがきっかけに

　10代から50代後半までの約40年間，人生の大半を病院で過ごしてきたAさん（男性）．診断は統合失調症．
　長期間，開放病棟に入院していた．幻聴は続いており，金銭管理が苦手で，ご飯も炊いたことがないなど家事能力は低かった．退院の話になるといつも「病院の外の生活が怖い．ずっと病院に置いてほしい」と話していた．50歳頃にグループホームへの退院を強く勧められ一泊の体験外泊をしたが，夜中に怖くなって病院に逃げ帰り，それ以来ますます退院が怖くなっていた．しかし，同じ病棟に入院してきた友人に「隣の部屋が空いているから退院して来い」と誘われて，頻繁に遊びに行くうちに次第にその気になっていった．Aさんも参加して多職種によるカンファレンスや，デイケア見学などを繰り返し，具体的な生活をイメージしながら友人が住むアパートの隣室に退院した．
　退院して10年以上になるが，苦手な金銭管理は権利擁護システムの支援を受けつつ，訪問看護やヘルパーも利用しながら地域で暮らしている．週に2～3回，銭湯に行くのが楽しみで，そこでの仲間もできた．お好み焼き屋の常連で，お店のおばちゃんにも可愛がられている．高齢になって時折身体的な理由で入院することもあるが「やっぱり自分の部屋が一番いい」と早々に退院している．

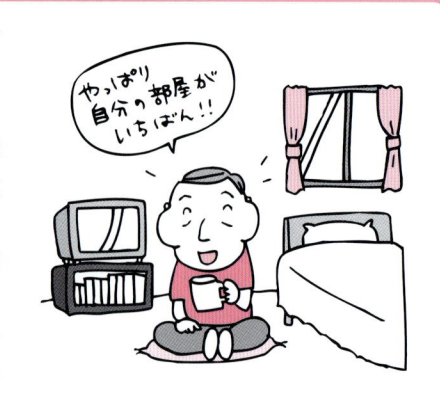

2　ピア・サポート

　このような環境を作っていくことのほかに，私達が提供できる支援としては，外出を促進して地域での生活にたくさん触れてもらうこと，住居の見学や体験，デイケアや作業所などの社会資源の見学や体験，グループ活動を通してピア・サポーティブで緩やかな繋がりを育ててゆくことなどがある．Aさんの場合は友人から隣室への退院を誘われて，友人宅に頻繁に遊びに行き，その生活に触れたことが退院への大きなきっかけになったが，患者さん同士の支え合い（ピア・サポート）の力は大きく，退院してからの生活の質にも影響する．退院支援におけるピア・サポーターの役割はこれからもより一層大きくなっていくだろう．

3　能力評価

　退院支援を考えるときにまず思い浮かぶのは，症状の安定や生活能力の向上ではないだろうか．たしかに症状は軽い方がよいし，ある程度の生活能力も必要だろう．患者さんの能力評価については，米国を中心に治療やケアの適正化を図るためのさまざまな評価尺度が考案されており，日本でも導入されている．それらの尺度には種々多様なものがあるが，主なものとして，セルフ・ケア能力評価（オレム・アンダーウッド

理論[9]に基づくものなど)，日常生活能力評価，社会機能評価，精神症状評価，認知機能評価，QOL（生活の質）の評価などがある．しかしAさんのように生活能力が低いままでも退院して，症状とつき合いながら，地域で生活をしている患者さんは多い．長期入院患者さんが持っている潜在的な生活能力やセルフ・ケア能力は，入院生活の中では推し量れないものがあり，それは退院して初めて発揮されることが多いことも知っておく必要がある．

4 退院後のサービス

退院後の支援は訪問看護，ホームヘルプサービス，お弁当宅配サービス，デイケア，就労継続支援事業所，各種支援センターなど生活を支えるサービスがかなり充実してきた．家事や料理ができなくても，退院は可能な時代である．万全を期しての退院よりも，さまざまなサービスを利用しながら退院し，本人のニーズに合わせてサービスの変更を行っていくほうが現実的だろう．また，デイケアや就労継続支援事業所，支援センターなどは，そこでの人との関わりが，互いに支え合う大きな力になる点も重要である．退院を支援するためには，さまざまなサービスの存在や地域での生活についても知っておきたい．

B 事例2

1 コミュニティ・ミーティング

Bさんは長年閉鎖病棟で過ごしていたが，その病棟が開放病棟になり，その後，病棟にコミュニティ・ミーティングが導入された．グループは，思いや苦労・希望・病気・生活のことなど，何でも話せる「響きの器」「抱えの器」であり，ピア・サポーティブな緩やかな繋がりを培う場である．また病棟のコミュニティ・ミーティングは，自分達の生活を自分達で考えていこうという自己決定能力を促進するし，退院や地域での生活のことが話題になることも多い．グループは病棟を耕して病棟の文化を構築し，支え合いを育んでゆくものである．

その後，Bさんは地域の支援者と行うグループ活動にも参加して，地域の見学など地域に触れることが多くなった．病棟には，そのように外からの風もたくさん入って，Bさんをはじめ多くの患者さんが退院していった．

病棟で始まったグループ活動は，病院の文化となり，デイケアでの当事者研究[10]やWRAP（元気回復行動プラン）[11]などにもつながっていった．当事者研究やWRAP，SST（生活技能訓練），SA（スキゾフレ

事例2 グループ活動に参加して生き生きと

　30代から60代まで35年間，入院していたBさん（女性）．診断は統合失調症．

　Bさんは長年，閉鎖病棟のなかで過ごしていた．退院に対する思いは両価的で，言い出したらきかない頑固な人だった．幻聴や妄想が活発で，幻聴に操られて，すれ違いざまに他の患者さんを叩いたりしていた．退院への希望は持ちながらも，退院の話が具体的になってくると不安が強くなり，病状が悪化して「退院はしません」と言い出し，退院支援が立ち消えになることを繰り返してきた．その後，病棟の開放化が行われ，開放病棟で3年間過ごし，病棟のコミュニティ・ミーティングにもよく参加するようになった．また地域の支援者と共に行うグループ活動に参加して，地域での生活に触れる機会が増えていった．そしてデイケアでイケメン男子が働いている姿を見て「みんなが生き生きと働いていて素敵だ」と，地域で暮らしたいとの希望を持つように変わっていった．その後，本人と看護師，PSW，デイケアや訪問看護のスタッフなどがチームを組んで徐々に退院準備を進めた．60代後半という年齢もあり，介護が利用できるグループホームに退院するか，単身のアパートに退院するか迷っていたが，「今はまだ自由に一人暮らしを楽しみたい」と自らアパートへの退院を選んで退院した．

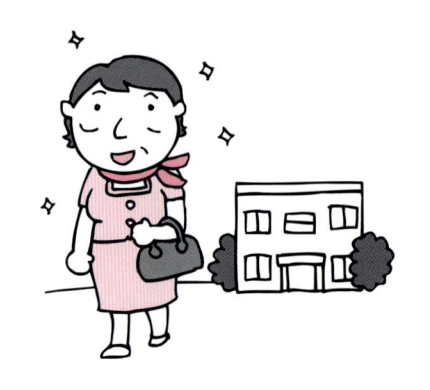

　退院してからも，幻覚妄想体験に操られて，隣人の学生さんとトラブルになり，一度，入院したり，引っ越したりしたが，その後は不思議と幻聴も穏やかな内容のものになってゆき，訪問看護やヘルパー，デイケアを利用して地域で暮らし続けている．上手に薄化粧をして，おしゃれをして外出し，「退院して5歳は若返った」と評判である．

ニック・アノニマス）などのグループ活動には，仲間同士の支え合い（ピア・サポート）やセルフ・ヘルプ能力を育む力がある．

2 デイケアでの交流

　一番身近な地域の施設ともいえるデイケアでの交流も患者さんに大きな力をもたらす．当院を例に挙げると，デイケアで行われる当事者研究に入院患者さんも参加するし，また，デイケアのメンバーがWRAPのファシリテーターの資格を取得して病棟でWRAPを行い，さらにピア・サポーターとして病棟に入って退院支援を行う．入院患者さん達は，デイケアが運営するカフェに客として訪れ，そこで働いている仲間の姿を目にする．入院患者さんとデイケア・メンバーとの交流は，病院に外からの風を入れるとともに，デイケア・メンバーがリカバリーの役割モデルを果たして，入院患者さんに希望をもたらし，デイケア・メンバー自身も自信や生きがいをもらって，ともにリカバリーの道を歩むことを可能にする．こうしたピア・サポーティブなありようの理想形として北

海道浦河町にある「べてるの家」の取り組みがあり，病院も「べてるの家」に学ぶことは多い[12, 13]．

3 家族の反対

　一方，退院支援を行うにあたっての問題の一つに，家族の反対がある．Bさんには兄がいるが，退院の話が始まった時，兄は退院に猛反対だった．理由は経済面や関わりの面で自分に負担がかかるのではないかということや，病状が悪かった数十年前の記憶によるものだった．単身生活になることで福祉サービスを利用できるため，経済的に家族から独立できること，かかわりについてもさまざまなサービスがあり，家族に負担をかけずに生活していけることなどを説明した．またBさんと会ってもらううちに現在の様子もわかってもらえ，退院への理解を得ることができた．退院してからは互いに行き来するようになり，入院中よりもずっと良好な関係になっている．

（三好裕子）

●引用・参考文献●

1) 日本医薬品集フォーラム．日本医薬品集 医療薬2015年版．東京，じほう，2014，3572p．
2) 吉田佳郎．病棟・外来・施設で使う向精神薬薬剤ノート．大阪，メディカ出版，2007，255p．
3) 田上美千佳．家族にもケア：統合失調症はじめての入院．東京，精神看護出版，2004，154p．
4) 中井久夫ほか．看護のための精神医学．東京，医学書院，2001，315p．
5) 日本精神科救急学会ホームページ（http://www.jaep.jp/index.html）
6) 村井俊哉ほか編．精神医学へのいざない：脳・こころ・社会のインターフェイス（精神医学セミナー1）．東京，創元社，2012，141p．
7) 野間俊一ほか編．精神医学のひろがり：拡張するフィールド（精神医学セミナー2）．東京，創元社，2013，152p．
8) マーク・レーガン．ビレッジから学ぶリカバリーへの道：精神の病から立ち直ることを支援する．前田ケイ訳．東京，金剛出版，2005，120p．
9) 南裕子．実践オレム-アンダーウッド理論 こころを癒す（アクティブ・ナーシング）．東京，講談社，2005，406p．
10) 浦河べてるの家．べてるの家の「当事者研究」．東京，医学書院，2005，297p．
11) 『精神科看護』編集委員会．WRAPってなんだろう？．精神科看護．41（8），2014．
12) 川村敏明，向谷地生良．退院支援，べてる式．東京，医学書院，2008，116p．
13) 浦河べてるの家．べてるの家の「非」援助論：そのままでいいと思えるための25章．東京，医学書院，2002，253p．

服　薬

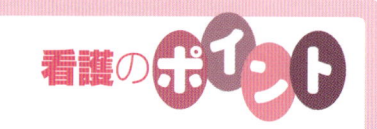

看護のポイント

❶信頼関係に基づくかかわりとサポート
　服薬を余儀なくされる患者の気持ちと副作用にともなう不快感や苦痛などを思いやり，服薬の必要性と必ず病気は治ることを根気よく説明し，安心して療養生活を送れるようサポートすることが重要である．それには信頼関係に基づいた日常的な援助やかかわり，働きかけといった看護行為と患者との相互作用によって，薬物療法の効果がより一層高まることを認識する必要がある．

❷拒薬の問題
　統合失調症患者の場合，「病気でない」から服薬の必要性がない，「飲むと死ぬ」といった被毒妄想などの病的体験に左右されて，長期にわたる入院や処遇などに抗議して，不快で苦痛な副作用のため拒薬することがある．病勢増悪期を除いて，病状が少しも改善しない，ある日を境に病状が急変する場合は拒薬が考えられる．

❸服薬の確認
　病的体験に左右され服薬を頑強に拒否したり，巧妙に隠れて拒否する場合がある．飲んだふりをして指の間に挟み，ポケットに隠したり，床に落としたり，舌の下に隠す場合がある．服用後，トイレや洗面所で口に指を入れ吐き出すことがある．服用時は看護師が目の前で直接確認するが，それとなく話しかけ，物を含んだような口調や口の動かし方，喉の動きなどを観察し，確認する．また誤薬の有無に注意し，大量にため込んで自殺を図る場合があるので侮ってはならない．

❹副作用の観察と対応
　向精神薬の副作用には，初期のめまいやふらつき，眠気や倦怠，便秘や発汗，脱力や口渇など軽度のものから，服用初期，薬物の種類，長期連用や中断によって錐体外路症状や離脱症状など重篤なものまである．一部の薬物では攻撃性が高まったり，急激な増量から自殺の危険性や異常行動，健忘を残すものがある．患者の言動や行動，訴えに注意し，出現した場合は医師の指示に基づき，服薬を中止しなければならない．

> 病状が少しも改善しない，ある日を境に急変するといった様子がみられたら要注意．

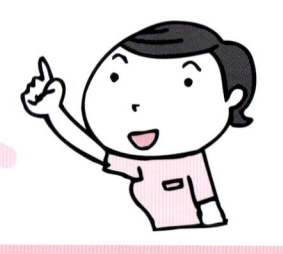

（平澤久一）

2 面接・検査の実際と看護

1 面接の実際と看護

A 受診の方法

　精神科の受診については，精神面の不調や悩みを抱えて，自らの意思による場合もあるが，ときには家族や職場の上司に付き添われて受診することもある．

　近年は医療連携システムのなかで，一般の医療機関からの紹介で受診する機会も増加している．受診の動機についても自らの意思によることもあるが，本人は受診の必要を認めず，場合によっては周囲の人たちが強制的に受診させる場合もある．とくに救急医療の場面においては，怒りや攻撃的な感情が入り混じるなかでの受診もある．

B 予診と問診表

・予診

　予診とは，初診に際して精神科医の診察の前に，受診の動機や受診の契機となった問題，受診者のニーズなどおおよその情報を本人や付き添い者から聴取し，実際の診察の手助けとなる作業である．大学病院や研修病院においては，研修医やときには臨床教育の一環として医学生が行う．また社会的要因や環境的要因を考察するために，精神科ソーシャルワーカーや臨床心理士が実施することもある．

　また，予診に代えて問診表（受診に際してのおたずね）を手渡して受診の動機や受診の契機となった主訴を記載してもらうという方法がとられる．高齢のため，十分に意思疎通ができない受診者に対しては，外来看護師が付き添い問診表の記載を手伝うこともある．

C 予診の内容（表1）

　予診に際しては，自ら望んで精神科を受診した場合は本人から聞き取りを行うが，自らは望まない受診，発達障害，高齢，身体機能障害などで意思伝達が困難な場合は，近親者など付き添い者から聞き取りを行う．

●予診の内容

表1 予診の内容

- 受診者および付き添い者の氏名および続柄, 電話などの連絡方法.
- 精神科受診歴（受診医療機関およびほかの医療機関）.
- 受診の意思（自ら望んで, または家族などの勧めで）.
- 主訴と現病歴：受診者自らが苦痛を自覚し, 受診の契機となった中心の症状あるいは家族など身近な人が気づいた精神的な問題や行動を経時的に聞き取る.
- 身体的な病気やけがについての既往歴および現在服用している薬物.
- 薬物や食物アレルギーやショックの既往.
- 飲酒・喫煙などの習慣.
- もともとの性格の特徴と最近の変化など.
- 個人歴：生育歴, 学歴, 職業歴など.
- 家族構成と現在の生活状況あるいは最近の家族構成の変化.

D 予診における注意点

　予診や問診表から多くの情報を得ることができ, 受診者の主訴やニーズに焦点をあてて診察に入ることができる.

　しかし, 予診における問診の内容は多岐にわたっており, 生活史などをすべて聴取することは困難である. また, 受診に際して不安が強かったり, 拒否的な感情が強い場合には, 十分な協力が得られないこともある. その場合には要点のみを聴取し, なるべく早くに精神科医の診察にゆだねることが大切である.

　予診の段階からすでに診察は開始されており, 受診者は面接の相手の言葉や応対によって安心もし, 逆に不安が強くなることもある. 予診の段階においては, 受診者の訴えに対して批評を加えたり, あるいは深く聞きすぎることは避けるべきである. 面接者は受診者の訴えに注意深く耳を傾け, 事実関係を客観的に把握する態度が必要である.

E 精神科医の診察

　精神科医は予診や問診表から得られた情報を参考にして診察を開始する. 予診と同様に受診者, とくに初診の場合は, 安心できる態度で接し, 受診者の主訴やニーズに主点を置きながら診察を行う. 不安や拒否的な感情が強く十分な意思疎通ができない場合においては, 受診者の話に耳を傾けて, 受診者の苦痛とニーズをていねいに聞き取ることが大切である.

　精神疾患においては, 患者の体験や内的思考は患者自身の言葉と表現

によって確認できる．しかし，診断を急ぐあまり性急に症状を探り出すことで，患者の心を閉ざしてしまうことがある．患者の訴えを傾聴していくなかで，さまざまな精神医学的症状を見出し，見出した症状を精神医学的診断基準に照合しながら，診断へと結びつけていく．

F 診断における注意点

診断に際しては，受診者本人の面談のみでなく，周囲の親しい人からの情報の聴取も必要である．付き添い者は以後の治療の協力者になりうることに配慮しなければならない．

少ない情報ですぐに，診断を決定することは危険である．とくに精神症状や行動の障害の背景に身体疾患が存在している可能性があることを忘れてはならない．診断が決定できない場合には，以後のかかわりのなかで確定診断を行うことも可能であり，初診においては，次の受診と治療の継続ができるような対応をすべきである．

（吉田佳郎）

2 身体的検査の実際と看護

●身体的検査

精神疾患においても身体疾患が背景に存在することがあるので（表2），身体的検査は重要である（「症状性精神障害」p.123，「認知症」p.131参照）．

●身体疾患

表2 精神科における身体疾患一覧

- 身体疾患から発生する精神症状
- 身体疾患の併発
- 精神疾患の急性期における身体管理
- 薬物療法にともなう身体的問題
- 自殺にともなう身体的後遺障害

A 精神科臨床における身体疾患の重要性

1 精神疾患の診断における身体疾患の存在

本人や身近な人との面接と問診によって聞き取られた情報から，精神医学的な症状を見出し，診断に結びつけていくという方法がとられる．しかし，精神疾患の発症を疑うに足る十分な心理的要因（心因）や環境

因が見つけ出され，また統合失調症や双極性障害（躁うつ病）などの精神疾患にいかに類似した症状が確認できても，背景に身体疾患が潜んでいる可能性もあり，十分注意しなければならない．とくに初診，救急医療において，身体疾患の存在は大きな問題となる．

2 精神疾患の急性期における身体管理（「精神科救急と看護」，p.181参照）

統合失調症の急性期やうつ病の昏迷状態，あるいはアルコール依存症の離脱状態など精神疾患の急性期においては，食事の摂取や安静が困難となり，脱水，栄養障害，電解質異常，肺炎などの感染症の併発が生じ，ときには生命に危険をもたらすことがある．

さらに精神症状の管理のため，急速な薬物療法が必要な場合もある．精神疾患の急性期や増悪期においては，精神症状の治療とともに身体症状の管理が必要となる．

3 身体疾患の併発

高齢化が進行し，心疾患・糖尿病・脳血管疾患・悪性腫瘍などの慢性疾患が増加している一般社会と同様に，精神科病院においても入院患者の高齢化と身体疾患の併発が増加し，日々その治療と看護が求められている．

初診のみでなく長年身近で接していた患者に急に身体的な変化が生じ，検査をした結果悪性腫瘍（がん）が発見されたという事例もしばしば見られる．身体疾患発生の見逃しを避けるために，精神疾患の患者に身体症状が発生したときには，十分な身体的検査が必要である．

4 薬物療法にともなう身体的問題

薬物療法は精神疾患の治療，とくに急性期の治療においては，治療の中心となる．しかし向精神薬の投与によって，悪性症候群，水中毒，イレウス，重症肝炎などの重大な副作用が生じることがある．また近年広く使用されてきた非定型抗精神病薬の高血糖などの問題にも十分注意が必要である（「薬物療法と看護」，p.174参照）．

5 自殺と身体的後遺障害

精神疾患患者の自殺においては，救命ができた場合においても，骨折，肺炎などの感染症，臓器障害，意識障害の遷延など，さまざまな身体的後遺障害を残すことがある（「医療事故・自殺への対応」，p.212参照）．自殺によって生じた身体疾患の治療も大きな課題である．

B 血液, 生化学, 免疫, 尿検査の目的と意義

1 血液学的検査

a 末梢血液一般検査

＊赤血球数, 白血球数, 血色素量 (Hb), ヘマトクリット値 (Ht), 血小板数

貧血, 感染など身体的異常を発見するためのスクリーニング検査.

b 末梢血液像

免疫機能, 造血機能の評価, 精神科においては治療薬の副作用としての骨髄抑制の評価.

c 赤血球沈降速度

炎症性疾患, 貧血, 悪性腫瘍, 膠原病などのスクリーニング検査.

d ヘモグロビンA1c

糖尿病治療において血糖コントロールの指標となる.

e 出血・凝固検査

血液凝固異常, 出血傾向, 肝障害, DIC (播種性血管内凝固) などの疾患に適応できる. とくにD-ダイマー定量は精神科治療において注意しなければならない深部静脈血栓症, 肺血栓塞栓症のモニターとして使用される.

2 生化学的検査Ⅰ (血液化学検査)

a 総蛋白 (TP), アルブミン (Alb)

精神科においては, 脱水症や栄養障害の評価となる.

b 尿素窒素 (BUN), クレアチニン

腎機能の指標であり, 脱水症, 絶食にも適応できる.

c 肝機能検査

＊総ビリルビン (T-Bil), GOT (AST), GPT (ALT), アルカリフォスファターゼ (ALP), コリンエステラーゼ (ChE), γ-GTP など

薬物性肝障害, アルコール性肝障害の指標となる.

d 電解質検査 (Na, Cl, K, Ca, Mg)

精神科においては, ナトリウムは脱水症および水分過剰摂取による水中毒の評価となる. カリウム異常は拒食症や嘔吐・下痢などによって生じ, 心停止をきたすことがある. 高マグネシウムにおいても心停止をきたすことがあり, マグネシウム剤 (緩下剤) の過剰投与に注意が必要である.

e 血糖 (グルコース : GUL)

高血糖, 糖尿病の評価.

f クレアチンフォスフォキナーゼ（CPK）

悪性症候群や横紋筋融解症の評価に不可欠.

3 生化学的検査Ⅱ（内分泌学的検査）

a 甲状腺機能検査（FT3, FT4, TSH）

精神疾患の発症において，甲状腺機能障害が関与することがある.

b プロラクチン（PRL）

向精神薬による高プロラクチン血症（乳汁分泌）．

c 肝炎ウイルス検査（HBs抗原・抗体，HCV抗体価など）

●尿検査

4 尿検査

＊比重，pH，蛋白，糖，ケトン体，潜血，ウロビリノーゲン，ビリルビン，白血球，細菌

- 尿比重の低下（希釈尿）は，飲水過多においても認められ，水中毒の指標となる.
- 尿糖は糖尿病の診断，治療効果の判定に用いられる.
- 尿ケトン体は，重症糖尿病（糖尿病性ケトアシドーシス），飢餓状態で検出される.
- 潜血は，糸球体腎炎，膀胱炎，腎尿路の結石あるいは悪性腫瘍において認められる.

●髄液検査

5 髄液検査

＊外観，比重，グロブリン反応，細胞数，細胞の種類，蛋白，ブドウ糖

- 精神疾患の診断においては，脳炎などの中枢性神経疾患との鑑別診断が必要となることがよくある.
- 現在中枢神経疾患の診断は，CT，MRIなどの画像診断が中心となっているが，髄膜炎，脳炎などの炎症性疾患および変性疾患の診断には不可欠な検査である.

C 生理的検査

●心電図検査

1 心電図検査

- 不整脈や心筋の壊死，伝導異常などを知ることができる.
- 拒食や嘔吐・下痢などに伴う電解質異常，あるいは甲状腺機能障害が重篤な不整脈の原因となるので，心電図検査が必要である.
- 向精神薬（抗精神病薬，抗うつ薬）がQT延長や心室頻拍などの心電図異常を引き起こすことがある．急性期や薬物の変更時には心電図検査が必要である.

2 呼吸心拍監視

- 心拍数，呼吸数，呼吸曲線，心電曲線などを連続的にモニタリングする．
- 重篤な身体合併症や意識障害のため，心不全，呼吸不全の状態にある患者の観察のために実施する．

3 経皮的動脈血酸素飽和度測定

パルスオキシメーターを用いて，非侵襲的に血液の酸素飽和濃度を測定し，患者の呼吸状態をモニターする．

4 脳波検査

- 頭皮上の電極から，脳の電気活動を測定し，脳機能状態の評価を行う．
- 通常は覚せい時の安静閉眼状態で検査を行うが，安静困難な乳幼児などにおいては，睡眠状態で検査を行う．
- てんかんあるいは脳炎や低酸素脳症による意識障害などにおいては，画像診断での確定診断は困難であり，脳波検査が不可欠である．
- 脳波異常（左右差，局在性異常，波形の異常）と臨床的発作型の確認によって，てんかん発作の分類が可能となり，治療（薬物療法）方法が決定できる．
- 脳波検査によって，意識障害の程度が評価できる．

D 画像診断

1 コンピュータ断層撮影（CT撮影）

- 精神科領域においては，意識障害や中枢神経症状の出現に際して，頭部外傷，脳出血，脳梗塞の確認のため頭部CT検査が実施される．
- また精神症状の背景に，脳の器質的障害が存在することがあるため，腫瘍，血管障害などの脳の器質的病変の確認のため，頭部CT検査が実施される．
- CT撮影には，無処置のままで実施する単純CTと造影剤を用いる造影CTがある．造影CTは，腫瘍や動・静脈奇形などの病変の検出率を高めることができる．

2 磁気共鳴断層撮影（MRI撮影）

- CT検査と同様に脳血管障害，脳腫瘍，炎症性疾患，変性疾患など，脳の器質的病変の精査目的で行われる．
- MRI検査は，CT検査に比べて画像は鮮明であり，CT検査では発見できない小梗塞を検出することができる．
- MR血管撮影（MRA）：造影剤を使用せずに，脳血管の描出が可能であり，動脈瘤の検出に役立つ．

3 レントゲン単純撮影（胸部・腹部）

- 大量服薬による意識障害，脱水や低栄養の状態でしばしば肺炎の発症がみられる．肺炎の診断と経過観察のため胸部レントゲン検査が行われる．
- 向精神薬の影響により，頑固な便秘が持続する場合には，イレウスの予防のため腹部レントゲン検査による観察が必要である．

> **臨床検査の目的と意義** ✓check❗
>
> - 臨床検査は，①身体的異常所見（身体合併症）の早期発見，②精神疾患の基礎となる身体疾患の確定，さらには③向精神薬の重大な副作用の発見に役立つ．
> - とくにせん妄などの症状性精神障害においては，身体疾患の改善が精神症状の改善に結びつくことが多いので経時的な検査の実施が必要である．
> - 検査によって得られた所見は，スタッフ全員が共有することが大切である．医師に対しても検査所見を報告し，適切な指示を得ることが必要である．

・臨床検査の目的
・臨床検査の意義

（吉田佳郎）

3 心理検査の実際と看護

A 臨床症状と心理検査

　心理検査は，個々の症状の背後にある人格の特性が反映する．特に，人格検査では，神経症と統合失調症との間に位置する境界例（※境界性人格障害とは別）という臨床像の把握が可能になる．心理検査の目的は，①知的機能や認知機能の把握，②人格の後退の程度，人格の偏り，自我能力などを明らかにし，治療方針や予後予測をたてる際の判断材料とすることである．

B 心理検査の症例

1 統合失調症

　表情が暗く，時に意味のよくわからない話をすることがある．食事もあまり食べないようになり，生活も不規則になってきた．様子の変化が

著しいので，精神科を受診．医師の診察の結果，薬物治療を勧められた．併せて認知の歪みの程度を精査するために，WAIS-Ⅲ成人知能検査（以下，WAIS-Ⅲと略す）を実施したところ，下位検査間のバラツキが多少はあるものの，平均的なIQであることがわかった．そのため，自我状態の把握のためにロールシャッハテストを実施した．

2 認知症

もの忘れが目立つようになり，約束を忘れたりすることが増えている．あまり，外にも出たがらなくなった．そのため，総合病院の精神科を受診．認知症の精査・鑑別のために，頭部CT，MRI検査および神経心理検査が依頼された．神経心理検査では，全体的な認知機能の把握のために，まずCOGNISTATを実施した．次いで，記憶障害の精査が必要とされたので，施行時間の取らない，言語性記憶検査（三宅式記銘力検査）と視覚性記憶検査（ベントン視覚記銘検査）を実施した．

3 うつ病

食欲不振と「眠れない，何もする気がしない」という訴えで受診．うつ病の鑑別のために，スクリーニング検査としてベック抑うつ質問票を実施した．薬物治療導入後，状態把握のために，POMSやGHQを実施した．さらに，うつ病の確定診断後，発達障害が影響した二次受傷からくる「うつ」である可能性が高いため，本人の能力や適性を判断し，社会復帰の判断材料とするために，知能検査（WAIS-Ⅲ）を実施した．

C 各心理検査の概要

心理検査には，さまざまな検査がある．代表的な心理検査である知能検査をはじめ，高次脳機能障害の評価に欠かせない神経心理検査，精神疾患の症状評価のための検査がある．さらに，人格やこころの内面を分析する人格検査まで多種多様である．以下，代表的な心理検査とその概要を述べる．

・知能検査

1 知能検査

思考力・判断力・学習力・適応力の因子を盛り込んだ，総合的な知的能力を測ることが可能．知能検査で表される知的能力と同程度の知的能力を有する年齢を表したものを精神年齢（Mental Age，略してMA）とし，生活年齢（Chronological Age，略してCA，暦年齢と同じ）に対する比を算出し，その数値を100倍したものをIQとして，便宜的に使用している．→　　$IQ = (MA \div CA) \times 100$

a WAIS-Ⅲ成人知能検査

対象：16〜89歳

適応：代表的な知能検査で，全体的な知的能力の把握が可能．プロフィールから知能の偏りも把握できるので，さまざまな精神疾患にも適応．成年後見人制度や障害者手帳（療育手帳を含む）の申請のためには必須．

内容：所要時間は1時間から1時間半程度．12の下位検査からなり，言語理解，知覚統合，作動記憶，処理速度といったカテゴリーごとの知能指数（群指数）を算出することが可能．

b WISC-Ⅳ知能検査

対象：5〜16歳

適応：児童・生徒を対象とした代表的な知能検査である．就学時期の発達評価が可能．さまざまな発達障害の鑑別における第一選択肢となる．療育手帳申請に必須．

内容：検査の構成，所要時間および目的はWAIS-Ⅲと同様．

c 田中ビネー検査

対象：2歳〜成人

適応：主に知的障害児(者)を対象として実施．WAIS-ⅢおよびWISC-Ⅳで知能指数が算出困難な場合に行う．療育手帳申請に必須．

内容：所要時間は1時間前後．知的障害の程度(知能指数)が測定可能．WAIS-Ⅲのように群指数は算出できない．

d コース立方体テスト

対象：6歳〜成人

適応：難聴や言語障害，全聾がある場合にも，知能測定が可能．

e レーヴン色彩マトリックス検査

対象：45歳以上

適応：失語症および認知症

内容：所要時間は15〜20分．言語を介さずに，推理能力（知的能力）を測定できる．視覚的認知障害で得点低下がみられる．

f JART（Japanese Adult Reading Test）

対象：成人

適応：認知症患者および統合失調症患者

内容：所要時間は10分程度．漢字の音読課題50語からなり，病前の予測知能指数が測定可能．

2 神経心理検査（高次脳機能検査）

高次脳機能障害は頭部外傷，脳変性疾患，脳血管障害などで起こる．評価のための神経心理検査は，記憶や注意，構成，遂行機能，地誌的障害，失語における障害の程度を把握することを目的とする．

＜認知機能検査＞

a 長谷川式認知症スケール（HDS-R）

対象：年齢制限はないが，主に高齢者に実施する．

適応：認知症の鑑別診断．

内容：所要時間は10分弱．見当識，記憶，注意集中力，計算を含む，9つの下位検査からなる簡易認知機能検査．30点満点中20点以下が認知症域．

b MMSE（Mini Mental State Examination）

HDS-Rに図形模写などのいくつかの動作性検査が追加されたもの．30点満点中23点以下が認知症域．

c COGNISTAT（コグニスタット）

対象：20代〜87歳

適応：統合失調症やうつ病，アルコール性障害にも可．

内容：所要時間は30分程度．見当識，注意，理解，復唱，呼称，構成，記憶，計算，類似，判断の下位項目からなり，全般的な認知機能評価が可能．

d ADAS（アルツハイマー評価尺度）

対象：成人

適応：アルツハイマー型認知症と他の変性疾患との鑑別．

内容：所要時間は30分程度．再生，再認，呼称，構成などの項目からなる．

＜記憶障害検査＞

a ウエクスラー記憶検査（Wechsler Memory Scale-Revised）

対象：16〜74歳まで

適応：外傷性および神経疾患の後遺症診断のほか，さまざまな疾患の記憶障害評価に有効．

内容：所要時間は1時間半程度．言語性記憶，視覚性記憶，一般性記憶＊，注意集中，遅延再生といった5つの記憶側面から評価．

＊一般性記憶…言語性記憶，動作性記憶を総合したもの．

b 三宅式記銘力検査

対象：成人

内容：実施が簡便な聴覚性言語性記憶検査．有関係対語と無関係対語の2課題からなる．

c ベントン視覚記銘検査

対象：8歳から成人

適応：視覚認知障害，構成障害．

内容：所要時間は20分程度．模写，即時再生，遅延再生あり，視覚認知，視覚記銘，視覚構成能力の評価が可能．

d Rey-Osterriech 複雑図形…c と同様．

f 日本版 RBMT（リバーミード行動記憶検査）

対象：成人

内容：所要時間は30分程度．日常記憶に関するもので，展望記憶，視覚的課題，言語的課題，空間的課題，近時記憶と遠隔記憶を評価できる．

<遂行機能障害検査>

a FAB（Fundamenntal Assessment Battery）

対象：8歳以上の小児から実施可能．

内容：所要時間は10〜15分．前頭葉機能を簡便かつ多面的に評価できるスクリーニング検査である．

b ウィスコンシンカード分類検査（WCST）

対象：成人

適応：前頭葉損傷患者．自閉症スペクトラムなどにも適応．

内容：所要時間は30分程度．赤・黄・緑・青の丸・三角・四角・星型が1個から4個印刷されたカードを用いる分類検査である．概念，セットの転換障害を評価する代表的な前頭葉機能検査．

c BADS（Behavioural Assessment of Dysexecutive Syndrome）

対象：成人

内容：所要時間は30分程度．日常生活上の遂行機能障害を検査場面で評価．目標の設定，プランニング，計画の実行，効果的な行動の4つの遂行機能要素を中心に，規則変換カード，行為計画検査，鍵探し検査，時間判断，動物園地図検査，修正6要素検査，遂行機能障害の質問票からなる．

d TMT（Trail Making Test）

対象：成人

適応：注意障害がある脳損傷患者にも適応．

内容：1から25までの数字を順に結ぶPart A課題，数字と仮名を交

互に結ぶ Part B 課題からなる．注意の持続と選択，視覚探索および視覚運動協調性などを測定．

<注意機能障害検査>

a CAT 標準注意検査法（Clinical Assessment for Attention）

対象：成人

適応：自閉症スペクトラム，統合失調症にも適応．

内容：数唱，視覚性スパン，末梢検出課題，記憶更新検査など 7 つの下位検査項目があり，下位検査ごとの使用も可能．

<視覚認知機能検査>

a 標準高次視知覚検査（VPTA）

対象：成人

内容：物体・画像失認，相貌失認，色彩失認，失読，視空間失認などを包括的に捉える．半側空間無視や地誌的障害の項目もあり．

b BIT 行動性無視検査日本版

半側空間無視症状の把握，程度の評価が可能．

c BGT（ベンダー・ゲシュタルト検査：Bender Gestalt Test）

対象：5 歳～成人

適応：統合失調症，器質的脳障害，神経症，抑うつ．

内容：所要時間は15分程度．認知機能の状態把握．他の検査との併用で，器質的な脳機能欠陥の有無や人格の偏りを精査できる．

<失語症検査>

d SLTA 標準失語症検査，WAB 失語症検査

対象：成人

適応：失語症，失読，失書など．

内容：聞く，話す，読む，描く，計算を評価する．

3 人格検査

・人格検査

人格はさまざまな心的特性の力動的な構造からなる．人格検査では，質問法と投影法という二つの方法がある．質問法とは，意見・態度・行動特徴・性格など人格の特性を測定する評価尺度となる質問項目に回答する方法である．投影法とは，非構造的な曖昧な刺激を用い，その反応の特徴から人格を多面的に捉えようとするものである．

<質問紙法検査>

a MMPI（ミネソタ多面的人格目録）

対象：16歳～成人

適応：統合失調症，神経症，心身症など，ほぼすべての精神科領域疾

　　　　患.

内容：383問の質問紙法検査（自己記入法）．そのために，所要時間は1時間半程度．心気症，抑うつ，解離性障害，統合失調症，軽躁病など10の下位尺度からなり，そのプロフィールを見ることで，病態把握が可能である．

b　Y-G性格検査（矢田部・ギルフォード性格検査）

人格理論に基づき，120問からなる12の尺度を元に全体のプロフィールを把握することができる．

c　新版TEG-Ⅱ（東大式エゴグラム）

対象・適応：15歳〜成人．疾病の有無にかかわらず使用可能．

内容：所要時間は10分程度．53の質問項目からなる質問紙法（自己記入法）．交流分析理論に基づき，自我状態を分析する．対人関係改善のため，自己成長のための評価として有効．

＜投影法検査＞

a　ロールシャッハテスト

対象：おおむね7歳〜成人

適応：統合失調症（急性期を除く），神経症，人格障害（摂食障害を含む），抑うつ

内容：所要時間は1〜2時間．インクのしみへの反応をもとに，人格を考察する投影法検査．思考障害，現実検討力の有無，防衛機制のはたらきが把握できる．

b　TAT絵画統覚検査（Thematic Apperception Test：主題統覚検査）

20枚の絵1枚ずつ，物語を作っていき，その主人公の欲求や圧力の力動から被験者のこころの動きを見ていくもの．臨床的使用頻度は少ない．

c　SCT（Sentence Completion Test：文章完成法検査）

未完成の単文の続きを被験者に記入させ，そこから人格を読み解こうとするものである．数量化，標準化ともにされていないため，解釈法が画一化されておらず，検査者の熟練度によるところが大きい．

d　バウムテスト

対象・適応：幼児〜成人．ほぼすべての精神疾患に適応．

内容：10〜15分程度で施行可能．患者の描いた樹木画から，人格特徴や認知の歪みを分析する投影法検査．

e　P-Fスタディ

内容：自己記入法で，日常の欲求不満場面への反応態度から，人格理

論に基づき，自我状態の分析が可能．

4 その他の心理検査

a POMS 気分評価尺度（Profile of Mood States）

対象・適応：15歳〜成人．精神疾患の有無にかかわらず使用できる．

内容：所要時間は10分程度．65の質問項目からなる質問紙法（自己記入法）．緊張，抑うつ，怒り，活動などの6因子から，一時的な気分や感情の状態が測定可能．

b CMI（Cornell Medical Index）……心身症の鑑別．

c STAI（State-Trait Anxiety Inventory）……不安症状の把握．

d GHQ（General Health Questionnaire）……神経症状の把握．

e 内田・クレペリン精神検査……作業検査法．1桁の数字の連続加算作業による精神作業から分類．作業量の変化を5つの主要因子で規定．作業曲線のパターンから人格を査定．

5 その他の検査

心理検査とは別に，精神症状の把握を目的とする次のような検査があり，診察中の面接や行動観察とともに行われる．

a BDI（ベック抑うつ質問票 Beck Depression Inventory）

対象・適応：13〜80歳の抑うつの精査の必要な人

内容：所要時間は10分程度．DSM-5の診断基準に沿って作成された質問票（自己記入法）．激越，無価値感，活力喪失など21項目の質問から，抑うつ症状の重症度の把握が可能．

b SDS うつ病自己評価尺度（Self-rating Depression Scale）……自己記入法

c HAM-D（ハミルトンうつ病評価尺度 Hamilton Rating Scale for Depression）

d BPRS（簡易精神医学的評価尺度 Brief Psychiatric Rating Scale）……統合失調症の症状評価尺度

e IES-R（PTSD 評価尺度）

トラウマの程度を測定する尺度．再体験，過覚醒，回避などの症状に基づく項目からなる．カットオフ値が設定され，スクリーニング検査としても使用可．

f ASQ（自閉症スクリーニング質問紙日本版）

g PARS（広汎性発達障害日本自閉症協会評定尺度）

表 3 疾患別対応検査

	鑑別	状態評価	原因探索
統合失調症	MMPI, BGT, バウム, ロールシャッハ（急性期除く）	WAIS-Ⅲ（自我機能の減退の程度把握）	MMPI, ロールシャッハで可能な場合も. 人格障害にも同様の対応が可能.
うつ病	ベック抑うつ質問票 SDS MMPI	POMS WAIS-Ⅲ（判断力や意欲の回復程度の把握・社会復帰時の能力精査）	WAIS-Ⅲ（発達障害の二次障害が考えられる場合）
神経症	CMI（心身症） STAI（不安障害） MMPI	POMS STAI	TEG バウム ロールシャッハ
認知症	HDS-R MMSE	ウエクスラー記憶検査 リバーミード	なし
脳器質障害	WAIS-Ⅲ	ウエクスラー記憶検査（全般性） 三宅式記銘力検査（言語性） ベントン視覚記銘検査（動作性）	なし
自閉症スペクトラム	WAIS-Ⅲ ASQ PARS	WCST BADS	なし

（髙瀬みき）

● 引用・参考文献 ●

1) 笠原嘉. 予診・初診・初期治療. 大阪, 診療新社, 1980, 138p.
2) 吉田佳郎ほか編. 精神疾患・身体疾患の併発と看護. 東京, 医学書院, 2001, 197p.
3) 宮澤幸久ほか. 最新 検査・画像診断事典. 東京, 医学通信社, 2009, 364p.
4) 野上芳美編. 心理検査法. 東京, 金原出版, 1985,（精神科 MOOK10）.
5) 岡堂哲雄編. 心理検査学：心理アセスメントの基本 増補新版. 東京, 垣内出版, 1993.
6) 田川皓一編. 神経心理学評価ハンドブック. 西村書店, 2004, 308p.
7) 臨床精神医学編集委員会（アークメディア）編. 精神科臨床評価検査法マニュアル. 臨床精神医学2004年増刊号.
8) Journal of Clinical Rehabilitation. 18 (4), 2009, 346-351.
9) 石合純夫. 高次脳機能障害学. 第2版. 東京, 医歯薬出版, 2012, 281p.

4

社会のなかでの精神科疾患の理解と看護

医療事故・自殺への対応（医療安全管理）

- 医療事故
- 医療事故対策
- リスクマネジメント

1 医療安全管理の重要性

　医療技術の進歩にともなう医療の高度化のなかで，医療現場においてはさまざまな事故の発生が続いており，医療安全の確保は医療機関においては最も重要な課題となっている．医療事故の発生に際しては，病院のみならず職員個人が民事および刑事的責任を問われることがあり，事故に直面した職員には大きな心の傷を残すことになる．一方で，医療事故の原因を明らかにすることは，次の医療事故の防止につながる．医療機関においては，事故防止対策（医療安全管理）のため，さまざまな対策が実施されるようになっている（表1）．

表1　医療安全管理（医療事故防止対策）の概要

1）医療事故防止対策のためのマニュアル作成
2）医療安全管理体制の整備
　　①医療安全対策委員会の設置
　　②医療安全対策室と医療安全管理者の設置
　　③各部門へのリスクマネジャーの配置
　　④インシデント・アクシデント報告書の提出と内容の分析に基づく医療安全対策の実施
　　⑤患者相談窓口の設置
3）医療安全対策のための職員の啓発，院内・院外研修の実施
4）重大事故発生時における警察署・保健所などの行政機関への報告

（吉田佳郎）

2 精神科における医療事故

　精神科における医療事故には，転倒・転落，誤投薬，院内感染など医療現場全体に共通するものと，自殺など精神科特有の医療事故があることを認識しなければならない（表2）．また精神保健福祉法で定められた隔離・身体拘束などの行動制限の実施中に，重大な医療事故発生の危険

表2 精神科で起こりやすい事故

①自殺・自傷行為
②転倒・転落
③誤嚥・窒息
④誤投薬
⑤無断離院
⑥隔離および身体拘束中の事故
⑦暴力・損傷行為
⑧熱傷
⑨外出中の事故（交通事故など）
⑩院内感染（インフルエンザなど）
⑪合併症
⑫突然死

性があることに注意しなければならない．

　日本精神科病院協会の13年間にわたる事故報告分析の結果では，不慮の事故（転倒・転落，誤嚥・窒息）が26％，自殺（未遂・自傷行為を含む）が25％，患者間の傷害・致死が13％，誤薬など医療行為をともなうものが7％，次いで突然死と合併症（院内感染など）が5％となっている[1]．

A 自殺

1 日本における自殺の現状

　日本の自殺者数は，1997年（平成9年）に急増し，その後1998年（平成10年）より14年連続して3万人を越えていた．2012年（平成24年）に15年ぶりに3万人を下回るが，依然として高い水準にある．警察庁調べでは，2013年（平成25年）の自殺者総数は2万7,283人であり，男性が7割近くを占める．

　年齢別では60歳代が最も多く（全体の17.3％），原因・動機別では，健康問題が最多であり，経済・生活問題，家庭問題，勤務問題と続く．健康問題による自殺については，がん患者さんなど身体の病気に対する悩みやうつ病を背景とした自殺も多くみられる．がん患者さんの心理的ケアも今後増々重要になると考えられる．

　自殺の増加が深刻な社会問題となるなかで，自殺の防止と自殺者の親族への支援などを目的として「自殺対策基本法」（2006年）が制定され，国・自治体において自殺防止の総合的な対策が推進されている．精神科領域における自殺についても，このような社会的背景と連動して考察しなければならない．

2 精神科疾患による自殺

　精神疾患患者の自殺率は，一般の自殺率に比べて有意に高く，自殺は精神科医療においては最も重要な問題の一つである．精神疾患において

は，うつ病，統合失調症，アルコール依存で自殺率が高く，とくにうつ病の初期と回復期，統合失調症で罪責感の強い妄想が現れている時や，病識を取り戻した時の自殺に注意が必要である．精神疾患のなかでうつ病の自殺率は最も高く，とくに中高年男性のうつ病による自殺に最も注意が必要である．

　自殺については，精神症状のみならず，心理的および社会的要因が関与することがある．家族の支持がなくなった時や，治療者との関係が希薄になった時には注意を要する．また青年期においては，中途退学や退職などの社会的損失によって自殺に追い込まれることもある．

3 自殺の手段と身体的治療

　自殺の手段としては，縊首（首吊り）が圧倒的に多く，さらに飛び降り，ガス，入水（溺死），薬物，飛び込みが続く．希死念慮が強いほど確実な手段が選択され，迅速に決行される[8]．

・自殺患者への身体的治療

　自殺を試みた患者はまず救急センターに搬送され，身体的治療が行われるが，あわせて精神面の管理も必要なため，身体治療と精神科的治療が並行して開始される（コンサルテーション・リエゾン医療）．

　自殺の手段によっては，治療により救命ができた場合でも，身体・精神面に重大な機能障害を残すことがあり，その回復に長い年月を要する場合もある．また精神疾患の発症に気づかれずに未治療の場合においては，致死的な手段が選択されることがある．

　自殺の手段と発生しやすい身体的症状を表3に示す．

表 3 自殺の手段と身体症状

自殺の手段	身体症状
縊首	低酸素脳症（意識障害），植物状態，頸部骨折
墜落・飛び込み	骨折，頭部外傷，意識障害，臓器損傷
大量服薬	意識障害，肝機能障害，腎機能障害，肺炎，横紋筋融解
放火	重篤な火傷（全身火傷，気道熱傷）などでICUでの治療が必要
異物嚥下	イレウスや内臓損傷で開腹術が必要となる場合

・自殺の予防

4 自殺の予防

　自殺を考える患者は，決行前にまわりの人にさまざまなサインを出している．医師・看護師・家族のみでなく，友人や同室の患者にサインを送ることもある．自殺のサインに気づいたスタッフは自分一人で解決せず，病棟全体で連携しながら自殺の予防にあたる．

　普段から患者と接し，自殺のサインを見抜くことが大切である．

自殺のサインに気づいたときは，その場において，患者の言葉に耳を傾け，話し合いを続ける．その後も自殺をあきらめ生きることへの希望をもつまで，継続的にかかわりを続ける．

　自殺の現場では，すぐにほかの医師・看護師の応援を求めると同時に，救命・蘇生処置を開始する．救命・蘇生処置については，普段からの訓練が必要である．

> **✓ check❗ 自殺の手段についての確認**
>
> 　自殺においては，目に見える外傷などのほかに，大量服薬の後で飛び降りを決行するなど，本人や家族しか知りえない複合的な自殺があり，発生した身体症状を見逃す危険がある．
>
> 　通常のかかわりにおいては，事実関係の確認はいたずらに本人の感情を刺激し，心を閉ざしてしまうことがあるので，慎重なかかわりが求められるが，自殺が疑われた場合には，本人や家族から単刀直入に事実関係を確認することが必要である．

> **✓ check❗ 病院内における自殺の予防**
>
> 　病院内における自殺は，縊死（首吊り）が最も多い．窓枠，手すり，ベッド柵，金属性ハンガーなどが利用される．また外出時に同伴者の手を振りほどいたり，離院直後の自殺もある．保護室内での自殺にも注意が必要で，とくに帯や紐の持込みに注意が必要である．普段からこれらの自殺の危険に注意を払い，対策を講じておくことが大切である．

　● 自傷行為

> **豆知識 自殺と自傷行為**
>
> 　自殺は，死を求める意思が認められ，自らの生命を絶つ行為と定義され，自傷とは，自らの身体を意識的あるいは無意識的に傷つける行為とされる．
>
> 　手首自傷などの自傷行為については，自殺目的と切り離して考えられたり，あるいは生命的危険性が少ないと捉えられがちであるが，自傷を繰り返した結果，最終的に自殺を遂げることがあることに注意しなければならない．

（吉田佳郎）

B 転倒・転落事故

1 転倒・転落の要因

転倒は地面や床面でバランスを崩して起こり，転落は高低差のある場所で起こる．転倒・転落の要因として，身体疾患や薬物，加齢変化など患者自身が抱える内的要因と住環境や履物，床濡れなどの外的要因があり，これらが複合的に関連して引き起こされる．

内的要因には，視聴覚機能や脳神経障害などの感覚要因，注意力や判断力低下，意識障害や認知障害などの高次要因，筋力低下，持久力低下，運動協調性障害，骨関節機能障害などの運動要因がある．精神科領域では，向精神薬の作用・副作用の影響が転倒・転落のハイリスク要因となっている．

2 発生場所と特性

転倒は，病室や廊下，デイルーム，トイレなどの場所で，転落はベッドや車椅子から落ちて起こる．伊藤[9]らの調査によると，転倒が起きた場所が病室・廊下・デイルーム・トイレで全体の8割以上を占め，そして日勤帯，準夜帯，深夜帯の3つの時間帯でほぼ同じ割合で起きている（深夜帯が多いという調査結果もある）．

一方，年齢層では，50歳代から70歳代が高い割合を示し，65歳以上が日勤帯で転倒した割合が多い．疾患との関係では，認知症など器質性精神障害が42.2％，統合失調症が40.9％と両者で80％以上を占め，次いで気分障害4.8％，発達障害4.3％，その他6.8％となっている．

3 要因となる向精神薬

転倒・転落の要因となる多種多様な作用・副作用が，ほぼすべての向精神薬にみられ（表4），薬剤文献では副作用（その他）の項目で「転倒」を記載している程である．向精神薬の服用患者は，つねに転倒・転落のリスクを背負っていることになる．そして，服薬数が増えるほど転倒リスクが高く，4剤併用の患者は，非服用患者の約10倍という報告もある[10]．

三環系抗うつ薬では，向精神薬非服用患者の3倍近くの転倒リスクがある．ベンゾジアゼピン系薬剤では，1日8mg以上の服用患者，開始1ヵ月以内の患者，血中半減期が長い薬剤服用患者の転倒リスクが高いと伊藤が述べている[11]．

表 4 転倒・転落の原因となる作用・副作用をもつ向精神薬

作用・副作用	向精神薬
眠気，ふらつき，注意力低下	睡眠薬，抗不安薬，バルビツール酸系薬，抗精神病薬
起立性低血圧，失神，めまい	三環系・四環系抗うつ薬，フェノチアジン系抗精神病薬
視覚障害	抗コリン作用薬，睡眠薬，抗不安薬，抗精神病薬
筋弛緩作用，脱力	ベンゾジアゼピン系睡眠薬，抗不安薬
せん妄状態	抗パーキンソン薬，ベンゾジアゼピン系睡眠薬，抗不安薬，三環系抗うつ薬
パーキンソン症候群	抗精神病薬，抗うつ薬
ふらつき（運動失調）	抗てんかん薬，睡眠薬，抗不安薬，抗精神病薬

4 転倒・転落の予防

- 身体疾患や薬物，加齢変化など患者自身が抱える内的要因の確認とチェック．
- 住環境や履物，床濡れなどの外的要因のチェックと整備．
- 緩衝マット，ヘッドギア，ヒッププロテクターの活用．
- 適切な履物の選択と履き方の指導．
- ベッド柵の位置，ナースコール，照明などの調整と確認．
- ベッド周辺の持物の整理，トイレや浴室の手すり，ナースコールの設置．
- 浴室内の椅子の設置，夜間の病室照明の調整．
- 看護側要因のチェック．

5 転倒・転落後の対応

- 一人で対応せず応援を求める．
- 患者の状態の観察と把握，外傷の有無の確認．
- 情報収集，医師への報告，家族への報告と説明，記録の記載．
- 事故報告書の作成と提出，カンファレンスの開催．

C 誤投薬事故

1 誤投薬の原因

誤投薬は，処方された薬剤を患者が服用する過程で，多様な要因が複合的に重なり合って起こるもので，誤って薬を手渡す場合（誤投薬）と手渡した後に誤って服薬する場合（誤服薬）がある．一方，自殺を目的に服薬せず隠し持って大量服薬することがあるので十分に注意する必要がある．誤投薬には以下の場合が考えられる．

- 誤認（類似薬，類似容器，同姓同名患者）．

- 与薬・注射中の割り込み業務による勘違い．
- 指示受けミス（転記・伝達ミス，口頭指示に対する確認不足）．
- 知識不足（病状に対する薬剤の適応・用法用量・薬効・副作用などの知識不足）．
- 管理不備（不適切な与薬手順・場所・時間，保管場所の不備，乱雑な環境など）．
- 指示ミス（PC入力ミス，あいまいな口頭指示，必要事項を満たさない指示など）．
- 指導不足（外泊や自己管理にともなう服薬指導など）．
- 精神状態の査定不足（不穏状態，患者の自己抜去と滴下調整など）．
- 手技上のミス（点滴漏れ，筋肉・神経損傷など）．
- 集中力の欠如．

2 誤薬事故の予防対策

- 看護手順の遵守と確実な確認行動．
- 薬剤は決められた場所に定められた保管．
- 与薬中は集中しその場を離れない．
- 整理整頓を心がける．
- 薬剤に関する知識の会得（薬効，適応，用法・用量，禁忌，副作用，投与方法など）．
- 口頭指示と復唱（薬品名，与薬量，与薬方法）．
- 何らかの理由で与薬不能の場合，薬はいったんナースステーションに持ち帰る．
- 点滴中の適宜巡視と患者の状態や滴下状態の観察．

3 誤薬事故発生時の対応

- 誤薬内容（薬剤名，量，与薬後経過時間），一般状態についての医師への報告．
- 指示に基づいた迅速かつ必要な処置（催吐，胃洗浄）．
- 症状，一般状態の経過観察．
- 必要に応じた他科の医師・薬剤師との連携．
- 発見場所，時間，症状，誤薬内容，処置，一般状態の記録．
- インシデント・アクシデントレポートの提出．

D 誤飲・誤嚥，窒息事故

　誤飲・誤嚥は，飲食物が気道や気管支に侵入し，閉塞を起こし無気肺や窒息を引き起こすなど身体に重大な影響を及ぼし，重篤な場合は死に

表 5 誤飲・誤嚥，窒息事故の要因

要　因	内　容
摂食行動の異常	過食，異食，早食い，一気食い，溜め込み，飲み込み
向精神薬の副作用	錐体外路症状（筋強剛，流涎，舌突出・不随意運動，吸引運動），唾液分泌の低下
加　齢	咀嚼力の低下，嚥下筋の低下，集中力・判断力の低下，むせ
不適切な飲食物	食事の内容，配膳の誤り
看護行為のミス	不適切な食事介助，抑制中の誤嚥
高齢認知症患者	盗食，隠れ食い，過食，異食，嚥下に集中できない感情失禁
統合失調症患者	多飲，異食，一気食い，誤飲（自殺企図の薬剤の多量服用）

至ることがある．精神科では，向精神薬の副作用による嚥下障害，摂食行動の異常，象徴的意味を持つ器官言語による一気食いや自己誘発性嘔吐による窒息がある．

1 誤飲・誤嚥，窒息事故の要因

誤飲・誤嚥，窒息事故の要因について表5に示す．

2 誤飲・誤嚥，窒息事故の対応

a 指拭法

患者の顔を横に向け，口を開き，指にガーゼやハンカチを巻き喉の奥に差し入れ，かき出す．

b 背部叩打法

座位で腹部を抱え，伏せた姿勢で両側肩甲骨の中央を手掌つけ根部分で4〜5回強く叩打する．

c ハイムリッヒ法（上腹部圧迫法）

背部から抱きかかえ，心窩部に握り拳を当て，もう一方の手をその上に乗せ，横隔膜を挙上するように手前方向に素早く引き締めて吐かせる．

d 吸引ノズルによる方法

吸引器，掃除機の活用．

3 誤飲・誤嚥，窒息事故の予防対策

- アイスマッサージ，氷片摂取，嚥下体操，ブローイング，構音訓練
- 食後の口腔ケア，歯茎の刺激と指圧
- 異食防止のため洗剤・消毒薬の保管の徹底
- 盗食・間食の観察と管理
- 日々の摂食行動や嚥下状態の観察
- 吸引器・異物除去機器の常備（喉頭鏡，舌鉗子，マギール用鉗子）
- 調理方法の工夫（とろみ食，きざみ食，ゼリー食）

E 隔離・拘束中の事故

1998年に国立病院で長期にわたる違法な隔離と身体拘束が発覚したのを契機に，行動制限最小化の研究が始まり，そして2004年4月の診療報酬の改定と相まってほとんどの医療機関では行動制限最小化委員会を設置し，最小化の取り組みが行われている．隔離・拘束は，これまでは人権の視点から議論されてきたが，医療安全の視点からも問われてきており，日本総合病院精神医学会が，両者の視点から「身体拘束・隔離の指針」[12]を提言している．

1 隔　離

a 隔離とは

精神保健福祉法によると，患者本人の意思で出られない部屋に入室させ，他患者から遮断する行動の制限であり，12時間を超えるものに限るとされている．

b 隔離の適応

隔離の対象となるのは，次のような場合に該当する患者である．

- ほかの患者との人間関係を著しく損なうおそれがある場合，その言動が患者の病状の経過や予後に著しく悪影響を及ぼす場合．
- 自殺企図または自傷行為が切迫している場合．
- ほかの患者に対する暴力行為や著しい迷惑行為，器物破損行為が認められ，ほかの方法ではこれを防ぎきれない場合．
- 急性精神運動興奮などのため，不穏，多動，爆発性などが目立ち，一般の精神病室では医療または保護を図ることが著しく困難な場合．
- 身体的合併症を有する患者について，検査および処置などのため，隔離が必要な場合．
- 病棟の喧騒に耐えられない，1人になりたいなど患者の希望で入室する場合．

c 隔離中の事故

隔離中の事故には，以下のようなものがある．

①自殺・自傷

シーツ，タオル，ストッキング，ブラジャー，衣類，紐による縊首．入室時に持ち込んだカミソリ，ガラス類，箸による切傷，刺傷．

②暴力行為

著しい精神運動興奮，幻覚妄想状態などに左右された行動．

③火　傷

入室時のライターの持ち込みと喫煙.

④転倒・壁への打撲

アルコール離脱にともなう振戦せん妄,精神運動興奮などによる不穏.

⑤誤嚥・窒息

向精神薬の副作用による嚥下障害,摂食行動の異常.

⑥指づめ・飛び出し

ドアの開閉時の事故.

d 隔離中の事故の予防対策

・定時の巡回と会話,十分な臨床的観察.
・私物の持込みの確認,身体チェックの実施.
・洗面,入浴,清掃時の付き添いの徹底.
・隔離マニュアルの作成とその遵守.
・精神状態の観察と対応.

2 拘　束

a 拘束とは

一時的に患者の身体を拘束し,運動を抑制する行動の制限である.

b 拘束の適応

拘束の対象となるのは,次のような場合に該当する患者である.

・自殺企図または自傷行為が著しく切迫している場合.
・多動または不穏が顕著である場合.
・精神障害のために,そのまま放置すれば患者の生命にまで危険が及ぶ恐れがある場合.

c 拘束中の事故

拘束中の事故には,以下のようなものがある.

・不適切な拘束の位置による関節の拘縮,筋萎縮.
・静脈還流の低下による下肢静脈血栓症,脳梗塞,肺梗塞.
・腸蠕動の低下による便秘とイレウス.
・長期の仰臥位による沈下性肺炎,喀痰の誤嚥による肺炎.
・カテーテル使用による尿路感染,膀胱炎.
・圧迫による湿疹・褥瘡.

d 拘束中の事故の予防対策

・頻回に巡回し,皮膚の状態や浮腫の有無などの観察を行う.
・一定時間に抑制帯の一部を解除し,マッサージを行う.
・一定時間の体位交換による血行障害・褥瘡の予防.

・排泄,食事摂取,水分補給に注意する.
・全身の保清,口腔内の清潔に努める.
・精神状態の観察と対応.

(平澤久一)

●引用・参考文献●
1) 石井一彦.精神科における医療事故(第2報).日本精神科病院協会雑誌.26, 2007, 436-442.
2) 髙橋祥友.自殺の危険.東京,金剛出版,1999.
3) 警察庁生活安全局生活安全企画課.平成25年中における自殺の概要資料.警察庁,2014.
4) 竹村堅次ほか.自殺のサイン.東京,診療新社,1987.
5) 島薗安雄ほか.自殺.東京,金原出版,1987,(精神科MOOK16).
6) 日本救急医学会精神保健問題委員会編.救急スタッフのための精神科マニュアル.東京,へるす出版,1992, 231p.
7) 吉田佳郎ほか.精神疾患身体疾患の併発と看護.東京,医学書院,2001, 197p.
8) 自殺対策白書 平成26年版.内閣府,2014.
9) 伊藤弘人ほか.精神科病院入院患者の転倒に関する分析.病院管理.38, 2001, 62.
10) 川田和人ほか.実践!精神科における転倒・転落対策.東京,中山書店,2008, 11.
11) 伊藤弘人.転倒・転落の要因と予防のためのケア.東京,中山書店,2008.
12) 日本総合病院精神医学会教育・研究委員会編.身体拘束・隔離の指針.東京,星和書店,2007, 95p.

自殺予防

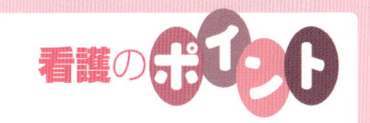

看護のポイント

❶ 自殺のサインを察知する

　自殺は，悩み，もがき苦しみ，絶望の果てに究極的に死を選択した行動であるが，自殺を考えている患者は，周囲に何らかのサインを送っている．不眠や早朝覚せい，食欲不振などに加え，身辺の整理や家族・友人への電話は，看護師が比較的察知しやすい．しかし，不気味な落ち着き，人とすれ違う時に視線をそらせたり伏せたりする動作や空間距離，相対角度，沈黙など，非言語的メッセージは見落としがちである．

❷ 自殺は忘れた頃に起こる

　自殺念慮を抱いている患者，自殺企図を行った患者がいる場合は，病棟内ではとくに夜間や勤務交代など手薄な時間帯には神経をピリピリさせながら観察と警戒を怠ることがない．しかし，長期にわたると患者の日常生活動作や応答の仕方，声の張りなどから「自殺の心配はない」と勝手な判断をして油断することがある．こうした場合に決行されることがあるので，十分に注意しなければならない．

❸ 孤立させない

　激しい不安と恐怖，無力感と絶望感，罪業感にとらわれた患者は，何もできないままに1人ポツンと部屋の片隅に閉じこもってしまう．患者は心の中で必死に「誰か助けて！」と叫んでいることを理解し，「いつも見守っているよ」とそっとそばに寄り添い，心の思いにじっと耳を傾け，共感し，受け止めることである．すると，患者は孤立感を徐々に軽減でき，救われた思いから生きるエネルギーを取り戻すことになる．

❹ 不用意な言葉を慎む

　看護師は，日常的に希死念慮をもつ患者と極度の緊張感を抱きながらかかわり続けることになる．心に余裕がある場合は，緊張のなかにも穏やかにかかわることができるが，身体的な疲労や精神的な緊張が続く場合は，患者の動作や口調に激しく反応し，患者を追い詰めてしまうことがある．また複数の看護師が介在する場合，看護師同士の何気ない会話が患者を傷つけることがあるので十分に注意する．

> 「いつも見守っているよ」というメッセージを送り，共感し，受け止める．

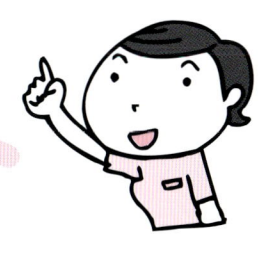

（平澤久一）

2 精神障害者の人権と精神保健福祉法（平成26年改正）

　精神医療従事者は，精神保健福祉法の趣旨を踏まえて適切な精神医療を提供し，入院患者の処遇などにおいては，法に基づき入院患者の人権に配慮した医療・看護を行わなければならない（表1）．

　ここでは，法に基づく精神障害者の入院手続きと入院患者の処遇および行動制限について概説する．

表1　精神保健及び精神障害者福祉に関する法律（精神保健福祉法）の概要

第1章　総則
（目的）①精神障害者の医療及び保護
　　　　②障害者総合支援法と相まって精神障害者の社会復帰の促進及びその自立と社会経済活動参加の促進のために必要な援助
　　　　③精神障害者の福祉の増進及び国民の精神保健の向上
（義務）①国及び地方公共団体の義務（医療，保健，福祉に関する施策を実施）
　　　　②国民の義務（精神障害者に対する理解と自立と社会参加への協力）
　　　　③医療施設設置者の義務（障害者福祉サービス，相談支援事業との連携）
（定義）精神障害者とは，統合失調症，精神作用物質による急性中毒又はその依存症，知的障害，精神病質その他の精神疾患を有する者をいう．
第2章　精神保健福祉センター
第3章　①精神保健福祉審議会　②精神医療審査会
第4章　①精神保健指定医　②精神科病院（都道府県立精神科病院，指定病院）
第5章　医療及び保護（保護者制度の廃止　平成25年法改正）
　　　　①任意入院　②指定医の診察及び措置入院
　　　　③医療保護入院等（医療保護入院，応急入院，医療保護入院等のための移送）
　　　　④精神科病院における処遇（行動制限，定期病状報告，退院の請求）
第6章　保健及び福祉
　　　　①精神障害者保健福祉手帳
　　　　②相談指導等（保健所の役割，精神保健福祉相談員，医療施設の紹介）
　　　　③障害福祉サービス事業の利用の調整（市町村，都道府県の役割）
第7章　精神障害者社会復帰促進センター
第8章　雑則（大都市の特例等）
第9章　罰則
【その他の精神医療に関連する法律】
　心神喪失者等医療観察法，障害者総合支援法，障害者雇用促進法，介護保険法，地域保健法

1 精神保健福祉法で定められた入院形態

A 任意入院

- 本人の同意に基づく入院である（書面による告知と本人の同意書）．
- 指定医による72時間の退院制限（特定医師においては12時間）．

B 医療保護入院

- 患者本人の同意が得られない場合．
- 「指定医」の診察の結果，入院が必要と認められたとき（特定医師においては12時間を限り入院させることができる）．
- 一定の要件を満たす医療機関（特定病院）において，緊急やむを得ない場合においては，「特定医師」の診察により12時間に限り入院させることができる．
- 「家族等」*のうちいずれかの同意により行われる入院である．

*配偶者，直系血族，兄弟姉妹，後見人又は保佐人．裁判所に選任された扶養義務者，家族等がない場合には居住地の市町村長．

C 措置入院

- 入院させなければ自傷他害のおそれのある精神障害者に対して，都道府県知事および政令指定都市の市長の権限で行われる入院である．
- 2名以上の「指定医」の診療の結果が一致して，入院の必要性が認められたとき．
- 入院は国立・都道府県立精神科病院および「指定病院」．

D 緊急措置入院

- 急速な入院を必要とし，自傷他害のおそれが著しい精神障害者
- 72時間に限って，「指定医」1名の診察の結果に基づいて「指定病院」に入院させることができる．

E 応急入院

- 本人および保護者の同意が得られないが，患者の医療および保護を図るうえで，ただちに入院の必要があると判定されたとき．
- 「指定医」の診察の結果，72時間以内に限って，「応急指定病院」に

入院させることができる.
- 一定の要件を満たす医療機関（特定病院）において，緊急やむを得ない場合においては，「特定医師」の診察により12時間に限り入院させることができる.

● 入院手続き

F　入院形態および入院手続き

入院形態（表2），入院手続き（図1）を示す.

表2　入院形態一覧

入院形態	要件
任意入院	本人の同意，指定医（特定医師）による退院制限*
医療保護入院	家族等又は市町村長の同意，指定医（特定医師）の診察*
措置入院	自傷他害の恐れ，2名以上の指定医の診察
緊急措置入院	急速な入院が必要な場合，指定医1名の診察，72時間を限る
応急入院	本人および保護者の同意が得られない場合，指定医の診察においては72時間以内，特定医師の診察においては12時間以内

＊「check」「豆知識」（p.226, 227）参照

任意入院者の退院の申し出　check❗

看護師が退院の申し出を受けた場合には，その旨をすみやかに主治医に伝え，退院または退院制限の判断ができるようにすべきである．退院の申し出については，口頭においても可能である．

退院制限の「72時間（特定医師においては12時間）」の起算点は，患者が現実に退院を希望する意思を明らかにした時点である．

精神保健指定医（指定医）　豆知識

精神科医療においては，患者本人の意思によらない入院医療や一定の行動制限を行うことがある．患者の人権に配慮した医療行為を行うために，「精神保健指定医制度」が定められている．

● 指定医の職務

指定医の職務は，医療保護入院などの要否，行動制限の要否など医療機関における職務と措置入院の要否の判断など公務員としての職務があるが，医療機関における職務は以下のとおりである．

- 任意入院に際しての同意能力の判定および任意入院者の退院制限
- 医療保護入院および応急入院の要否の判定
- 行動制限の必要性についての判定
- 措置入院および医療保護入院の定期報告に係る診察
- 措置入院者の入院継続の必要性と仮退院の判定

図1 入院手続き一覧（任意入院および医療保護入院）

【任意入院】

書面告知「入院に際してのお知らせ」 → 任意入院同意書（本人の署名・捺印）

- 本人の入院同意については，入院時のほか，入院1年経過時および以後2年ごとに上記手続きを実施しなければならない．
- 本人から退院の申し出があった場合には退院させなければならないが，指定医の診察と判断により72時間の退院制限（特定医師においては12時間）を行うことができる．

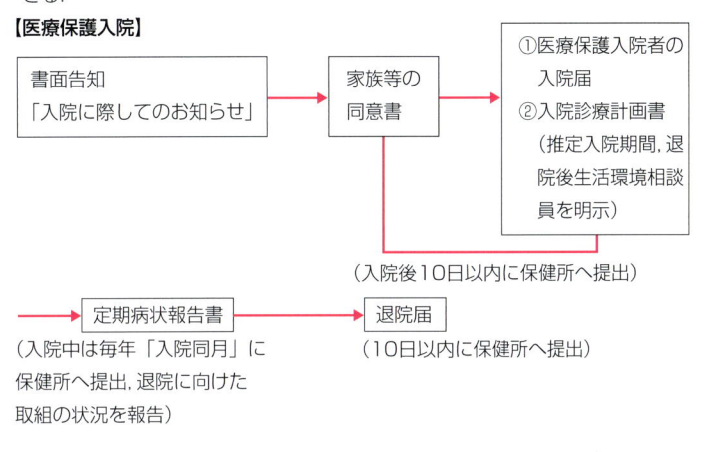

【医療保護入院】

書面告知「入院に際してのお知らせ」 → 家族等の同意書 → ①医療保護入院者の入院届　②入院診療計画書（推定入院期間，退院後生活環境相談員を明示）

（入院後10日以内に保健所へ提出）

→ 定期病状報告書 → 退院届

（入院中は毎年「入院同月」に保健所へ提出，退院に向けた取組の状況を報告）　（10日以内に保健所へ提出）

＊医療保護入院の入院届および定期病状報告書は精神医療審査会において審査を行う．

＊（退院の請求）医療保護入院者またはその家族等は都道府県知事に対して退院の請求を行うことができる．
　精神医療審査会における審査によって，退院または医療保護入院継続などの措置がとられる．

4　社会のなかでの精神科疾患の理解と看護
2　精神障害者の人権と精神保健福祉法（平成26年改正）

豆知識　特定病院・特定医師

　緊急やむを得ない場合に，医療機関および診察する医師が一定の要件を満たしている場合に限り（特定病院および特定医師）緊急やむを得ない場合に12時間を限度として，指定医の診察がなくとも，任意入院者の退院制限，医療保護入院または応急入院を行うことができる仕組みである．精神科救急医療体制の確立を目的として，2006年の法改正において，緊急時の特例措置として導入された（特定医師の要件）．

・特定医師の要件は，4年以上の医療実務経験および2年以上の精神科実務経験である．

> **豆知識**
>
> **保護者制度の廃止と医療保護入院制度の変更**
>
> 　平成26年4月，保護者制度の廃止と退院促進のための体制整備の義務づけを骨子とした精神保健福祉法の改正が行われた．
> 　概要は以下のとおりである．
> ①保護者制度の廃止
> 　保護者には，精神障害者に治療を受けさせる義務などが課せられているが，家族の高齢化などに伴い，保護者（家族）の負担が大きくなっているなどの理由から，保護者制度は廃止された．
> ②医療保護入院における同意者の変更
> 　「家族等」＊のうちいずれかの同意で医療保護入院が可能である．
> 　　＊1 配偶者，2 父母，3 祖父母等，4 子・孫等，5 兄弟姉妹，
> 　　　6 後見人又は保佐人，7 家庭裁判所に選任された扶養義務者，
> 　　　8 家族等がない場合は市町村長の同意
> ③精神科病院の管理者の義務（退院支援の制度化）
> 　・退院後生活環境相談員（精神保健福祉士等）の設置
> 　・地域援助事業者（退院後の障害福祉・介護サービス）の紹介と連携
> 　・医療保護入院者退院支援委員会（入院診療計画書に記載した推定入院期間を超過したとき）

2　入院患者の行動の制限

　入院患者の処遇については，精神保健福祉法第36条において，「精神科病院の管理者は，入院中の者につき，その医療または保護に欠くことのできない限度において，その行動について必要な制限を行うことができる」と規定されている．しかし，行動制限の実施に際しては，以下の事柄を守らなければならない．

- 行動の制限は真にやむを得ない場合にのみ行われるべきであり，その場合においては，精神保健福祉法に定める基準を遵守しなければならない．
- 精神保健指定医を含めた複数の医師による検討を行う．
- 任意入院者が行動制限を理由に退院を申し出た場合には，行動制限を行わずに入院を継続するか，退院させなければならず，継続して行動制限をする必要があれば，法的手続きにより退院制限を行ったうえでなければ行動制限を継続することはできない．
- 行動制限を行う場合は，当該患者のみでなく，その家族等に対しても，

行動制限の内容，目的，理由などをできる限り詳細に告知する必要がある．
- 行動制限については，以下の事項が該当する．
  ①通信・面会の制限　②信書の受信の制限　③電話の制限
  ④隔離　⑤身体拘束　⑥任意入院患者の開放処遇の制限

A 行ってはならない行動の制限

どのような場合にも行うことのできない行動制限は，以下の通りである．

1 信書の発受の制限

- 通信・面会は基本的に自由であることを，入院に際して文書および口頭にて，患者及び家族等に伝えることが必要である．
- そのうえで，刃物，薬物などの異物が同封されていると判断される信書については，患者自身によりこれを開封させ，異物を取り出したうえで患者に当該信書を渡す．
- 都道府県および地方法務局その他の人権擁護に関する行政機関の職員ならびに患者の代理人である弁護士との電話の制限．
- 都道府県および地方法務局その他の人権擁護に関する行政機関の職員ならびに患者の代理人である弁護士および患者，または家族等の依頼により患者の代理人になろうとする弁護士との面会の制限．

2 指定医の診察を必要とする行動制限の内容

- 患者の隔離（内側から患者本人の意思によっては出ることができない部屋の中へ1人だけ入室させることにより，当該患者をほかの患者から遮断する行動の制限をいい，12時間以内においては医師（非指定医）の診察と判断で実施可能）．
- 身体的拘束（衣類または綿入り帯などを使用して，一時的に当該患者の身体を拘束し，その運動を抑制する行動の制限をいう）．

B 隔離

1 隔離についての基本的な考え方

- 「隔離」は，指定医（12時間を超えない隔離においては，医師）が必要と認める場合のみ実施できる行動の制限である．
- 「隔離」は，患者の症状からみて，本人または周囲の者に危険が及ぶ可能性が著しく高く，隔離以外の方法で危険を回避することが著しく困難と判断される場合に，その危険を最小限に減らし，患者本人の医

療または保護を図ることを目的として行われる．
- 隔離は，制裁や懲罰あるいは見せしめのために行ってはならない．
- 本人の意思により閉鎖的な環境の部屋（保護室）に入室させる場合は隔離に当たらない．しかし，この場合においては，本人の意思による入室である旨の書面を得なければならない．

2 対象となる患者に関する事項

隔離の対象となる患者は，主として次のような場合に該当する患者であり，隔離以外にほかの代替方法がない場合に行われる．
- ほかの患者との人間関係を著しく損なうおそれがあるなど，その言動が患者の病状の経過や予後に著しく悪く影響する場合．
- 自殺企図または自傷行為が切迫している場合．
- ほかの患者に対する暴力行為や著しい迷惑行為，器物破損行為が認められ，他の方法ではこれを防ぎきれない場合．
- 急性精神運動興奮などのため，不穏，多動，爆発性などが目立ち，一般の精神病室では医療または保護を図ることが著しく困難な場合．
- 身体的合併症を有する患者について，検査および処置などのため，隔離が必要な場合．

3 遵守事項

> 隔離に際しての遵守事項

- 隔離を行っている閉鎖的環境の部屋に，さらにほかの患者を入室させてはならない．
- 隔離を行うにあたっては，当該患者に対して隔離を行う理由を知らせるよう努めるとともに（書面による告知），隔離を行った旨およびその理由ならびに隔離を開始した日時と解除した日時を診療録に記載する．
- 隔離を行っている間は，定期的な会話などによる注意深い臨床的観察

✓ check！ 隔離の実施に際して

- 隔離の開始に際しては，指定医（医師）の指示を確認する．
- インターホンの設置など看護師との意思伝達がスムーズにできる仕組みを整備する．
- 洗面，入浴，掃除，空調など患者および部屋の衛生を確保する．
- 1時間に2回以上の観察とその記録を行う．
- 隔離を減少するための多職種によるカンファレンスを頻回に開催する．
- プライバシーに配慮し，身体的状態や心理的状態を観察する．

と，適切な医療および保護が確保されなければならない．
・隔離を行っている間は，洗面，入浴，掃除など患者および部屋の衛生の確保に配慮する．
・隔離が漫然と行われないように，医師は原則として少なくとも毎日1回診察を行い，必ず所見を署名のうえ，診療録に記載する．

C 身体拘束

1 身体拘束についての基本的な考え方

・身体的拘束は，制限の程度が強く，また二次的な身体的障害を生じる可能性があるため，代替方法が見出されるまでの間やむを得ない処置として行われる行動の制限であり，できる限り早期にほかの方法に切り替えるよう努めなければならない．
・身体的拘束は，当該患者の生命を保護することおよび重大な身体損傷を防ぐことに重点を置いた行動の制限であり，制裁や懲罰あるいは見せしめのために行われることは厳にあってはならない．
・身体的拘束を行う場合は，身体的拘束を行う目的のために特別に配慮して作られた衣類または綿入り帯などを使用し，手錠などの刑具類や他の目的に使用される紐，縄そのほかの物は使用してはならない．

　(注) 精神保健福祉法においては，上記のように定義されているが，圧迫による阻血の防止などの安全性および以下にあげる行動制限の最小化という視点からできる限りマグネット式の拘束用具を使用する必要がある．また下肢拘束を行う場合には，深部静脈血栓および肺塞栓防止のため弾性ストッキングの着用が必要である．

①マグネット式の製品は，身体各部位の可動域を調節できるため，患者の苦痛を可能な限り最小限に緩和できる．
②着脱が容易であるため，身体拘束の部分的中断（1肢のみの拘束中断，時間限定の中断など）を促すことができる．
③マグネット式の拘束用具の使用は，身体拘束を段階的に解除することを容易にし，身体拘束の最小化につながる．

「日本総合病院精神医学会編．身体拘束・隔離の指針」より引用

2 対象となる患者に関する事項

　身体的拘束の対象となる患者は，主として次のような場合に該当すると認められる患者であり，身体的拘束以外にほかの代替方法がない場合に行われる．
①自殺企図または自傷行為が著しく切迫している場合

②多動または不穏が顕著である場合
③①または②のほか精神障害のために，そのまま放置すれば患者の生命にまで危険が及ぶおそれがある場合

> **✓ check！ 身体拘束の実施に際して**
> ・身体拘束の開始に際しては，指定医の指示を確認する．
> ・抑制帯使用マニュアルの確立と身体拘束に関する教育・研修の実施および抑制帯を整備する．
> ・看護師は1時間に4回以上の観察とその記録を行う．
> ・心理的状態の把握，身体面の全身管理，および抑制具による循環障害の有無の確認を行う．
> ・身体拘束を減少させるための多職種のカンファレンスを頻回に開催する．
> ・行動制限最小化委員会を開催する．

● 身体拘束に際しての遵守事項

3 遵守事項

- 身体的拘束にあたっては，当該患者に対して身体的拘束を行う理由を知らせるとともに（書面による告知），身体的拘束を行った旨およびその理由ならびに身体的拘束を開始した日時と解除した日時を診療録に記載する．
- 身体的拘束を行っている間は，原則として常時の臨床的観察を行い，適切な医療および保護を確保しなければならない．
- 身体的拘束が漫然と行われないよう，医師は頻回に（1日2回以上）診察を行い，必ず所見を署名の上診療録に記載する．

D 任意入院患者の開放処遇の制限

● 任意入院患者の開放処遇の制限

1 基本的な考え方

- 任意入院者は，原則として，開放的な環境での処遇（本人の求めに応じ，夜間を除いて病院の出入りが自由に可能な処遇「開放処遇」）を受けるものとし，その旨を文書により任意入院者に伝える．
- 任意入院者の開放処遇の制限は，当該任意入院者の症状からみて，その開放処遇を制限しなければその医療または保護が著しく困難であると医師が判断する場合にのみ行うものであって，制裁や懲罰あるいは見せしめのために行うことは厳にあってはならない．
- 任意入院者の開放処遇の制限は医師の判断によって開始されるが，その後おおむね72時間以内に，精神保健指定医が当該任意入院者の診

察を行うものとする．

　なお，任意入院者本人の意思により開放処遇が制限される環境に入院させることもあり得るが，この場合には開放処遇の制限にはあたらない．この場合は，本人の意思による開放処遇の制限である旨の書面を得なければならない．

> **行動制限の一覧性台帳の整備と管理** ✓check❗
>
> 　入院患者に対する行動制限が必要最小限の範囲内で適正に行われていることをつねに確認できるよう，行動制限についての一覧性台帳を整備し，管理しなければならない．
> ・行動制限（隔離，身体拘束および任意入院者の開放処遇の制限）を受けている患者の行動制限の内容と期間を記載する．
> ・行動制限を行った際にただちに記入する．
> ・精神保健福祉法に基づく指導監査において，台帳の整備・記載状況が確認される．

2 対象となる任意入院者に関する事項

　開放処遇の制限の対象となる任意入院者は，主として次のような場合に該当する．

① ほかの患者との人間関係を著しく損なうおそれがあるなど，その言動が患者の病状の経過や予後に悪く影響する場合．
② 自殺企図または自傷行為のおそれがある場合．
③ ①または②のほか，当該任意入院者の病状からみて，開放処遇を継続することが困難な場合．

> **行動制限最小化委員会** ✓check❗
>
> 　行動制限の基本理念に沿って，入院患者の人権の尊重，行動制限の必要性の検討，行動制限の最小化を目的として，院内に設置される委員会である．診療報酬における医療保護入院など診療料の算定および特定病院の要件でもある．

●引用・参考文献●
1) 精神保健福祉研究会監．三訂 精神保健福祉法詳解．東京，中央法規出版，2007，1070p．
2) 日本総合病院精神医学会教育研究委員会編．身体拘束・隔離の指針．東京，星和書店，2007，95p,（日本総合病院精神医学会治療指針3）．

（吉田佳郎）

3 退院支援と看護

●精神科医療の歴史

1 精神科医療の歴史

　病気の治療のために入院が必要となった場合，入院治療を通じて病状が改善すれば，すみやかに退院して元の社会生活に戻るというのは，ごく自然な流れである．だが日本の精神科医療の歴史の中では，必ずしもそうではない時代が長く続いた．

　近代に至るまで，多くの精神病患者は私宅監置の対象であった．1918年，東京帝国大学医科大学精神病学教室の呉秀三は精神病者の保護と医療の必要性を説いている[1]．

> 我邦十何万の精神病者は実に此病を受けたるの不幸の外に，此邦に生れたるの不幸を重ぬるものと云ふべし．精神病者の救済・保護は実に人道問題にして，我邦目下の急務と謂はざるべからず．

　その後，精神科病床は民間病院を中心にどんどん増えていき，精神病患者は精神病院に隔離されることとなった．だが精神病患者の治療手段は限られていた．抗精神病薬であるクロルプロマジン塩酸塩は1955年，ハロペリドールは1964年，抗うつ薬であるイミプラミン塩酸塩は1959年に開発されていたが，効果的な薬物療法が実施されるようになったのはごく最近である．

　宇都宮病院事件など精神病院の不祥事が相次ぐ中で，入院患者の人権を擁護し，社会復帰の促進を目的として1987年に精神保健法が成立し，現在の精神保健福祉法に至っている．

　また医療政策においても，その後ようやく，治療の場が入院医療中心から地域生活中心へとシフトしていく．それでも，2007年頃の時点において人口万対精神病床数を比較すると，日本は27.3床，フランスは10床，イギリスは7床，アメリカは3床，イタリアは1床となっており，今日でも我が国の精神科病床数は多い．とくに入院期間が数十年に至る歴史的な長期入院患者が多いのが特徴である．

　2004年9月，厚生労働省精神保健福祉対策本部は「精神保健医療福

祉の改革ビジョン」を提示し，「入院医療中心から地域生活中心へ」という基本理念が示された．2010年には「精神障害者地域移行・地域定着支援事業」[2]が実施されるなど，退院支援に関する施策が進められている．

2 退院支援の目的

障害者基本法には「全て障害者は，可能な限り，どこで誰と生活するかについての選択の機会が確保され，地域社会において他の人々と共生することを妨げられない」（第3条第2項）と記されている．入院した当事者が退院して地域生活に戻ることは，当事者の基本的な権利である．退院のための支援は，医療スタッフ主導ではなく，あくまでも当事者自身の意向に沿って進められなければならない．急性期治療においては，一般に患者自身の退院意欲は高く，退院後の病状再燃・再発防止のための支援を行うことが退院支援の主な目的となる．一方，長期入院患者においては，入院期間の長期化にともない地域で精神障害者を受け入れる基盤がなくなり，患者自身も退院への意欲を失っていく．そのため長期入院精神障害者を病院から地域に移行するためには，退院のための手厚い支援が必要となる．

3 退院支援の流れ

退院支援ガイドライン[3]に沿って，退院支援の流れをまとめる．

A 退院支援体制作り

長期入院患者の退院支援は，一部の熱心な治療スタッフの努力だけでは限界があり，病院管理者の責任の下，病院全体の取り組みとして進めていくことが必要である．医師・看護師・精神保健福祉士・作業療法士・臨床心理士・薬剤師・管理栄養士などで支援チームを構成し，カンファレンスで意見の統一を図りながら，多職種チーム活動を進めていく．当事者と関わる機会が最も多い看護師には，当事者の評価，退院支援プログラムの実施，退院の時期の検討などで中心的な役割を果たすことが期待される．退院支援では当事者の生活技能・対処能力の向上を目指して特別なプログラムを準備するため，治療スタッフ自身も特定の心理社会的治療法の研修を受けておくことが望ましい．

退院後の支援体制に関しても，早期に検討を始める．訪問看護などのアウトリーチ活動を有していない医療機関では，地域の支援機関と連携を図り，入院中から当事者との交流を図ることを通じて，ケアの連続性を保つことが大切である．

B 退院困難要因の評価

退院の妨げとなる要因についてアセスメントを行い，介入方法を検討していく．退院困難要因としては以下が挙げられる．

1 退院に関する動機づけの要因

入院が長期化した場合，生活環境の変化に不安を感じ，「退院して生活に苦労し，辛い思いをするぐらいなら，入院を続けた方が楽でよい」と考え，当事者が退院への意欲を示さないことがある．だが当事者の「退院したくない」という発言を鵜呑みにしてはならない．適切な支援を受けることで地域生活の困難さは減り，自分らしい生き方をすることができるというイメージを持てないことが，退院への意欲の低下につながっていることが多い．治療スタッフが支持的な働きかけを続けながら地域生活移行への動機づけを行い，外部の支援者等との関わりを増やし，居住の場・生活費の確保といった問題を一つ一つ一緒に解決していく道筋を示すことで，退院に向けた意欲を喚起させていくことが重要である．

一般に，長期入院患者における退院意欲の低下は，長期的な閉鎖環境への適応によって生じた医原性の側面もあり，退院への動機づけは医療者の役割である．

2 病状の要因

病状が不安定で頻回の再発・入院治療を要するケース，自傷行為や他害行為など行動上の問題が頻発するケースでは，退院を進めていくことは一般に多くの困難をともなう．適切な薬物療法のみならず，心理教育プログラム，認知行動療法プログラムなどを組み合わせ，集学的な治療を進めていくことで，病状の安定化を図ることが第一となる．

通院や服薬などのアドヒアランスが不良な場合は，訪問看護師による服薬管理を行うことで，アドヒアランスの不良さを補うことができる．精神疾患の影響を受け，日常生活能力や金銭管理に問題がある場合，ヘルパー導入・地域福祉権利擁護事業の利用など，手厚い支援を導入することが必要となる．

3 生活環境の要因

入院の長期化や入院前の行動上の問題にともない，退院先の住居を既

- 退院困難要因

- 退院に関する動機づけ

- 病状の安定化

- 訪問看護師による服薬管理

に失っている当事者もいる．住居のない当事者の退院支援では，居住場所の確保が必要となる．グループホームやケアホームなどの入所先が見つかることもあるが，これらの社会資源は限られており，実際には通常の住居探しと同様に賃貸の物件を探すことが多い．収入や財産がなく，経済的に自立できない当事者の場合には，精神障害者年金や生活保護などの申請が必要となる．

これらの実生活上の具体的な問題を当事者が一人で解決することは一般に困難であり，いずれも当事者任せにするのではなく，入院中にソーシャルワーカー（精神保健福祉士）が当事者と一緒に住居確保・生活費の確保の手続きを進めていくことが必要である．

4 家族の要因

●家族の賛同や協力

当事者が再発・再入院を繰り返すケース，他害行為などの社会的問題を起こすケースでは，家族も疲弊し，当事者の退院について家族の賛同や協力を得られないこともある．家族が退院支援に協力的ではない場合，退院の妨げとなることが多い．だが家族が退院支援に協力的ではないということで家族を責めてはならない．家族が疲弊していった経過について分析を行い，問題点を明確にする．病状の問題であれば，さらなる集学的な治療を進めていくことで病状の改善を通じて家族の不安を軽減させる．一方，家族の支援体制の問題であれば，外部支援の導入により家族の負担を減らすことで，退院への賛同を得られることもある．家族が関わりそのものを避けているケースでは，適切な働きかけを通じて，家族との交流の機会を持つことから始める．

家族と信頼関係を深めていくことが大切である．家族心理教育や家族会などへの参加を通じて，退院に関する家族の不安が軽減し，対処スキルの向上に役立つことがある．退院支援を実際に進めていく際には，家族の役割を明確にして，家族の負担を増やし過ぎないような支援が望ましい．

5 治療スタッフ側の要因

●治療スタッフ側の要因

入院が長期化する場合，その問題の一部は治療者側に存在することもある．「退院は無理だろう」「退院はまだ早いだろう」などと治療スタッフが当事者の退院を諦めているようでは，退院支援は始まらない．「退院するよりも入院していた方が，当事者にとっても幸せ」という治療者の善意も危険である．「退院したらすぐに治療を中断するだろう」「退院後も他害行為の危険性が高い」などのリスクについても，治療の進展や適切な支援体制の整備を通じて，リスクを軽減させる努力が必要である．

退院支援は体制作りが軌道に乗るまで，治療スタッフの多大な努力を要することがあり，治療者側の負担の大きさが退院支援の進行にブレーキをかけてしまうことがある．治療スタッフが疲弊しないような体制作りが大切である．

C 退院支援プログラムの実施

●退院支援プログラム

退院支援のためのプログラムを準備することで，どの支援者でも同じプログラムを提供することができるようになる．各病院や地域の特性に合わせたプログラムを準備することが望ましいが，既に有効性が確立されたプログラム（『地域生活への再参加プログラム』[4]など）を利用することもできる．

退院支援プログラムは，①精神疾患や服薬に関する心理教育・疾病教育，②日々の生活に必要な技能の獲得を目指したトレーニング，③周囲と上手にコミュニケーションを図り，適度に自己主張するための社会生活技能訓練（Social Skills Training : SST），④安心して退院するために家族や地域と連携を図るソーシャルワークなどで構成される．

D 病棟での退院支援計画とその実施

●退院支援計画

退院支援の中心は当事者である．当事者の気持ちに寄り添って支援は進められる．そのためには当事者の一番身近にいる看護師が，当事者と丁寧に関わり，良好な関係性を築きながら，当事者一人一人にあった生き方を模索していく試みが大切である．当事者自身が生きがいを見出すことができるような退院支援に努める．当事者の病状，家族関係，生活環境，経済状況，生活能力，当事者の持つ強みについて，多職種でアセスメントし，カンファレンスで情報を共有する．退院後の生活および長期的な目標について，支援者全員がイメージを共有することが望ましい．

病棟では，どのくらい先に退院することを目標とし，それまでにどのような時期にどのような段階をクリアすべきか，退院支援計画を立案する．当事者と一緒に計画を作成することが大切である．その計画に基づき，個別の退院支援プログラムを実施していく．退院後の生活に必要な住居確保や社会資源の利用も同時に進める．家族との関係作りも大切である．家族の不安を受け止めながら，時間をかけて家族との信頼関係を築いていく．退院支援計画とその実施において，看護師の果たす役割は大きい．

E 退院コーディネートとソーシャルワーク

退院後の当事者にとって，第一に大切なのは，生活することである．退院後の生活を安定させるために，ソーシャルワーカー（精神保健福祉士）を中心に，以下の調整を進めていく．

a 住居確保

当事者の希望や生活能力に応じて，どのような住居を確保することが望ましいかを検討する．保証人の有無や家賃の制限等で，希望通りに住居探しが進まないことも多いが，現実的に折り合いをつけていくことになる．住居確保後でも，住民票の移動や，電気・水道・ガス・電話などの諸手続等で支援が必要となる．

b 生活費の確保

生活保護の申請が必要となることもある．金銭管理能力に問題がある場合には，地域福祉権利擁護事業（日常生活自立支援事業）の利用を検討する．

c 食事の準備

食事を準備することが難しい当事者のケースでは，食事提供が可能な通所施設や配食サービスの利用を検討する．

d 日中の活動の場の確保

退院をしても，日中ずっと自室に引きこもり，地域からも孤立してしまうと，当事者が生きがいを見出すことは次第に困難となり，ひいては病状の再燃につながることがある．退院後にデイケアや作業所を利用し，居場所を作るとともに，他者との交流の機会を設けることが必要である．

e 医療の継続性の確保

医療を確実に継続できるための支援が必要である．訪問看護を利用することにより，治療の継続性を高めることが可能となる．通院医療の際に必要な自立支援医療・精神障害者手帳の申請手続きなど，退院後の支援に必要な諸手続も支援者のかかわりを通じて確実に行う．

4 退院支援の具体例

急性期治療における退院支援事例

　45歳男性，覚せい剤による遅発性精神病性障害．
　半年前から通院を中断．近隣住民から悪口を言われるという被害妄想に支配され，近隣住民の車をパンクさせ，部屋の中でも大声で怒鳴りちらし，壁を破壊するなどの行動上の問題が目立つようになり，警察に保護されて入院となった．
　抗精神病薬を中心とした薬物療法により幻覚妄想状態は改善し，退院が可能な病状となったが，家族は入院前に当事者から暴力をふるわれたりしたため，当事者との同居や生活費の支援を拒否した．主治医・看護師は家族と話し合いを続け，暴力などの問題が遅発性精神病性障害による被害妄想に基づいており，治療を確実に継続させることで，問題行動が再び起こる可能性が低いことを繰り返し説明した．治療継続をより確実にするために，退院後は訪問看護を導入，デイケアへ通所してもらうことを当事者にも了承してもらい，入院中からデイケアプログラムへの参加を開始した．
　最終的に住居確保の際に必要な保証人・初期費用については両親から支援を得ることができ，ソーシャルワーカー（精神保健福祉士）が当事者と一緒に物件探しを進め，退院先のアパートを確保した．医療継続に必要な自立支援医療，精神障害者手帳の申請を実施．居住地域の訪問看護ステーションに連絡を取り，入院中に担当看護師と面会を行った．入院から3ヶ月後に退院．退院後に精神保健福祉士同伴にて生活保護の手続きを実施した．

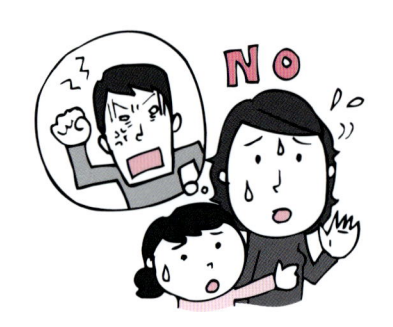

長期入院患者に対する退院支援事例

57歳女性，統合失調症，糖尿病．

既に8年間入院中であった．周囲との交流は少なく，自閉的な生活を送っているものの，幻覚妄想などの陽性症状は消退している．家族とのやり取りはない．生活保護を受給しているが，お金の使い道がなく，生活保護費がどんどん貯まっていく状況であった．

医師・看護師・作業療法士・精神保健福祉士・管理栄養士などで多職種チームを結成し，退院支援計画を作成．最初は「退院したくない」と語っていたが，「楽しみ」探しをすることで退院への動機づけを行った．退院への不安を度々語ったが，看護師が傾聴することで思いを受け止めた．精神障害を持つ人の退院準備プログラムに参加し，SST，心理教育，リビングスキル訓練などを実施．長期入院の結果，住居確保に必要な保証人となる家族がおらず，保証人協会に保証人をお願いした．本人が貯めていたお金で住居を確保．訪問看護の導入，糖尿病食の配食サービスの利用，管理栄養士作成の糖尿病用の食事メニューを居宅介護事業所のヘルパーさんと一緒に作るなど，手厚い社会福祉サービスを導入した．

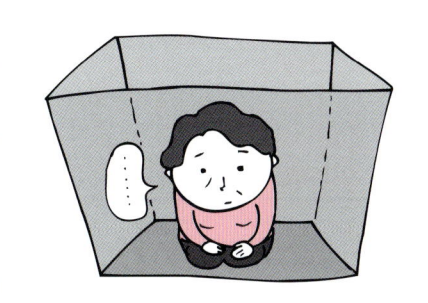

何度か自宅外泊を繰り返し，少しずつ自信がついてきたところで退院となる．退院後の生活では，一人で社会的な手続きを済ませたり，家事もきちんとこなすなど，入院生活では把握できなかった当事者の能力の高さに驚かされた．

● これからの退院支援

5 これからの退院支援に求められるもの

- 精神病院では既に入院患者の高齢化が進んでいる．高齢化にともない，さまざまな身体合併症を併発し，また体力や生活能力の衰えもあり，退院がさらに困難となる．退院支援は時間との勝負であり早急に推し進めていくことが必要である．介護保険制度と連携を図ることで支援がスムーズに進みやすくなる．
- 退院支援を進めていくためには，退院支援のための委員会を独立して設置し，ノウハウや情報を一元化することで，退院支援の効率化を図ることが大切である．
- 精神科急性期治療においては，入院治療を長期化しないための工夫が必要である．短期間で病状を改善させるための専門性の高い医療を提供できるような体制作りが重要である．とくに，精神疾患の軽症化・多様化にともない，従来の薬物療法重視の精神医療だけでは，患者のニーズにこたえることは困難となりつつある．認知行動療法をはじめ

薬物療法以外のアプローチ

とした精神療法など，薬物療法以外のアプローチを充実させていくことが重要である．

- 退院支援にかかわる看護師は，退院支援に必要な社会資源を当事者と一緒に見学に行くなどの活動を通じて，より具体的・効果的な退院支援につなげることができる．病棟から地域に出る支援活動が求められている．

アウトリーチ型医療

- 訪問診療・訪問看護などアウトリーチ型医療の重要性はますます増している．退院支援のスキルは，地域生活における入院に頼らない治療にも有用である．従来であれば入院治療の対象となっているケースでも，入院せず急性期治療を乗り切る支援体制の拡充が望まれる．

- 自ら精神障害を抱え，保健福祉サービスの受け手でありながら，かつ職業として保健福祉サービスを提供するピアサポーターとの交流は，当事者にとって貴重な経験となる．当事者同士の支え合いであるピアサポートのさらなる展開が期待される．

ピアサポート

地域住民の理解

- 地域で生活するためには，地域住民の理解が必要である．地域住民との交流の機会を増やすことで，精神障害者が地域で生活する際の窮屈さを解消していく試みは大切である．地域に開かれた風通しのよい病院づくりが求められている．

退院はあくまでも当事者にとっての通過点であり，そこから新しい生活が始まる．支援者は，退院後も支援を継続し，当事者と一緒に歩み続けていくことが，真の退院支援につながるのではないだろうか．

●引用・参考文献●
1) 呉秀三．精神病者私宅監置ノ実況及ビ其統計的観察．1918．
2) 特定非営利活動法人全国精神障害者地域生活支援協議会編．障害者地域移行支援・地域定着支援ガイドブック．東京，中央法規，2013．
3) 井上新平ほか編．精神科退院支援ハンドブック：ガイドラインと実践的アプローチ．東京，医学書院，2011．
4) Liberman, RP. Social and Independent Living Skills; The Community Re-Entry Program. Camarillo: Psychiatric Rehabilitaion Consultants, 1995（井上新平ほか監修．地域生活への再参加プログラム．東京，丸善，1998．）．

（松尾孝子，山﨑信幸）

4 総合病院精神医学

- 総合病院精神医学

　総合病院精神医学の役割は，大きく分けて二つある．一つはいわゆる一般的な精神科診療，つまり直接精神科を受診する患者の外来治療や入院治療を行うことである．もう一つは内科や外科など精神科以外の診療科に入院している患者に対して精神医療を提供することである．後者をとくにコンサルテーション・リエゾン精神医学と呼び，総合病院における精神科特有の役割である．

- コンサルテーション・リエゾン精神医学

　コンサルテーション精神医学とリエゾン精神医学は微妙にその意味するところが違う．コンサルテーションとは「相談」「協議」を意味し，精神科医は主治医からの相談に応じるに留まるというやや消極的な意味合いをもっている．一方，リエゾンとはフランス語の発音の法則において前後の文字が結びつけて発音されることだが，原義は「合体」や「連携」を意味し，より密接に主治医と連携をとりながら患者の治療に積極的に参加する医療活動形態を指す．

　日本では診療科間の垣根が高く，診療科を超えてチーム医療を行うという医療文化に乏しいものの，その必要性の認識は次第に広がっている．

- 緩和ケアチーム

たとえば，平成26年度診療報酬改定では，緩和ケア診療加算のほかに精神科リエゾンチーム加算，摂食障害入院医療管理加算など，精神科医が参画するチーム医療に対して所定の基準を満たせば診療報酬の請求が認められるようになった．

1 コンサルテーション・リエゾン精神医学の概念

　コンサルテーション・リエゾン精神医学は20世紀半ばの米国で発展してきた．20世紀半ばというのは，医学の発展にともなって「病気は診るが人は診ない」ようになった医師たちの姿勢に対して批判が始まったころで，病気をもった患者の心理社会的問題に対応する必要性が医療者の間で認識されつつあった時代であった．つまり，「身体だけでなく，患者の心や社会的な背景をも包括的に診る」という姿勢がリエゾン精神医学発展の背景にあり，このような医療に対する考え方をbio-psycho-social model（生物学的－心理的－社会的模範）という．

- bio-psycho-social model

より積極的に精神科医が医療チームに参加するリエゾン精神医学では，患者に対応するだけでなく，患者と家族の関係，患者と主治医の関係など患者を取り巻くあらゆる人間関係にも対応する．さらに定期的に病棟看護師や主治医と連携をとることによって，精神症状や心理状態の早期発見や予防につなげることもできる．

> **check!**
> **コンサルテーション・リエゾン精神医学における活動**
> ・bio-psycho-social model に基づいて患者を診ることが基本．
> ・患者の精神症状の予防早期発見に努める．
> ・患者を取り巻くあらゆる人間関係も対象とする．
> ・医療者のメンタルヘルスにも配慮した活動を行う．

現代の医療では，患者の死は「医療の敗北」と捉えられ，医療者にとってやりがいや達成感とは反対の罪悪感や挫折感を持つことにつながりやすい．また，治癒を望めない患者にどのように接したらいいのか，医療者にできることはないのではないかと最初から距離をとろうとする医療者も少なくない．このような医療者側のネガティブな感情は，患者にも影響するし，お互いつらいものである．したがって，このような感情を持った医療者も同時にケアされる必要があり，リエゾン精神科医や心理士が医療者のメンタルヘルス活動に介入することがある．

表1に一般病棟でよくみられるおもな精神症状を示す．

表1 一般病棟でよくみられるおもな精神症状

精神症状など	留意すべきこと・検討すべきこと
せん妄	精神運動興奮を伴うタイプ，精神運動制止を伴うタイプ，両方が混在しているタイプがある．意識障害をともなうことが特徴であり，背景に身体的な問題が隠れていることが多い． 患者の安全を第一に個室を提供するなど，できるだけ安心できる環境を設定する必要がある．
不安	手術などの前には不安を抱きやすい．誠意をもって不安を傾聴し，適切な説明を行い情報提供することが大切．また，治療による経済的な問題や家族の問題が背景にあることもある．情報収集をしっかり行う．
抑うつ	不眠や食欲低下が続いていたら，患者に「気分はいかがですか」など声をかけてみることが大切．「うっとうしい」「気分が晴れない」などは抑うつ症状の一つかもしれない．その際は精神科医の診察を勧める．
アルコールに関する問題	入院によりアルコールを常用していた人が断酒をすると離脱症状が出現することがある．重度のものはアルコール離脱せん妄，軽度のものは不眠などである．対応については精神科医の受診を勧める．

2 リエゾン精神医学における各職種の役割

A 看護師

　患者に一番身近な存在といえば，看護師である．看護師はさまざまな役割を担うが，一言でいえば「医師と患者の橋渡し的役割」であろうか．平成26年度診療報酬改定においても「医師が看護師と共同して診療方針等について話し合い，その内容を文書等により提供した場合」にがん患者指導管理料が認められるなど，看護師の「橋渡し的役割」に重きがおかれていることがわかる．その他，ほとんどのチーム医療に看護師の配属が求められている．リエゾン精神科医にとっても，患者の精神的な問題の把握のために看護師からの情報や早期の対応に負うところが大きい．

B 薬剤師

　点滴であれ，内服であれ，「薬」による治療は最も頻繁に行われる医学的治療の一つであるが，もちろん副作用のない薬は存在しない．薬剤師は専門的知識をもって患者に薬剤指導を行い，患者の治療への遵守を高め，治療を効果的に促進させる役割がある．同時にそのことは，患者の医療に対する不安を軽減する効果もある．また，複雑に高度化した医療において，薬剤師は医師にとっても相談することができる頼もしい存在で，チーム医療にかかせない．

C 管理栄養士

　適切な栄養摂取はどのような疾患や治療にとっても重要不可欠な問題であると同時に，「楽しく食べる」ことは精神衛生上，さらに重要であると言っても過言ではない．たとえば，糖尿病を患う人のうち約11％の人が，うつ病の診断基準も満たしている[2]といい，栄養指導を行う栄養士による早期発見やかかわり方も重要視されている．精神科分野では，平成26年度診療報酬改定における「摂食障害入院医療管理加算」に管理栄養士の役割が明記され，今後，外来も含めた治療で管理栄養士とリエゾン精神科医の連携が拡大されることを期待したい．

D 理学療法士，作業療法士，言語聴覚士

疾患の回復期のみならず，がんの末期の状態でもできるだけ人間的な生活をすることができるようにとリハビリテーションを導入することは珍しくない．リハビリテーションをしているときに患者がみせる様子は，病棟でのそれとは異なるものかもしれない．またリハビリテーションに参加できるかどうかやその様子は，患者の意欲と密接に関連しているので，理学療法士，作業療法士，言語聴覚士も患者の精神症状の変化に気づくことができる．場合に応じて，全職種でカンファレンスを開いて情報交換し，治療方針を確認するなどの作業が必要である．

E その他の職種

以上のほかに，精神科専門看護師としてとくにリエゾン精神医学を専門にしている看護師もいる．病院によって活動形態は，病棟との併任や病棟とは独立して活動するなどさまざまである．また，臨床心理士が医療現場で活躍していたり，ホスピスなどでは宗教家が患者のためにボランティアとして活動していたりするところもある．医療が高度化した現代だからこそ，さまざまな専門職種がチームを組んで患者にかかわることが重要となっている．

3 サイコオンコロジー

サイコオンコロジー（psycho-oncology）とは，悪性腫瘍の患者に対するコンサルテーション・リエゾン精神医学である．日本語で"psycho"とは「心理」「精神」を指す言葉であり，"oncology"とは「腫瘍学」を指す言葉である．つまり"psycho-oncology"とは「精神腫瘍学」と訳されるが，現場ではそのままカタカナでサイコオンコロジーと呼ぶことのほうが多い．

サイコオンコロジーは，インフォームドコンセントが普及し始めた1970年代の米国で発展し始めた．患者の知る権利やがんの治療成績の向上などにより，患者の心理社会的背景に配慮する必要性が増したのである．精神科医エリザベス・キューブラー・ロスによる『死ぬ瞬間：死とその過程について』は，当時の末期患者にインタビューした内容をまとめ，死を前にした人間がどのような心理過程をたどるのかを研究した傑作で今でも新鮮な内容となっている．

現在では，がんの治療成績が上がり，医学的にはがんの診断はすぐに「死」を意味するわけではないが，心理的には今でも「死」を連想させ，手術や化学療法などの治療を耐える必要があり，患者の心理社会的側面に大きな変化をきたす．さらに心理的・精神的なダメージは，疾患の早期から出現することが多く，患者ができるだけ自分らしく医療を受けられるように配慮する必要がある．

日本では1990年代に国立がんセンター（東京・千葉）に精神科が設置され，2002年に始まった緩和ケアチームでは精神科医が必須とされ，次第にサイコオンコロジーの必要性が認識され浸透しつつある．

4 緩和ケアチームの概要

2002年より，診療報酬で一般病棟における「緩和ケアチーム加算」が設置され，精神科医が精神症状を緩和する医師としてチームに参加することが必須になった（表2）．また平成26年度診療報酬改定では薬剤師の参加が必須になっている．施設によっては，管理栄養士やソーシャルワーカーがかかわっている例も多い．

まず緩和ケアの概念について説明するために，2002年の世界保健機関（WHO）による緩和ケアの定義[4]を提示する（表3）．緩和ケアというと「終末期」というイメージを抱く人もいるが，それは誤解である．

表2 緩和ケアチーム[3]

ア　身体症状の緩和を担当する常勤医師
イ　精神症状の緩和を担当する常勤医師
ウ　緩和ケアの経験を有する常勤看護師
エ　緩和ケアの経験を有する薬剤師
　なお，アまたはイのうちいずれかの医師及びエの薬剤師については，緩和ケアチームにかかる業務に関し専任であって差し支えないものとする．

表3 2002年の世界保健機関：WHOによる緩和ケアの定義[4]

　生命を脅かす疾患による問題に直面している患者とその家族に対して，疾患の早期より痛み，身体的問題，心理社会的問題，スピリチュアルな（霊的な・魂の）問題に関してきちんとした評価を行い，それが障害とならないように予防したり対処したりすることで，クオリティー・オブ・ライフ（生活の質）を改善するためのアプローチである．

この定義にあるとおり、疾患の早期から導入されるもので、病気の治癒だけでなく、生活の質（quality of life：QOL）の向上が第一の目的である．この目的に沿って緩和ケアチームにおける精神科医は、抗がん剤治療中の嘔気などの副作用やがん性疼痛の症状緩和を行う緩和医療と「車の両輪」となって精神的なつらさに対する症状緩和を行う．

5 緩和ケアチームの活動の実際

A 症例

80歳女性．生来健康．X年12月，歩行困難となった．A病院で肺がんによる多発脳転移，多発骨転移と診断，治療は行わず経過観察となったが，積極的な治療を希望し，翌年2月B病院に入院した．

B 緩和ケアチーム介入までの経緯

入院後，経口抗がん剤の投与が開始されたが，家族は標準治療ではない免疫療法も希望した．その免疫療法を行うと腫瘍が増大したが，家族の希望は続いた．がん性疼痛のため患者は額に汗をかくほどであったが，家族は医療用麻薬に対する忌避感があり疼痛治療について理解を示さず，適切な対応ができずにいた．また，患者本人の精神状態はせん妄状態で，医療者との意思疎通も不十分であった．家族は，夜間患者が寝ると「寝てしまったら起きてこないかもしれない」と患者を起こすなどし，家族の不安も強かった．病棟看護師は家族からの電話による問い合わせがあまりにも頻繁なため「燃え尽き症候群」のような状態となり，緩和ケアチームに介入依頼があった．

C 介入後経過

疼痛治療を強化すると同時に，精神科医はせん妄の治療を実施した．また家族に対して疼痛治療の重要性についての説明を行った．さらにせん妄のため一見意思疎通が悪くみえる患者に対して，定期的に同一チームの看護師が訪問し，次第に患者自身と医療者との信頼関係が構築された．経口抗がん剤治療の継続と歩行困難に対して理学療法の導入を行い，約6ヵ月後に自宅に退院した．

- 生活の質（quality of life：QOL）

- 燃え尽き症候群

D 緩和ケアチームの意義

まず，チームは疼痛とせん妄の症状緩和を行った．さらに，チームの看護師はせん妄状態の患者を定期的に訪床し，患者を中心としたケアを展開し，患者と医療者との良好な関係構築に寄与した．痛みやせん妄から解放された患者をみて，次第に家族の不安も軽減した．一方，つねに患者に付き添っていた家族は自宅への退院を希望し，遠方にいる家族はもっと積極的な治療を受けさせようと次の病院探しに奔走するなど，家族の意向が統一されないため，患者はすでに十分退院可能な状態であったにもかかわらず，退院時期が延びてしまったことは課題として残った．

このように緩和ケアチームによる実践は，多方向から患者にアプローチする医療の一形態である．患者を取り巻くあらゆる人間関係，主治医との関係，病棟看護師との関係，患者と家族の関係にも配慮しているのはリエゾン精神医学の基本である．とくに悪性腫瘍やその他の難病では，患者だけでなく，その家族の心理的負担に対する配慮・ケアも必要になってくることが多い．

> **家族ケアと遺族ケア** 知識
>
> 患者ががんにかかった時，患者の家族も心理的負担を受ける．とくに終末期では，家族は患者の死を予期しながら，患者の介護や世話をするというつらい立場に置かれている．医療者は，家族の話を十分に聴き，悲しみを表現できるようケア（家族ケア）を進める必要がある．このことは患者が亡くなった後，遺族が患者の死を受容する過程でも重要な役割をもつことになる（遺族ケア）．

●引用・参考文献●
1) Elizabeth Kubler-Ross. On Death and Dying. New York, Simon & Schuster, 1970.（鈴木晶訳．死ぬ瞬間：死とその過程について．完全新訳改訂版．東京，読売新聞，1998.）
2) Anderson RJ, et al. The prevalence of comorbid depression in adults with diabetes: a meta-analysis. Diabetes Care 24: 1069-1078, 2001.
3) 厚生労働省　平成26年3月5日保医発0305号第1号　基本診療報酬の施設基準等及びその届出に関する手続きの取扱いについて（通知）
4) WHO. Definition of Palliative Care. Geneva, World Health Organization, 2002. http://www.who.int/cancer/palliative/difinition/en/

（香月 晶）

●看護のポイント 引用・参考文献●

1) 佐藤光源ほか編著. 統合失調症治療ガイドライン. 東京, 医学書院, 2008, 133.
2) 平澤久一ほか編. 精神疾患・身体疾患の併発と看護. 東京, 医学書院, 2001, 110.
3) E. ミンコフスキー. 精神分裂病. 村上 仁訳. 東京, みすず書房, 1988.
4) G. アサード. 幻覚の臨床. 工藤行夫訳. 東京, 金剛出版, 1995.
5) 平澤久一監. 精神科看護のコミュニケーション技術. 名古屋, 日総研出版, 2005.
6) 平澤久一ほか編. 症状別・病態別 精神科看護. 名古屋, 日総研出版, 2007.
7) 稲岡文昭ほか監. 精神看護. 東京, 文光堂, 2004.
8) 清水将之編. 不安の臨床. 東京, 金剛出版, 1994.
9) 加藤正明ほか編. 新版精神医学事典. 東京, 弘文堂, 1993.
10) フロイト. 悲哀とメランコリー. 井村恒郎訳. 京都, 人文書院, 1970. (フロイト著作集 6)
11) 大橋博司ほか編. 精神症状学Ⅰ. 東京, 中山書店. 1978. (現代精神医学大系第 3 巻 A)
12) 小此木啓吾. フロイト. 東京, 講談社学術文庫, 2008.
13) 川野雅資編. 精神障害者のクリニカルケア. 東京, メヂカルフレンド社, 1998.
14) 佐藤壹三監. 新体系看護学 33. 東京, メヂカルフレンド社, 2004.
15) 大熊輝雄. 現代臨床精神医学. 改訂10版. 東京, 金原出版, 2003.
16) 下坂幸三編. 食の病理と治療. 東京, 金剛出版, 1983.
17) 阿部 裕ほか編. 精神療法マニュアル. 東京, 朝倉書店, 1997.
18) 山崖俊子. 思春期のこころが壊れるとき. 東京, 主婦の友社, 1998.
19) 西園昌久編. 思春期の精神障害：今日的問題. 東京, ライフ・サイエンス, 1993. (精神医学レビュー No. 9)
20) 風祭 元編. 向精神薬療法ハンドブック. 東京, 南江堂, 1999.
21) 遊佐安一郎. 家族療法入門：システムズ・アプローチの理論と実際. 東京, 星和書店, 1984.
22) 吉田佳郎編. 向精神薬薬剤ノート. 改訂 2 版. 大阪, メディカ出版, 2007.

※「看護のポイント」の引用・参考文献をまとめました.

索引

A~Z

AA・152
ADAS・205
ADHD・115，117
ASQ・209
BADS・206
BDI・209
BGT・207
BIT行動性無視検査日本版・207
BPRS・209
BPSD・143
CAT標準注意検査法・207
CMI・209
COGNISTAT・205
DPAT・188
DSM-5・10
ECT・181
FAB・206
GA・152
GHQ・209
HAM-D・209
HDS-R・141，205
ICD-10国際疾病分類・12
IES-R・209
JART・204
MCI・143
MMPI・207
MMSE・142，205
NA・152
PARS・209
P-Fスタディ・208
POMS気分評価尺度・209
PTSD・75
REM睡眠行動障害・138
Rey-Osterriech複雑図形・206
SCT・208
SDSうつ病自己評価尺度・209
SLTA標準失語症検査・207
SST・174
STAI・209
TAT絵画統覚検査・208
TMT・206
VPTA・207
WAB失語症検査・207
WAIS-Ⅲ成人知能検査・204
WCST・206
WISC-Ⅳ知能検査・204
Y-G性格検査・208

あ

アウトリーチ型医療・242
悪性症候群・177，180
アスペルガー障害・110
アメンチア・18
アルコール使用障害・146
アルツハイマー病・131
　—認知症（DSM-5）・132
アルツハイマー評価尺度・205

い

意識混濁・18
意識障害・17
意識変容・18
一次救急・181
逸脱行動（思春期の）・122
遺尿症・遺糞症・119
イネイブラー・153
意欲・行動の制止・61
意欲の減退・25
医療安全管理・212
医療事故・212
医療の継続性の確保・239
医療保護入院・182，225
陰性症状・40

う

ウィスコンシンカード検査・206
ウエクスラー記憶検査・205
迂遠・164
内田・クレペリン精神検査・209
うつ・58，71
うつ病・60，65
　—（DSM-5）・60
　—性昏迷・61
　—の身体症状・62
　—の認知療法・67
　—の薬物療法・66

え

エリクソン・27

お

応急入院・225
オピオイド使用障害・147

か

改訂長谷川式簡易知能評価スケール・141
解離性障害・77，83
解離性同一性障害・77
かかわりの技術・33
隔離・185，220，229
　—・拘束中の事故・220
画像診断・201
家族の反対・193
家族へのアプローチ（物質関連障害）・152
家族への対応（救急）・185
家族等の同意・225
家族療法・174
過道徳性・164
カフェイン誘発性障害・148
仮面うつ病・62
看護師（リエゾン）・245
感情失禁・25
感情の平板化・24
観念奔逸・22，56
管理栄養士（リエゾン）・245
緩和ケアチーム・243，247

き

記憶障害・19
　—検査・205
吃音・119
気分安定薬・179

気分高揚・25
気分障害の分類（ICD-10）・59
記銘障害・19
ギャンブル障害・149
救急来院時の対応・183, 184
急性ストレス障害・76
共依存・153
境界性パーソナリティ障害の診断
　基準（DSM-5）・90
強直間代発作・157
強直発作・162
共同作業所・107
強迫観念・23, 74
強迫状態・87
強迫性障害・74, 82
拒食にともなう身体症状・96
拒絶状態・51
拒薬・194
緊急措置入院・225
緊張病症候群・26

く

クレペリン・42
訓練法・172

け

軽度認知障害・143
けいれん発作重積状態・159
血液学的検査・199
血管性認知症・136
欠神発作・161
幻覚・21, 39, 50
　―薬使用障害・148
幻嗅・21
限局性恐怖症・74
幻視・21
現実感消失症・77
幻聴・21
見当識障害・19
健忘・19

こ

誤飲・誤嚥, 窒息事故・218

抗うつ薬・67, 178
攻撃的行動・93
高次脳機能検査・205
抗酒薬・180
抗精神病薬・175
拘束・221, 231
抗てんかん薬・165, 179
行動障害型認知症・134
行動障害の薬物療法・108
行動制限・15, 233
行動療法・173
抗パーキンソン薬・180
向反運動・160
抗不安薬・177
興奮・25
高揚気分・56
コース立方体テスト・204
誇大妄想・24, 56
誤投薬事故・217
コミュニティ・ミーティング・
　191
誤薬事故の予防対策・218
コンサルテーション・リエゾン精
　神医学・243
昏迷・25

さ

災害派遣精神医療チーム・188
罪業妄想・62
サイコオンコロジー・246
作業療法（統合失調症）・48
作為思考・23
些事拘泥・164
錯覚・21
サリヴァンの対人関係論・32
産後うつ病・99
三次救急・182
産褥期精神障害・98
酸素飽和度・201

し

自我意識・26
視覚認知機能検査・207

思考障害・22
自殺・63, 66, 213, 214, 223
支持的精神療法・172
自傷行為・215
自助グループ・151
支持療法・171
実行機能・116, 143
失語症検査・207
嫉妬妄想・24
指定医・226
自動症・160
児童相談所・106
児童の虐待・29
自閉症・52, 109
自閉スペクトラム症・109
嗜癖性障害・144
社会復帰支援・188
社交不安障害・72
住居確保・239
集団精神療法・174
シュナイダー・42
障害者総合支援法・15
症状性精神障害・94, 123,
　124, 126
焦点部位・157
小児欠神てんかん・161
上腹部圧迫法・219
食行動障害・100
自律訓練法・174
自律神経症状・62
心因性偽発作・162
人格検査・207
心気妄想・62
神経症・72, 78, 84
　―の治療・80
　―の分類（DSM-5）・72
神経心理検査・205
神経発達症・109
人権・187, 224
診察室での観察ポイント・49
身体拘束・185, 221, 231, 232
身体疾患・197
身体的検査・197

心的外傷およびストレス因関連障害の治療 83
心的外傷後ストレス障害 75
　－（DSM-5）（PTSD）76
心的決定論 32
心電図検査 200
新版TEG-Ⅱ 208
心理教育プログラム 187
心理検査 202
心理的発達障害 112, 113
心理療法 171

す

遂行機能障害検査 206
錐体外路症状 176
睡眠障害 62
睡眠薬 179
ステロイド精神病 128

せ

生化学的検査 199
生活技能訓練 174
生活費の確保 239
制止 25
精神運動興奮 56
精神科医療施設 8
精神科医療の歴史 234
精神科救急 181
精神看護 31
精神刺激薬 178
　－使用障害 148
精神疾患患者数 8, 9
精神遅滞 20
精神分析療法 173
精神保健指定医 226
精神保健福祉法 15, 224, 228
精神療法 171
生理的検査 200
摂食障害 95, 97
全身けいれん発作 157
選択性緘黙 119
選択的ノルアドレナリン再取り込み阻害薬 180

前兆（てんかん）159
全般性不安障害 74
せん妄 18, 124, 130
　－の定義（DSM-5）125
　－の薬物療法 129

そ

躁うつ病 54
双極性障害 54
　－（DSM-5）59
　－治療薬 179
　－とうつ病の治療と看護 65
総合病院精神医学 243
躁状態 70
躁病エピソード（DSM-5）55
躁病の薬物療法 65
素行症 116
措置入院 183, 225

た

退院コーディネート 239
退院困難要因 236
退院支援 234, 235, 238
体感幻覚 21
対人関係論 32
対人恐怖 121
大麻使用障害 147
脱力発作 162
田中ビネー検査 204
タバコ使用障害 149
短期精神病性障害 43

ち

地域住民の理解 242
チック症 117
知的能力障害 101
知能検査 203
知能指数 104
知能障害 20
注意機能障害検査 207
鎮静薬, 睡眠薬または抗不安薬使用障害 148

つ

追想障害 19
通過症候群 124

て

デイケア 192
適応障害 77
てんかん 156, 165, 166
　－性遁走 159
　－大発作時の処置 163
　－などの合併障害の治療 107
　－発作後もうろう状態 159
　－発作重積状態 161
電気けいれん療法 48, 67, 181
転倒・転落事故 216

と

統合失調型パーソナリティ障害 44
統合失調感情障害 44
統合失調症 36, 42
　－の診断基準（DSM-5）38
　－の治療 46
洞察療法 172
トゥレット症 118
ドーパミン経路 46
特定医師 227
特定病院 227
特別支援教育 113, 117
トラベルビー 34

な

内因性 49
内分泌学的検査 200

に

二次救急 182
二次性全般化 160
日内変動（うつ）63
日中の活動の場の確保 239
日本版RBMT 206
入院患者の行動制限 228

253

入院形態●14, 225
入院手続き一覧●227
乳幼児健診●106
尿検査●200
任意入院●225
　－患者の開放処遇の制限●232
認知機能検査●205
認知行動療法●174
認知症●131
　－治療薬●180
　－の診断基準（DSM-5）●131
　－の診断テスト●140
認知療法●173

ね
熱性けいれん●162

の
脳波検査●201
能力評価●190

は
パージング●95
パーソナリティ障害群●88, 91
パーソナリティ障害全般の診断基
　準（DSM-5）●89
排出行動●95
バウムテスト●208
長谷川式認知症スケール●205
発達障害●109
　－者支援法●112
発達段階における課題●28
パニック障害●73
パラノイア●43
反抗挑発症●116
ハンチントン病による認知症●
　140
反応性アタッチメント障害●118

ひ
ピア・サポート●190, 242
被害妄想●24
ピクノレプシー●161

ピック病●134
非定型精神病●44, 175
表現療法●172
病識●41
標準高次視知覚検査●207
広場恐怖症●74
貧困妄想●62
ビンスワンガー病●136

ふ
不安・焦燥●61
不安障害●72, 82, 86
複雑部分発作●159
服薬●194
物質関連障害●144, 150
不登校●113
プレコックス感●49
ブロイラー●42
分離不安症●119

へ
ペプロウの対人関係論●33
ベンゾジアゼピン受容体拮抗薬●
　180
ベンダー・ゲシュタルト検査●
　207
ベントン視覚記銘検査●206

ほ
防衛機制●81
報酬系●116
発作時（後）精神病●164, 165

ま
マタニティ・ブルーズ●98

み
ミオクロニー発作●161
水中毒●53, 127
ミネソタ多面的人格目録●207
三宅式記銘力検査●205

め
滅裂思考●23

も
妄想●23, 38, 43, 50
もうろう状態●18, 159
森田神経質●85
問診表●195

や
薬剤師（リエゾン）●245
薬物依存症●144, 155
薬物による症状性精神障害●127
薬物療法●174

よ
抑うつエピソード（DSM-5）●58
抑うつ気分●25, 61
抑うつ障害●60
予診●195

ら
来談者中心療法●173

り
リエゾン精神医学●245
力動的精神療法●173
離人感●77
リバーミード行動記憶検査●206
臨床検査の目的●202

れ
レーヴン色彩マトリックス検査●
　204
レノックス・ガストー症候群●
　162
レビー小体型認知症●138
　－の診断基準（DSM-5）●139

ろ
ロールシャッハテスト●208

●編著者略歴

村井俊哉（むらい　としや）

1991年	京都大学医学部卒業
	同　附属病院精神科神経科
1992年	大阪赤十字病院精神神経科
1993年	財団法人田附興風会北野病院神経精神科
1994年	京都大学大学院医学研究科博士課程
1998年	ドイツ政府交換留学制度奨学生としてマックスプランク認知神経科学研究所に留学
2000年	京都大学医学部附属病院精神科神経科医員
2001年	同　助手
2002年	京都大学大学院医学研究科脳病態生理学講座（精神医学）講師
2005年	同　助教授（2007年より准教授）
2009年	同　教授

著書

「病棟・外来・施設で使う 向精神薬薬剤ノート」（編著），メディカ出版，2004年
「精神医学の実在と虚構」，日本評論社，2014年
「精神医学を視る『方法』」，日本評論社，2014年　ほか

吉田佳郎（よしだ　よしろう）

1974年	京都大学医学部卒業
1977年	国立舞鶴病院精神科医員（第2精神科医長）
1990年	大阪赤十字病院精神神経科医員（同部長）
2014年	一般財団法人療道協会　西山病院院長

著書

「児童精神医学への挑戦：自閉症を考える」（共著），岩崎学術出版社，1988年
「精神疾患・身体疾患の併発と看護」（編著），医学書院，2001年
「病棟・外来・施設で使う 向精神薬薬剤ノート」（編著），メディカ出版，2004年
「救急外来における精神科的対応マニュアル」（共著），文光堂，2008年
「精神科ナーシングノート」（編著），メディカ出版，2011年　ほか

平澤久一（ひらさわ　きゅういち）

1964年	大阪赤十字高等看護学院卒業
	大阪赤十字病院精神神経科病棟勤務
1998年	和歌山県立医科大学看護短期大学部助教授
2001年	日本赤十字広島看護大学助教授
2006年	青森中央短期大学教授
2007年	藍野学院短期大学青葉丘校第二看護学科学科長，教授
2010年	関西医療大学保健看護学部教授
2013〜2015年	藍野大学短期大学部第二看護学科学科長・教授
2017年	大阪青山大学健康科学部看護学科学科長・教授

著書

「症状別・病態別精神科看護」（編著），日総研出版，2000年
「精神疾患・身体疾患の併発と看護」（編著），医学書院，2001年
「自分で作る精神看護学ワークノート」（編著），メディカ出版，2004年
「病棟・外来・施設で使う 向精神薬薬剤ノート」（共著），メディカ出版，2004年
「精神科看護の非言語的コミュニケーションUP術」（監修），メディカ出版，2010年
「表情看護のすすめ」（監修），メディカ出版，2014年　ほか

臨床ナースのための Basic & Standard
改訂2版 精神科看護の知識と実際

2009年9月5日発行　第1版第1刷
2013年6月30日発行　第1版第3刷
2015年9月10日発行　第2版第1刷
2020年4月30日発行　第2版第3刷

編著者　村井 俊哉／吉田 佳郎／平澤 久一
発行者　長谷川 素美
発行所　株式会社メディカ出版
　　　　〒532-8588
　　　　大阪市淀川区宮原3-4-30
　　　　ニッセイ新大阪ビル16F
　　　　http://www.medica.co.jp/
編集担当　石上純子
装　幀　株式会社くとうてん
本文デザイン　森本良成
本文イラスト　井上ミノル
印刷・製本　株式会社廣済堂

© Toshiya MURAI, 2015

本書の複製権・翻訳権・翻案権・上映権・譲渡権・公衆送信権（送信可能化権を含む）は、（株）メディカ出版が保有します。

ISBN978-4-8404-5441-4　　　　Printed and bound in Japan

当社出版物に関する各種お問い合わせ先（受付時間：平日9：00〜17：00）
●編集内容については、編集局 06-6398-5048
●ご注文・不良品（乱丁・落丁）については、お客様センター 0120-276-591
●付属のCD-ROM、DVD、ダウンロードの動作不具合などについては、デジタル助っ人サービス 0120-276-592